P. Van Den Heede, J.-L. Danjon
Unter Mitarbeit von F. Kuntz

Das kardiovaskuläre System in der Osteopathie

Patrick Van Den Heede, Jean-Luc Danjon

Das kardiovaskuläre System in der Osteopathie

Entwicklungsdynamik, Funktionsdynamik, Behandlung

1. Auflage

Unter Mitarbeit von: Fabian Kuntz, Bodman-Ludwigshafen

Übersetzt von: Gudrun Meddeb, Tunis

ELSEVIER
URBAN & FISCHER

URBAN & FISCHER München

Zuschriften an:
Elsevier GmbH, Urban & Fischer Verlag, Hackerbrücke 6, 80335 München

Bibliografische Information der Deutschen Nationalbibliothek
Die Deutsche Nationalbibliothek verzeichnet diese Publikation in der Deutschen Nationalbibliografie; detaillierte bibliografische Daten sind im Internet über http://www.d-nb.de/ abrufbar.

1. Auflage 2013

Der Urban & Fischer Verlag ist ein Imprint der Elsevier GmbH.

13 14 15 16 17 5 4 3 2 1

Um den Textfluss nicht zu stören, wurde bei Patienten und Berufsbezeichnungen die grammatikalisch maskuline Form gewählt. Selbstverständlich sind in diesen Fällen immer Frauen und Männer gemeint.

Planung und Lektorat: Marko Schweizer, München; Annekathrin Sichling, München
Übersetzung aus dem Französischen: Gudrun Meddeb, Tunis/Tunesien
Konzeptionelle Mitwirkung und fachliche Beratung: Fabian Kuntz, Bodman-Ludwigshafen
Redaktion: le-tex publishing services GmbH, Leipzig
Herstellung: Erika Baier, Dietmar Radünz, München
Satz: abavo GmbH, Buchloe/Deutschland; TNQ, Chennai/Indien
Druck und Bindung: Printer Trento, Trento/Italien
Umschlaggestaltung: SpieszDesign, Neu-Ulm, unter Verwendung einer Vorlage von Fabian Kuntz, Bodman-Ludwigshafen

ISBN Print 978-3-437-55004-1
ISBN e-Book 978-3-437-59192-1

Aktuelle Informationen finden Sie im Internet unter **www.elsevier.de** und **www.elsevier.com**.

An alle Kinder von Gaia …
… an Elia
… an Nicolas
… an Alexis
… an Gabriel
An alle die uns freiwillig unterstützt haben.

Inhaltsverzeichnis

1 Einleitung ... 1

2 Die Grundlagen ... 19

3 Embryologie ... 35
3.1 Embryologische Grundlagen ... 35
3.2 Die embryonale Organisation ... 50
3.2.1 Der elektrophysiologische Austausch zwischen den Zellen ... 54
3.2.2 Die Entstehung der Polarität ... 56
3.2.3 Die Entstehung der Ernährungsströme ... 56
3.2.4 Rückbildung nicht mehr benötigter Ströme ... 61
3.3 Biodynamische Embryologie und Biokinetik ... 67

4 Die Organogenese des Herzens ... 73
4.1 Das Dottersackstadium ... 76
4.2 Das Allantois-Stadium ... 87
4.3 Das pränatale Stadium ... 95

5 Die Organisation der Gefäße ... 103
5.1 Anatomische Beschreibung der Arterien und Venen ... 103
5.2 Die anatomische Beschreibung des Gefäßendothels ... 106
5.3 Die Regulation der Motilität der glatten Muskelzellen ... 110

6 Beschreibung des Kollagensystems des Herzens ... 113

7 Die Motilität des Herzens ... 117

8 Regulation ... 123

9 Ein praktischer Ansatz zur kardiovaskulären Osteopathie ... 137
9.1 Vorbemerkungen ... 137
9.2 Techniken und Erklärung der Manipulationen ... 144
9.2.1 Lösung der „Zona ingrata" von Sambucy ... 144
9.2.2 Methoden zur Kompression der rhythmischen Zonen des Körpers ... 146
9.2.3 Korrektur der transversalen Restriktionen des Brustkorbs ... 149
9.2.4 Behandlung der wichtigsten Blutflüsse des Körpers ... 150
9.2.5 Synchronisierung des Blutvolumens zwischen Abdomen und Herz ... 154
9.2.6 Klassische Techniken am Abdomen und ihre Zweckmäßigkeit zur Harmonisierung der Herzfunktion ... 157
9.2.7 Techniken für den venösen und lymphatischen Austausch ... 158
9.3 Ecoute am Foramen magnum ... 161
9.4 Haltungsübungen ... 162

Anhang ... 165
Schlussbemerkungen ... 167
Glossar der Kausal- und Molekularembryologie ... 169
Weiterführende Literatur ... 172
Register ... 173

Geleitwort

Das Herzstück des Organismus, das Organ, welches den Organismus mit Blut und damit essenziellen Metaboliten versorgt und diese auch entsorgt, bedarf der größten Aufmerksamkeit.

Eine Vernachlässigung des Herzen wirft viele Probleme auf und es gibt großen Bedarf an adäquaten Lösungsansätzen. Besonders in der heutigen Zeit, in der kardiovaskuläre Erkrankungen zu den häufigsten Pathologien gehören, ist die Entwicklung von Behandlungsstrategien ein Muss. Dafür gibt es heutzutage ein breites Spektrum von Zugangswegen. Man schiebt Herzkatheter in Koronargefäße, bringt Stents ein, man verschreibt Antihypertensiva gegen den Bluthochdruck oder betreibt Sport, der die koronare Durchblutung fördert. Bewegung ist essenziell für die vaskuläre Gesundheit und Bewegungsmangel ein weit verbreiteter zivilisatorischer Zustand. Die Autoren dieses Buches betrachten die Bewegung des Körpers und des Herzens – in Form von Mobilität und Motilität.

Sogar in Prozessen wie psychosomatischem Stress oder Kalziumoszillationen, welche wir nicht gleich als Bewegung ansehen, können wir Bewegung erkennen. Ärger und andere Emotionen wirken auf den Organismus und insbesondere auf das Herz ein. Jeder kennt das Sprichwort vom gebrochenen Herzen. Was sind unsere Antworten, wenn Stress und Druck unserer Umwelt das Herz bedrängen? Bei der zentralen Bedeutung, welche das Herz für den Organismus hat, ist es geradezu notwendig, unseren Zugang und Verständnis zu diesem Feld ständig zu erweitern.

Die medizinische Forschung arbeitet ständig an Verbesserungen und sammelt Erkenntnisse über makroskopische Funktionen bis hin zu molekularbiologischen Steuermechanismen. Diese Ergebnisse sind für die Osteopathie eine ständige Bereicherung, erweitern die Orientierung und verfeinern die osteopathische Herangehensweise. Man kann einzelne biochemische Vorgänge nicht manuell substituieren, wie man dass auf pharmazeutischen Wege macht. Jedoch scheint es, dass ein Osteopath in der Lage ist, in die subtilen Regulationsvorgänge einzugreifen und so einen Heilungsvorgang zu induzieren. Dazu ist allerdings die Fähigkeit zu einer hoch präzisen Arbeit Voraussetzung, die einer besonders ausgebildeten Wahrnehmungsfähigkeit bedarf.

Reflektiert man die praktischen Erfahrungen am Patienten, so ordnen sich die Forschungsergebnisse zu einem sinnvollen vielgliedrigen System, dem integrativen System der Osteopathie. Durch prinzipielles osteopathisches Verständnis und Erfahrung können Schlussfolgerungen aus Forschungsergebnissen gezogen werden, die auf einen Horizont weisen, der mit wissenschaftlichen Methoden wohl erst später vollständig erreicht werden wird. Dies ist in der Forschungsgeschichte ein normaler Entwicklungsvorgang.

Das Buch beschreibt ein Verständnis der Geschichte der Medizin, biodynamischer und molekularer Embryogenese, Organogenese und (Molekular-) Physiologie als, neben anderen Bereichen, notwendige Voraussetzung zum kardiovaskulären osteopathischen Zugang. Hier werden bekannte Fakten osteopathisch betrachtet und dadurch in einen globalen Kontext gestellt. Dadurch ergibt sich eine Orientierung der körperlichen Vorgänge, die für eine gute Behandlung die Voraussetzung sein sollte.

Osteopathie ist ein spezieller Zugang mit einer breiten Auswahl von Techniken. Diese Techniken können durch besser verstandene Gesetzmäßigkeiten präziser an die entsprechenden Strukturen angepasst werden.

Die Osteopathie leistet einen wichtigen Beitrag zur Heilkunst: Einerseits mit bewährten und zugleich visionären Konzepten und andererseits beim Unterstützen des Heilungsvorgangs des einzelnen Patienten.

Hamburg, Sommer 2012
Dr. med. Killian Dräger D. O. Präsident der Deutschen Ärztegesellschaft für Osteopathie (DÄGO)

Geleitwort

Osteopathiebücher sind oft nur neue Darstellungen von bereits veröffentlichten Theorien und Techniken.

Das kardiovaskuläre System in der Osteopathie ist ein bemerkenswertes, gleichermaßen kreatives wie originelles Werk. In diesem Buch folgt die Arbeit dem Integrationsprozess der Diagnose und der physischen Behandlung sowie der philosophischen Neudefinition des Menschen und seiner embryologischen Entwicklung. Jeder Schritt trägt zum Verständnis der Natur der symptomatischen, physischen und emotionalen Leiden bei.

Statt sich auf die Diagnose und die Behandlung zu konzentrieren, präsentiert **Das kardiovaskuläre System in der Osteopathie** eine auf einer sehr verinnerlichten osteopathischen Perspektive beruhende Neuformulierung der Natur des Patienten selbst. Der Text wird durch sehr anschauliche und spektakuläre Diagramme bereichert, die eine bemerkenswerte Verdichtung integrativer und origineller Gedanken widerspiegeln.

Jean-Luc Danjon und Patrick Van Den Heede haben sich der Herausforderung von A. T. Still gestellt, sie haben versucht, die komplexe Natur des Menschen zu verstehen und damit ein hervorragendes Werk geschaffen. Ich empfehle es vor allem bereits erfahrenen Praktikern, die durch die in diesem Buch enthaltenen Informationen, Gedanken und Fragestellungen zahlreiche Anregungen finden werden.

Lewisburg, USA, Sommer 2012
Zachary Comeaux D. O. (FAAO)

Vorwort

Das vorliegende Buch beschreibt einen theoretischen und praktischen Ansatz innerhalb des speziellen Rahmens der osteopathischen Medizin, wie sie von ihrem Begründer Dr. Andrew Taylor Still (1828–1917) definiert wurde. Dieses Buch ersetzt in keinem Fall weder eine nötige Untersuchung noch eine Diagnose, die durch einen kompetenten und dafür ausgebildeten Arzt oder Kardiologen nötig ist.

Krankheitszeichen, funktionelle Störungen, bestehende erworbene oder sich fortentwickelnde Läsionen, die eine Ähnlichkeit mit den in diesem Buch beschriebenen Symptomen, Störungen oder Läsionen aufweisen, sollten unbedingt in einem ärztlichen Beratungsgespräch und durch entsprechende Untersuchungen abgeklärt werden.

Die in diesem Buch beschriebenen Techniken können nicht ohne die entsprechenden osteopathischen Kenntnisse in Anatomie, Physiologie und Pathologie durchgeführt werden. Sie erfordern daher eine entsprechende, von den zuständigen Behörden jedes Landes anerkannte Ausbildung. Die beschriebenen Techniken können nur durch Hände ausgeführt werden, die im Umgang mit dieser sehr feinen palpatorischen Wahrnehmung geschult wurden und es gewöhnt sind, Gewebe auf diese Weise zu erspüren.

Die theoretischen und klinischen Erkenntnisse geben uns in keinem Fall das Recht, unseren Ansatz als einzigartig und universell anwendbar zu erachten. Sie appellieren vielmehr an unser Verantwortungsbewusstsein als Leser, Student oder Therapeut, diese großartige Bewegung von Forschung und Konfrontation mit neuen Konzepten fortzusetzen und die Informationen, das Wissen und die lebendige Erfahrung mit anderen zu teilen, ganz im Sinne des Sprichworts, dass „jedes nicht mit anderen geteilte Wissen, ein für immer verlorenes Wissen ist!".

Die Autoren, Herausgeber oder Verleger dieses Buches können in keinem Fall für ungewollte Fehler oder Auslassungen verantwortlich gemacht werden die mit der privaten Verwendung und Nutzung dieses Werkes in Zusammenhang stehen. Während die Wissenschaft dank neuer Entwicklungen in ständiger Bewegung ist, wurde dieses Buch zu einem bestimmten Zeitpunkt geschrieben und damit innerhalb eines bestimmten zeitlich begrenzten Rahmens verfasst. Es versteht sich vor allem als ein Verständnismodell und kann somit nicht als einfaches Rezept und Antwort auf eine präzise Anfrage eines Patienten verwendet werden, denn jeder Patient ist Träger seiner eigenen Wahrheit, die jeder einzelne von uns zu entschlüsseln versucht.

Möge dieses Buch dem Wunsch des Dr. A. T. Still gerecht werden: „Ich hoffe und wünsche mir, dass jeder Osteopath die Suche nach den wissenschaftlichen Grundlagen fortsetzt … und, ausgehend von dem was ihm die Wissenschaft täglich vermittelt, seine eigenen Schlussfolgerungen zieht" (A. T. Still: Osteopathy Research and Practice Kirksville, Missouri. Vom Autor ursprünglich veröffentlicht um 1910 in The Journal Printing Co., Edition 1992, S. 15). Möge es uns, im Sinne der Überprüfung durch die aufmerksam wiederholte Beobachtung, dabei unterstützen, auf dem Weg der Forschung, der Suche nach Wissen und Gesundheit weiter voranzuschreiten.

Orroir, Belgien — Patrick Van Den Heede, D. O.
Courbevoie, Frankreich — Jean-Luc Danjon, D. O.
Sommer 2012

Adressen

Jean-Luc Danjon
Ostéopathe D. O.
36, rue du 22 septembre
92400 Courbevoie, Frankreich

Patrick Van Den Heede, D. O.
Rue Deflière 26
7750 Orroir, Belgien

Abbildungsnachweis

Der Verweis auf die jeweilige Abbildungsquelle befindet sich bei allen Abbildungen im Werk am Ende des Legendentextes in eckigen Klammern. Alle nicht besonders gekennzeichneten Grafiken und Abbildungen © Elsevier GmbH, München.

V492	abavo
L138	Martha Kosthorst

KAPITEL

1 Einleitung

Im Jahr 1986 erschien in der Zeitschrift „Scientific American" *(1986;04:62–72)* ein von Thomas Robinson, Stephen Factor und Edmond Sonnenblick verfasster Artikel mit dem Titel „The heart as a suction pump" (Das Herz als Saugpumpe), in dem die Autoren eine umfassende Revision des kardiovaskulären Physiologiekonzepts ankündigten (der Felsbrocken).

Dieses in den Forschungslaboren entwickelte Konzept, das in der Zwischenzeit auch in die Lehrbücher Eingang gefunden hat, brachte neue Einsichten über einen älteren Text des Begründers der Osteopathie, Dr. Andrew Taylor Still, mit dem Titel „Der Widder und der Felsbrocken": „Beim Abstieg über einen ihm wohl vertrauten Bergpfad stieß der Widder auf einen Felsbrocken, der mitten auf seinem Weg lag. Wie Widder es so tun, versetzte er dem Felsbrocken einen sanften Stoß, der Stein bewegte sich jedoch nicht, und das Schwänzchen des Widders begann vor Erregung zu zittern. Da er ein energischer Widder war, stieg er den Berg wieder hinauf und rannte mit mehr Schwung und Energie den Pfad hinunter, aber auch diesmal bewegte sich der Felsblock nicht von der Stelle. Da begannen außer dem Schwänzlein auch die Hinterhufe des Widders vor Erregung zu zittern. Zornig stieg der Widder nun auf die Spitze des Berges, rannte wie der Teufel den Pfad hinunter und rammte den Felsbrocken. Der Felsbrocken bewegte sich nicht, aber der ganze Körper des Widders erbebte von der Erschütterung." *(Das große Sutherland-Kompendium, 2. Auflage, 2008, I-181).*

In dieser Metapher beschrieb der Autor aus seiner intuitiven Sicht der Anatomie und der konflikthaften Beziehungen zwischen den mesodermalen Geweben, wie das unendlich Kleine ein Prädispositionsfaktor für die schrittweise Entstehung pathologischer Veränderungen der Herzklappen (des Widders) werden kann. Das Diaphragma, seine Muskeln, Faszien und Sehnen, seine verschiedenen Durchtrittsöffnungen und seine Dynamik bilden eine Schnittstelle ins Innere des Körpers. Die arteriellen, venösen und lymphatische Flüssigkeitsfunktionen des Körpers können folglich durch das Diaphragma verstärkt werden. W. G. Sutherland erwähnt das Gleichnis vom Widder zu Beginn der 50er Jahre auf seinen Konferenzen in Milwaukee (Wisconsin, USA). Es illustriert den osteopathischen Ansatz im Umgang mit der Dreieinigkeit von Körper, Geist und Seele, und es bezieht sich auch auf die von Robert Fulford gestellte Frage, ob es eine Störung der subtilen Natur des Patienten geben kann, die zu physischem Leid im Bereich der Gefäße und der Homöostase führt.

Die Motilität des Herzens

1989 präsentierte Patrick van den Heede erstmals seine osteopathische Annäherung an das kardiovaskuläre System. Seit diesem Zeitpunkt befasst sich der Autor in seiner Forschung und im Rahmen seiner Lehrtätigkeit mit dem Begriff des mit der Embryogenese in Bezug stehenden Gewebegedächtnisses. Er verfolgt dabei einen synthetischen Ansatz, der sowohl die verschiedenen Körpersysteme als auch die drei Flüssigkeiten umfasst, die den Körper in einem bestimmten Rhythmus durchfließen (arterielles und venöses Blut, Lymphe und Liquor cerebrospinalis).

1995 ließ sich Jean-Luc Danjon von folgenden Gedanken Dr. A. T. Stills inspirieren:

- „Zunächst braucht es also eine vollkommene Form vom Herzen bis zu den Arterien."
- „Die Arbeit des Herzen ist vollkommen, wenn es das Blut in die Arterien pumpt."

(Still AT. Das große Still-Kompendium. 2. A. 2005. III/S. 140)

Ausgehend von diesen Gedanken entwickelte Jean-Luc Danjon eine Synthese über die Motilität des Herzens, welche auf den Grundlagen des osteopathischen Konzepts, den biodynamischen Prinzipien der Embryologie und den Grundprinzipien der Oszillation beruht.

Diese Synthese umfasst die wichtigsten flüssigen Elemente:

- Die Zeit und die ihr innewohnende Fluktuation (> Abb. 1.1), und
- das Wasser (Körperwasser). Wasser ist das aufnahmefähigste Element der Materie, ein Konzentrat spezifischer Information, welche manchmal in Form von Wellen erlebt wird. Wasser ist in allen Geweben vorhanden. Es bildet die Grundlage unserer Körperflüssigkeiten und unseres Körpers. Es begleitet uns vom ersten Augenblick unseres Lebens an. Seine Konzentration in den verschiedenen Speicherorten nimmt allerdings mit dem Alter ab (> Abb. 1.2).

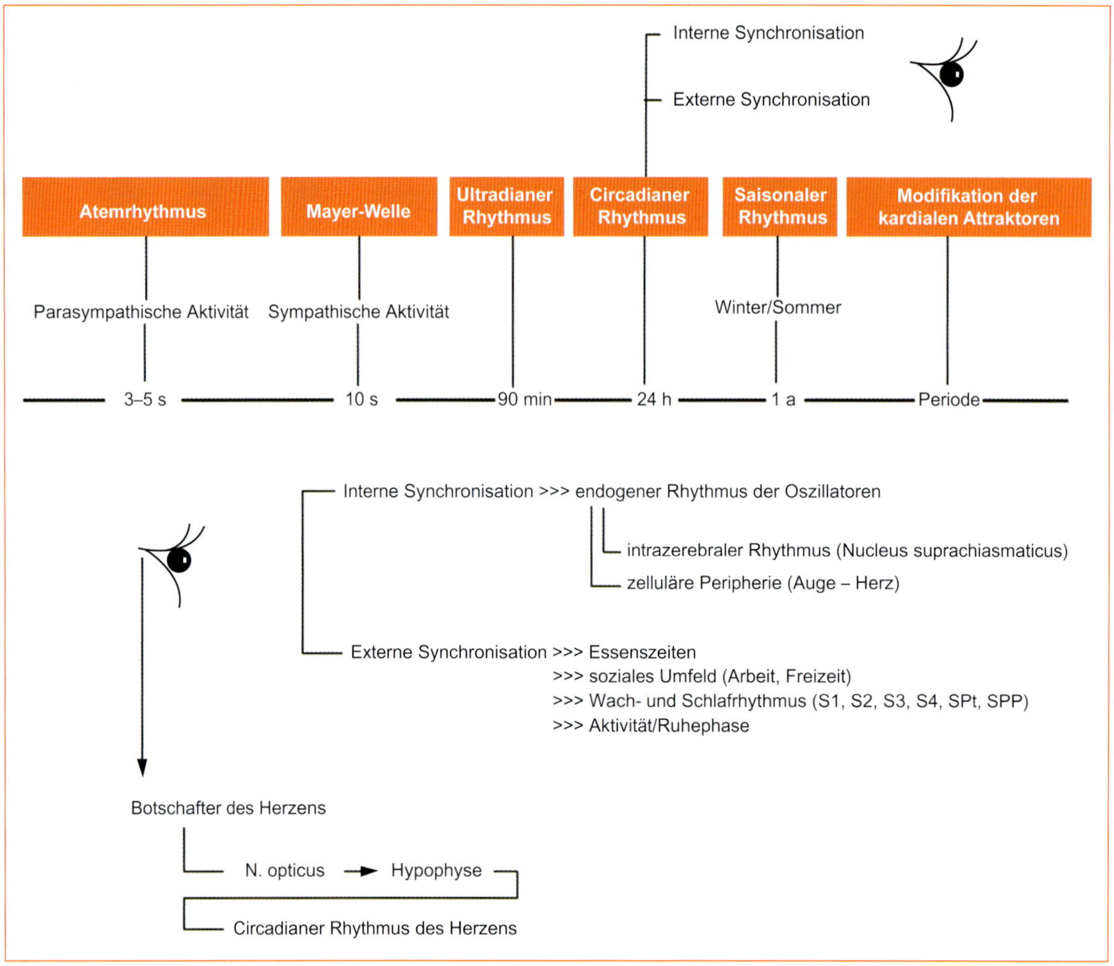

Abb. 1.1 Die physiologischen Zyklen [V492]

Die genaue Untersuchung dieser Phänomene auf molekularer Ebene veranlasste Jean-Luc Danjon letztlich zu einer neuen Definition der Motilität, zumindest im Bezug auf das Herz.

Nach Durchsicht der verschiedenen Veröffentlichungen beschlossen wir ein Buch zum Themenbereich Kardiologie zu schreiben, ein aus mehreren Gründen nicht ungefährliches Unterfangen. Die Grundlagenforschung liefert uns täglich neue Erkenntnisse, die gelegentlich auch jenes Wissen in Frage stellen, das in Praxis und Lehre Verwendung findet. Zudem gleicht die Reduzierung eines Konzepts, das von seinen Autoren, Dr. A. T. Still (Begründer der Osteopathie) und Dr. W. G. Sutherland (Begründer der kranialen Osteopathie), als holistisch definiert wurde, auf den Bereich des Herzens mehr einem subversiven Gedanken und damit einer Vorgangsweise, die keineswegs dazu angetan zu sein scheint, eine Einheit von Begreifen, Verstehen und Handeln zu schaffen. Der ursprüngliche Ansatz der Begründer bezog sich auf die Wesenheit, auf die knöcherne Struktur. Der viszerale Charakter des Menschen wurde nur über die Symptome und die Veränderungen der Hämodynamik, der Gewebeperfusion und ihrer anatomisch-physiologischen Auswirkungen am Lebenden oder, a posteriori, in der Autopsie erfasst. Gleichwohl ist das Zusammentragen von Originaltexten ein Teil jener speziellen von Dr. Still so geschätzten Vorgehensweise, des „digging on", des Weitergrabens.

Dieses Vorgehen wurde von anderen Pionieren weiter ausgeführt. Ihre Lesart der Osteopathie, die eine „gänzliche Erforschung aller ihrer Teile und Funktionen … (fordert)" *(Still AT. Das große Still-Kompendium. 2. A. 2005. III/S. 148),* diente auch uns als Ansporn. Alle Autoren beziehen sich in ihrem osteopathischen Ansatz auf die in unserem Körper zirkulierenden Flüssigkeiten, die durch viele Eigenschaften zum Ausdruck kommen und in vielen Artikeln, von denen wir nachstehend einige anführen, beschrieben werden:

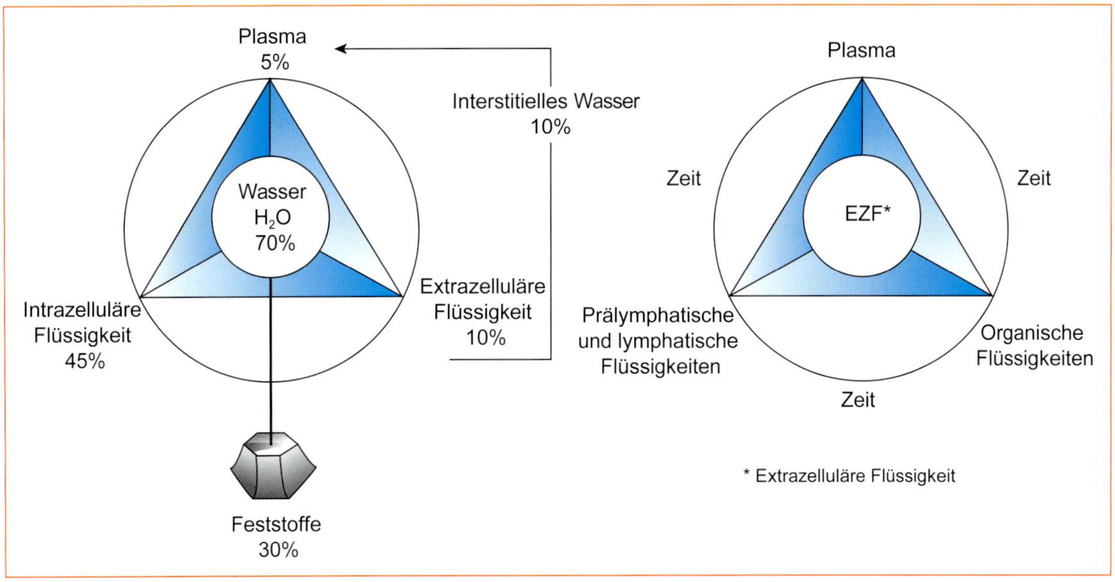

Abb. 1.2 Die Körperflüssigkeiten, EZF = extrazelluläre Flüssigkeit [L138]

- Dr. G. M. Brown: „The Practical Magnetic Healer" (1899)
- Dr. M. L. H. Arnold Snow M. D.: „Mechanical Vibration" (1912)
- Dr. Arthur D. Becker (Artikel 1939)
- Dr. Louisa Burns (Artikel 1944)
- Dr. John Martin Littlejohn: Year Book 1957 Edition The Institute Classical Osteopathy Kent ME168 RT p. 280 42)
- Dr. J. Gordon Zink: (Artikel 1977: Respiratory Circulatory Care, The Conceptual Model. Osteopatic Annals 1977; 5[3] p. 108–12)

Nach langem Überlegen haben wir uns für einen monografischen Stil entschieden. Er bietet uns die Möglichkeit, das Wesentliche darzulegen und die Organisation der einzelnen Körpersysteme anhand folgender Themen zu präsentieren:

- das metabolische System
- das myofasziale System
- das neurosensorische System
- das rhythmische System.

Dieser Aufbau erlaubt es dem aufmerksamen Leser, durch die Lektüre der einzelnen Kapitel eine globale Sicht des Körpers zu erlangen, dem Studierenden bietet sie die Möglichkeit, aufgrund neuer anatomischer Erkenntnisse eine eigene Synthese zu bilden, und dem Therapeuten hilft sie, seine Kenntnisse praktischer osteopathischer Anwendungen zu erweitern.

Die durch diese Systematik entstehende Fragmentierung der Gedanken erschien uns insofern unverzichtbar, als jede noch so kleine Wissenseinheit eine Wahrheit enthält, die es wiederzufinden gilt, um die Realität des Lebens, unserer Existenz, und des auf physischer, emotionaler, intellektueller und konzeptueller Ebene zum Ausdruck kommenden Leidens zu erfahren. Gleichzeitig ermöglicht diese Anordnung jedem Einzelnen, seine eigene Forschungsdynamik zu entwickeln.

Infolgedessen kann das osteopathische Konzept als die Anhäufung verschiedener Wissensgebiete (Anatomie, Physiologie, Psychologie usw.) definiert werden, deren Ziel es ist, eine bestimmte Einstellung und ein therapeutisches Bewusstsein zu entwickeln. Unserem Verständnis nach ist es der Ausgangspunkt für:

- eine Therapie- und Forschungsbewegung mit der Aufgabe, neue Anwendungen zu finden und gleichzeitig ihr Wesen zu bewahren,
- eine Lebensbewegung und eine bestimmte Lebensart.

Unter Berücksichtigung der erwähnten Gesichtspunkte zeigen wir im Laufe dieses Buches, wie man von einer zellulären Bewegung, geprägt durch das embryologische Gedächtnis, zu einer funktionellen Gewebebewegung wechselt oder zu einer faszialen Flüssigkeitsbewegung mit einem spezifischen Rhythmus übergeht und gleichzeitig die höheren Regulationszentren physiologisch integriert, wobei alle Teile durch eine enge Wechselwirkung von Spannung und Reaktion mit dem Ganzen verbunden werden. In ähnlicher Weise können wir in unserer praktischen Arbeit, über die verschiedenen Wahrnehmungsqualitäten, von einer im Moment anwesenden Bewegung ausgehen und über die Funktion zu einer im Gedächtnis gespeicherten Bewegung, der Organogenese, zurückkehren, die der Führung des Ganzen unterliegt.

Das systemische Modell

Die hier verwendete Bezeichnung des „Ganzen" basiert auf einem persönlichen Verständnis des offenen biologischen Systems, in dem sich das Leben durch eine Wechselwirkung der verschiedenen biochemischen, biomechanischen, biophysischen Aktionen und Interaktionen manifestiert, welche im Wesentlichen mit der Umwelt in Bezug stehen und dadurch der Zeit auf metrischer Ebene einen Sinn geben, der uns teilweise zugänglich ist. Einer unserer Ansätze befasst sich mit der Analyse des Austauschs von Materie und Wärme sowie dem Studium der Grundlagen und Prinzipien der Thermodynamik. Dieser intellektuelle Unterbau erlaubt es uns, ein umgrenztes Modell unseres irdischen Daseins und der Wahrnehmung, die wir auf körperlicher und konzeptueller Ebene davon erlangen können, zu entwickeln (➤ Abb. 1.3).

Dieses Modell weitet sich zu einer potenziellen und in all unseren Zellen gleichzeitig vorhandenen Allgegenwart. Sie drückt sich in einem Quantum fluktuierender Energie, in Polaritäten, Feldern, Aktion und Reaktion, Spannung und Gegenspannung, Tensegrity, also in einem biodynamischen Modell aus, das aus den Chordatieren von gestern den Menschen von heute entstehen ließ. Durch die Produktion von Entropie wird dieses Modell immer besser qualifizierbar und quantifizierbar, wodurch die mikro- und makroskopischen Eigenschaften eines Systems irreversibel miteinander verbunden werden. Bei minimaler Entropieproduktion ist die Funktion optimal. Nach den von A. H. Huxley aufgestellten Gleichungen wird eine minimale Entropieproduktion dann erreicht, wenn das untersuchte System linear ist und sich in der Nähe des Gleichgewichts (Affinität < 2,5 kJ/mol/Temperatur) befindet.

Durch den mechanisch-chemischen Aufbau bringt sich die entstehende Struktur über die Wechselwirkung von Druck- und Zugkräften in einfachen Formen wie Dreiecken (stabile Form), Fünfecken (Zwischenform) oder Spiralen (dynamische Form) ins Gleichgewicht. Wirken chemische Elemente am Aufbau der organischen Materie mit, bedingt die so entstandene Architektur (Anatomie) eine adäquate Physiologie, eine angewandte Funktion. Veränderungen in der räumlichen Anordnung der Elemente entstehen durch eine neue mechanische oder chemische Induktion in einem Teilbereich oder im Gesamten. Aus diesem neuen Organigramm entsteht eine neue, sich bis zur vollkommenen Reifung entwickelnde Physiologie. Praktisch führen die auf die Struktur einwirkenden direkten oder indirekten Impulse oder Belastungen zu mechanischen Auswirkungen im Sinne der Mobilität oder der Motilität, aber auch zu Auswirkungen auf der Ebene des Organ-, Gewebe- und Zellstoffwechsels. Die so entstehende Wirkung wird über verschiedene (mechanische, chemische, hormonelle) Bahnen auf das gesamt Netzwerk, von der Oberfläche in die Tiefe und umgekehrt, weitergeleitet. Die Informationsweitergabe erfolgt oszillatorisch durch subtile Wellenbewegungen, deren Analyse erst kürzlich verfeinert wurde. Diese Lesart ermöglicht ein neues Verständnis der funktionellen Fluktuationen in Physiologie und Pathologie, wobei die Merkmale des genannten Systems (Rhythmen, Drücke, Architektur) im Rahmen der holistischen Sicht der Osteopathie abgewandelt werden. Sie orientiert sich im Wesentlichen an einem Quantum an Variationen, Druck und Spannung auf der Suche nach einem dynamischen Gleichgewicht zwischen den reziproken Austauschfunktionen einer fluktuierenden, mit der Entropie des Systems korrelierenden Homöostase.

Die Physiker sprechen von einem energetischen Feld in einer „chaotischen Nährlösung". Vier Grundkräfte unterstützen nach unserem heutigen Verständnis die Existenz jedes beginnenden Lebens:

- Gravitation (dynamische Größe der räumlichen und zeitlichen Variationen des Gravitationsfeldes) oder reziproke Anziehungskraft materieller Körper, proportional zu ihrer Masse und umgekehrt proportional zum Quadrat ihrer Entfernung innerhalb eines gegebenen Zeitraums. Auf molekularer Ebene spricht man von Van-der-Waals-Kräften. Darunter versteht man die schwächste Anziehung zwischen Molekülen bei der Dipol-Dipol-Wechselwirkung oder bei Wasserstoffbrücken.
- starke Wechselwirkung oder nukleare Kohäsionskraft eines Atoms
- schwache Wechselwirkung oder Transmutationskraft der Elemente und der radioaktive Verfall
- Elektromagnetismus oder die Kraft des Lichts, der Wärme und der Elektrizität

Die diesen Grundkräften ausgesetzten lebenden Systeme senden permanent messbare Wellen aus. Ihre unterschiedlichen Strahlungen (elektromagnetische Strahlung, Photonenstrahlung, um nur die häufigsten zu nennen) sind Ausdruck eines bestimmten Funktionszustands in der Organisation der belebten Welt in den verschiedenen Entwicklungsstadien. Dieser vom Anbeginn des Lebens bestehende Austausch bedingt die Spannungszustände und das besondere Potenzial, welches das lebende Ge-

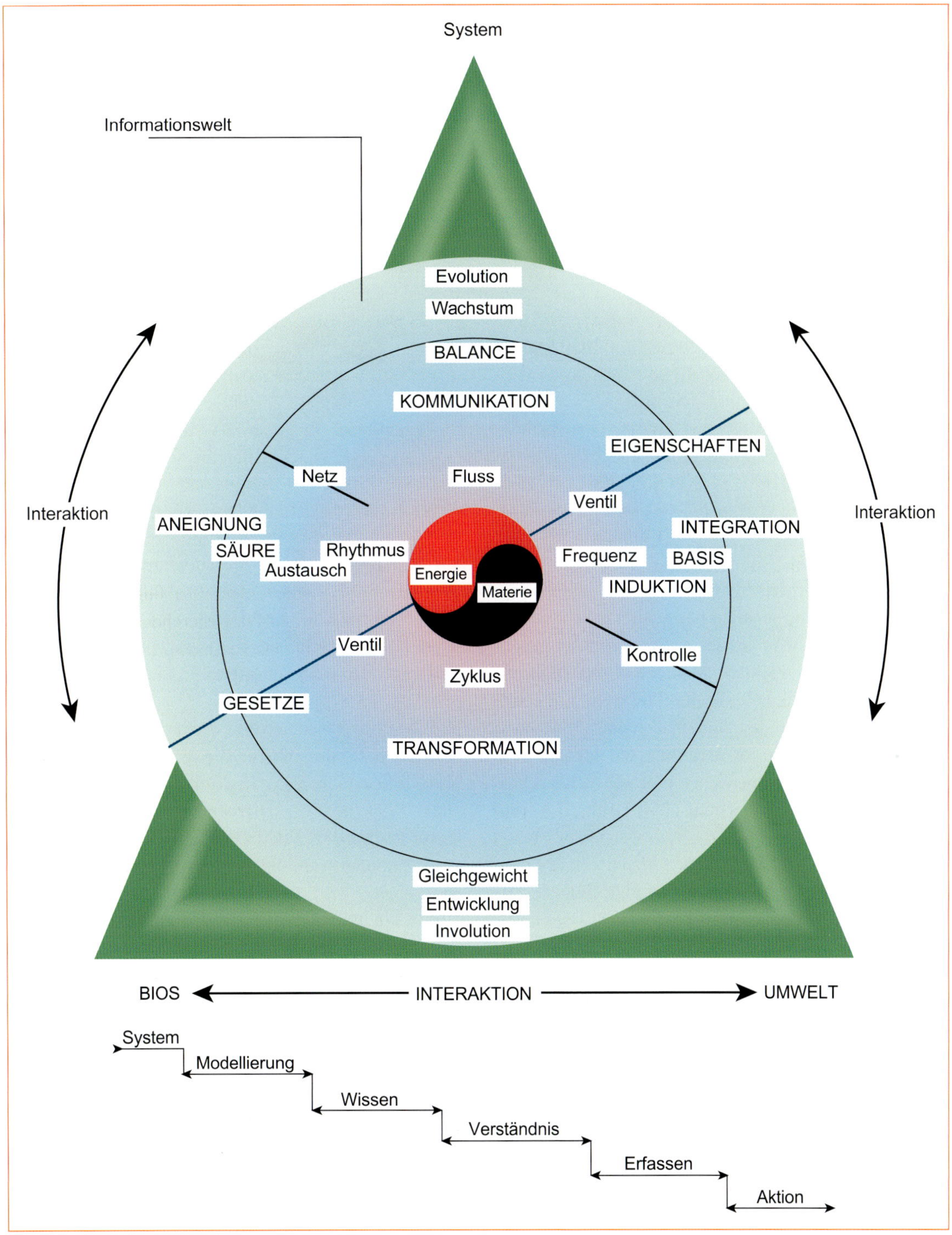

Abb. 1.3 Systemische Modellierung [L138]

dächtnis einer sich entwickelnden Form, eines Bewusstseins ist, das sich gegenüber einer ebenfalls in Bewegung befindlichen Umwelt ausdrückt. Unsere Erde bewegt sich selbst mit einer Geschwindigkeit von 30 km/s auf ihrer Umlaufbahn und ist Teil des Universums. Die enge Beziehung zwischen den verschiedenen Rhythmen und den gelebten psychologischen Zuständen setzt die Existenz einer Schnittstelle zwischen den Bewusstseinswelten oder auch eine Spiritualität auf der Suche nach dem Ursprung der Existenz auf Erden voraus.

1

Die Feldtheorie

Für die Wissenschaftler stammen diese vier Grundkräfte aus einem vereinheitlichten Ganzen, das zurzeit als vereinheitlichtes Feld bezeichnet wird. An den Grenzen des Nicht-Messbaren sprechen Mathematiker von einer dunklen Energie. Die Astrophysiker beschreiben ihrerseits die Zusammensetzung des Universums auf der Grundlage von fünf Größen, die sich über Mechanismen, von denen einige noch rätselhaft sind, auf den menschlichen Körper auswirken:

- die Photonenstrahlung
- die gewöhnliche Materie (Protonen und Neutronen)
- die kalte dunkle Materie (Neutralinos)
- die heiße dunkle Materie (Neutrinos)
- die dunkle Energie (Mysterium).

Neben den physischen, elektromagnetischen, gravitatorischen und antigravitatorischen Feldern beschrieb G. I. Shipov *(Theory of Physical Vacuum. A New Paradigme. Moskau: NT-Center, 1998)* ein weiteres Feld, das abhängig vom Rotationskegel oder „Spin" der elektrischen Teilchen des Moleküls als rechts- oder linksdrehendes Torsionsfeld bezeichnet wird. So kann zum Beispiel linear polarisiertes Licht in zwei gegensinnige (links- und rechtsdrehende) Rotationsrichtungen aufgeteilt werden. Die freien Elektronen, die sich in dem Medium befinden, in dem sich diese Welle ausbreitet, verlangsamen vornehmlich die linksdrehenden Komponente und bewirken eine schrittweise Rotation der Polarisationsebene (➢ Abb. 1.4 und ➢ Abb. 1.5).

Diese speziellen Torsionsfelder lassen uns die von Roger Gudin ab 1952 erstellten pantografischen Darstellungen der kraniofaszialen Kontraktion besser verstehen *(Etude du crâne. Profil Morphologie et Radiographie. Bordeaux, 1954)*. Anne Dambricourt Malassé erwog die Möglichkeit, dass diese unter dem Einfluss des Torsionsfelds stehenden Kontraktionsprozesse bereits im Embryonalstadium bestehen *(Evolution du chondrocrâne et de la face des grands anthropoïdes miocènes jusqu'à Homo sapiens continuités et discontinuités. Climats, culture et société aux temps préhistoriques. C. R. Paleo, vol 5 [2006])*.

In verschiedenen Labors durchgeführte Studien scheinen zu beweisen, dass therapeutische Behandlungen zu Variationen (Abnahmen) in den hochfrequenten elektromagnetischen Feldern (Gamma-Strahlen) führen (*Super Conducting Quantum Interference Device oder Squid Experiences*). Manche dieser Frequenzen nähern sich sogar den biologischen Frequenzen der Gewebereparatur (Biological Healing Process Frequenties) von 2–50 Hz an. Die durch Therapeutenhände während einer Behandlung erzeugte Veränderung ähnelt einer „Verletzung" der Felder, einem vorläufigen Ungleichgewicht (thermische Änderung). Das Gravitationsfeld selbst ist das Ergebnis der Dekompensation des Vakuums am Depolarisationspunkt (Sakharov Theorie) (➢ Abb. 1.6).

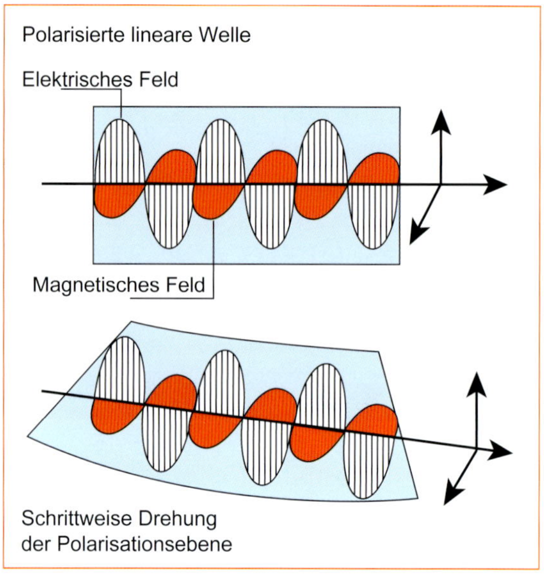

Abb. 1.4 Polarisation der Ursprungsmatrix [L138]

A. Akimov beschrieb eine universelle Torsionswelle (*Universal Torsion Wave*), die er als Quantenvakuum bezeichnete (*Vgl. Fox, H. Now come Torsion Fields. NEN 1998;11[5]:1*). Dieses Torsionsfeld füllt den Raum isotropisch aus, es verfügt über eine Quantenstruktur, die nur in instabilen Zuständen beobachtbar ist.

Wie wir im Abschnitt über die biodynamische Embryologie (➢ Kap. 3.3) noch sehen werden, kommt es durch dieses Vakuum in allen Entwicklungsstadien zur Potenzierung der Form (Antrum, Darmzotten, Metabolismus, Zellkinetik), genauer gesagt bewirkt eine bioelektrische Mittellinie die Polarisierung des Embryos. Sie kommt später durch die Instabilität oder durch die Störung des Gleichgewichts der verschiedenen und unterschiedlichen reziproken Spannungen in einem differenzierten metabolischen Feld (ionisch, chemisch, elektromagnetisch, lateral) zum Ausdruck. Die Aufteilung einer linear polarisierten Welle in ihre zwei zirkular polarisierten Komponenten (rechts- und linksdrehend) führt durch die Interaktion mit dem umliegenden ionisierten Medium zur Beschleunigung einer der beiden Komponenten und folglich zu einer fortschreitenden Rotation der Polarisationsebene, also der sich entwickelnden Form. Die sich im Gleichgewicht befindende materialisierte Form ist Ausdruck dieser linearen Kom-

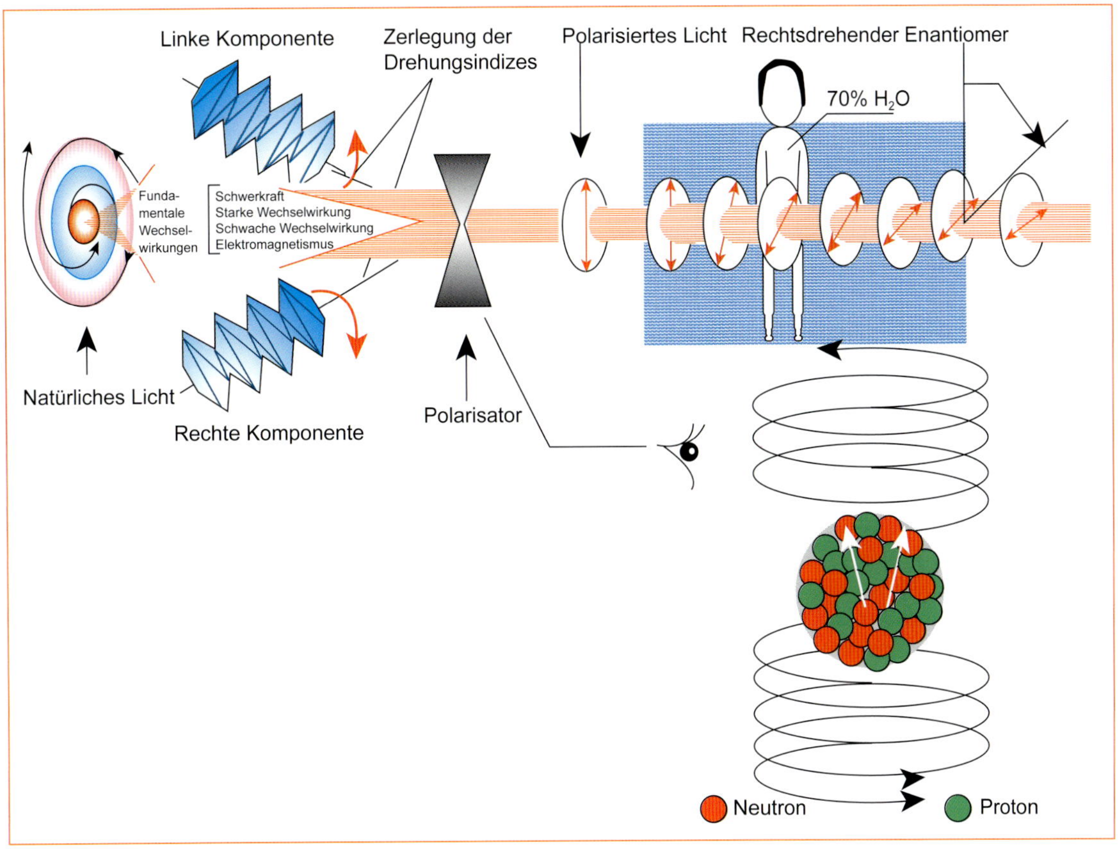

Abb. 1.5 Polarisation einer Welle [L138]

Zusatzinformation zu Abb. 1.5 Das von uns wahrgenommene Licht ist die Summe zweier zirkulär polarisierter Wellen. Verschiedene Arten von Polarisatoren wirken auf diese Wellen. Dadurch entstehen rechts- oder linksdrehende Enantiomere. Die Prädominanz bestimmter Teilchen auf mikro- und makroskopischer Ebene führt zur schrittweisen Drehung der Polarisationsebene der Ausgangswelle. Die meisten Moleküle, aus denen lebende Wesen entstehehen, bilden eine linksdrehende Polarisationsebene. Aminosäuren hingegen haben eine rechte Chiralität. Dieser Unterschied könnte mit der Asymmetrie der schwachen Wechselwirkung in Zusammenhang stehen, also mit den Neutrinos (linke Helizität). Der Einfluss der Molekularstruktur auf die Ablenkung des polarisierten Lichts wurde von Louis-Claude Pasteur entdeckt. Somit ist das Leben auf mikro- und makroskopischer Ebene von der Asymmetrie des Universums abhängig.

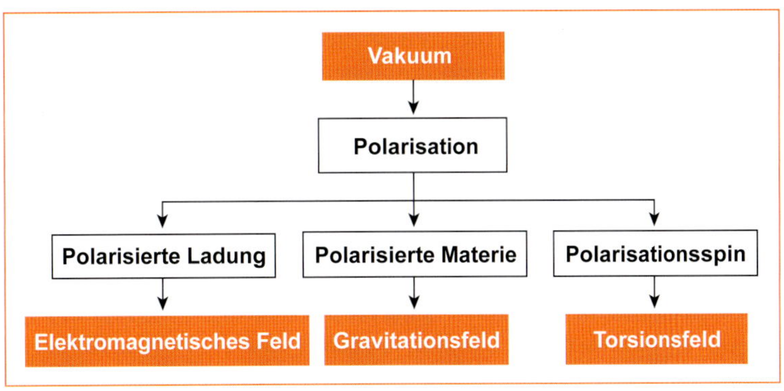

Abb. 1.6 Feldtheorie [V492]

ponente, aber in ihrer existentiellen Instabilität ist sie auch das Abbild der gleichermaßen elektrischen, magnetischen und elektrochemischen Rotation der Ebenen. In der Entartung drückt sie sich in zahllosen Belastungen (*Strains*) aus.

Embryologie

Die Biochemie, die sich in ihren Beschreibungen zunehmend auf die molekulare Ebene bezieht, offenbart uns die Grundgesetze, die vom Lebensbeginn an die Qualität des Austauschs auf metabolischer, ionischer und hydroelektrischer Ebene und ihren sich stets erneuernden Fluss bedingen. Die Vermehrung und Teilung der Zellen und ihre Evolution, die sich im Zeitverlauf ändert, bilden die grundlegenden Prozesse der Embryologie. Dank der Entwicklung der Molekularbiologie kann heute davon ausgegangen werden, dass die Lebensprozesse durch chemische Mechanismen erzeugt werden, wodurch dem im Zeitalter der Aufklärung verankerten Konzept der Entelechie (*Élan vital,* Lebenskraft) jede Grundlage entzogen wird. Dennoch bleibt die Frage „Woher kommen wir?" im Sinne von „Aus welcher Wechselwirkung entstehen wir?"

Die permanent ablaufenden Rückkopplungsprozesse führen im Rahmen chemischer Reaktionen zu einer Vielzahl von Regulationsfaktoren (v. a. durch die mit bestimmten Cyclinen verbundene Dephosphorylierung). Sie drücken sich auch durch oszillierende Konzentrationen innerhalb immer komplexer werdender Zellansammlungen aus. All diese Kenntnisse führen uns zu einem bestimmten Ansatz, der es uns ermöglicht, die Tiefe der Gewebeschädigung, den biodynamischen Ausdruck der Läsion, in Betracht zu ziehen. Er lässt uns aber auch die Gesundheit als den Zustand maximaler Kohärenz innerhalb eines bestimmten Zeitraums begreifen, der sich, von der Empfängnis und ihrem Umfeld bis zum Tod, als eine Geschichte darstellt, deren lebendes Gedächtnis die Gewebe in ihrer intimen und manchmal noch rätselhaften Gestaltung sind.

Im fortgeschrittenen Embryonalstadium ist die Raum-Zeit in ihrer räumlichen Anordnung von den Mesenchymzellen und in ihrer Zeitlichkeit von den Zellen der Neuralleiste abhängig. Dies betrifft die durch die Proliferation, die Migration und die Apoptose entstehenden Belastungen, die durch intrazelluläre Faktoren reguliert werden. Diese unterliegen ihrerseits einer extrazellulären Kontrolle, welche wiederum unter dem Einfluss von Umweltfaktoren steht. Diese verschiedenen, wieder in aufeinander folgenden Kaskaden ablaufenden biologischen Vorgänge sind ebenfalls metabolische Felder. Daher bildet die Wiederherstellung des ungehinderten Gewebeaustauschs eine der Hauptaufgaben unseres therapeutischen Handelns, durch das wir über ein detailliertes Verständnis von Physiologie und Biochemie den Zustand der Gesundheit herzustellen oder zumindest wiederherzustellen oder wiederzufinden suchen. Somit ist es für einen Therapeuten, der in eine lebende Einheit von Bewusstsein und Intention eingebunden ist, wichtig, ein gutes Verständnis der Gewebe und ihrer Physiologie (Kinetik und Morbidität) zu entwickeln. Dies erlaubt es ihm, seinen Handelsspielraum zu erweitern und nicht auf rein mechanischer Ebene zu verharren.

Wir sind somit aufgefordert, in uns selbst dieses auf zellulärer und organischer Ebene zum Ausdruck kommende Informationskontinuum zu finden, um letztlich und in aller Bescheidenheit diesen einfachen, diesen notwendigen und nützlichen Akt der Behandlung und Pflege des Patienten auszuführen. Ausgehend von diesem kognitiven Ansatz des therapeutischen Handelns müssen wir erneut mit all unseren Sinnen (nach dem klassischen Syntagma von William Garner Sutherland „mit denkenden, sehenden, fühlenden und wissenden Fingern") mit den archaischen, lokalen, zellulären infinitesimalen Kräften der Vor-Konstruktion und der Potenzierung kommunizieren, die der genetischen Aktivität, der Form vorausgehen. Diese unter den organisierten Zellschichten verborgenen und durch ein Mutter-Tochter-Verhältnis festgeschriebenen Kräfte nehmen wir durch unseren manuellen Ansatz wahr, wir erkennen ihre Allgegenwart, ohne Bezug zu Vergangenheit und Zukunft, durch die Verstärkung unserer Wahrnehmung, in der die Funktion weit über den Rahmen der Anatomie hinausreicht. Ein unabgingbares Element des von uns gewählten therapeutischen Ansatzes bildet die Angleichung der physiologischen Fulcra, d. h. die sich bewegende Triangulation der Auflagepunkte auf der Suche nach einer angenehmen Position, aber auch nach individuell bestmöglicher Wahrnehmung. Wir betrachten den Patienten und seine Symptome aus einem speziellen peripheren Winkel (geteilte Aufmerksamkeit). Diese Position jenseits des „einvernehmlichen Gegenüberstehens" ermöglicht es uns, den Blickpunkt des Fetus in uns wiederzufinden (➤ Abb. 1.7).

In diesem Sinn nimmt der therapeutische Akt durch die biodynamischen Kräfte bzw. in ihnen Gestalt an. Diese Kräfte erzeugen die Formen durch die konstruktive, in den Flüssigkeiten vorhandene Potenz und gemäß den Mustern und Parametern der dynamischen Embryogenese, des interaktiven Gewebegedächtnisses. Dieser sowohl theoretische wie praktische Ansatz hat seine Wurzeln in den vier osteopathischen Prinzipien, die hier zur Erinnerung nochmals angeführt werden:

- Der Körper ist eine Einheit; der Mensch funktioniert als Einheit von Körper, Geist und Seele.
- Der Körper ist fähig sich selbst zu heilen und seine Gesundheit zu erhalten.
- Struktur und Funktion sind voneinander wechselseitig abhängig.

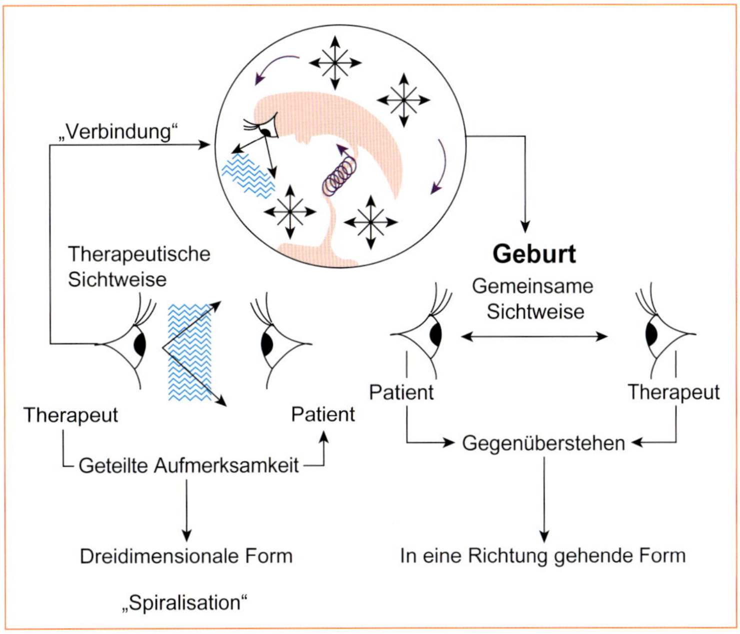

Abb. 1.7 Einvernehmliches Gegenüberstehen [L138]

- Die rationale Behandlung stützt sich auf das Verständnis dieser Grundprinzipien: Einheit des Körpers, Selbstregulierung und gegenseitige Abhängigkeit von Funktion und Struktur.

Dr. A. T. Still beschrieb als logische Folgerung dieser Prinzipien die übergeordnete Rolle der Arterie:

1897: „Die Herrschaft der Arterie muss absolut, universal und uneingeschränkt sein, da andernfalls Krankheit entsteht.“ *(Still AT. Autobiography of Andrew Taylor Still with a History of the Discovery and development of the Science of Osteopathy. 1st ed. Kirksville, 1897, p. 97)* Diese Aussage bezieht sich auf seine unzähligen persönlichen Einsätze am Union Hospital *(Still, CE. Frontier Doctor – Medical Pioneer. The Life and Times of A. T. Still and his family. Kirksville, 1991. p. 49–50).* In dieser Zeit bewahrte er einen Verletzen, dessen A. femoralis noch intakt war, vor der Beinamputation.

1899: „Die Herrschaft von Arterien und Venen ist in allen Lebewesen universal.“ *(Still AT. Das große Still-Kompendium. 2. A. 2005. II/S. 68)*

1902: „Die Herrschaft von Arterien und Venen ist in allen Lebewesen universal. Dem Osteopathen muss dies bewusst sein und er muss sich an ihre Geltung halten, sonst ist ihm als Heiler kein Erfolg beschieden.“ *(Still AT. Das große Still-Kompendium. 2. A. 2005. II/S. 68).*

Die Entwicklung der Osteopathie

Dr. A. T. Still ging davon aus, dass der natürliche Blutfluss Ausdruck von Gesundheit sei und das Ziel der osteopathischen Praxis darin bestehen müsse, diese Gesundheit zu suchen, da es für jedermann einfach sei, Krankheit zu finden. In diesem Sinn und vor dem Hintergrund seiner Zeit erscheint Dr. A. T. Still als Erneuerer. Trotz des mechanistischen Konzepts des Körpers behandeln die Osteopathen jener Zeit nicht nur die Mechanik des Körpers. Ihr Ziel ist es, die Struktur durch eine Verbesserung der Homöostase zu befreien, also durch den Ausgleich der faszialen und in den Flüssigkeiten vorhandenen Spannungen und des Flusses. Dr. Stills medizinischer Ansatz unterscheidet sich daher grundlegend von der ärztlichen Praxis seiner Zeitgenossen, die Jean-Baptiste Poquelin (1622–1673), genannt Molière, so treffend darstellte:

„Fast alle Menschen sterben an ihren Ärzten und nicht an ihren Krankheiten“.

Zu jener Zeit fanden in den verschiedenen Gelehrtengesellschaften heftige Debatten statt. Es entstanden zahllose neue Bewegungen. Neben den Freimaurern unterschiedlicher Obedienz, denen Dr. A. T. Still in einer finanziell äußerst schwierigen Situation beitrat, können ohne Anspruch auf Vollständigkeit folgende genannt werden:

- **New Thought** (1870) unter der Führung des Philosophen William James
- **Society of Spiritualists** (1875)
- **The Christian Science Movement** (1879), gegründet von Mary Baker Eddy und inspiriert von Phineas P. Quimby
- **Die holistische Bewegung der Gesundheit** unter dem Einfluss von Edgar Cayce
- **The Chiropractic** (1895) unter dem Einfluss von Daniel Davis Palmer

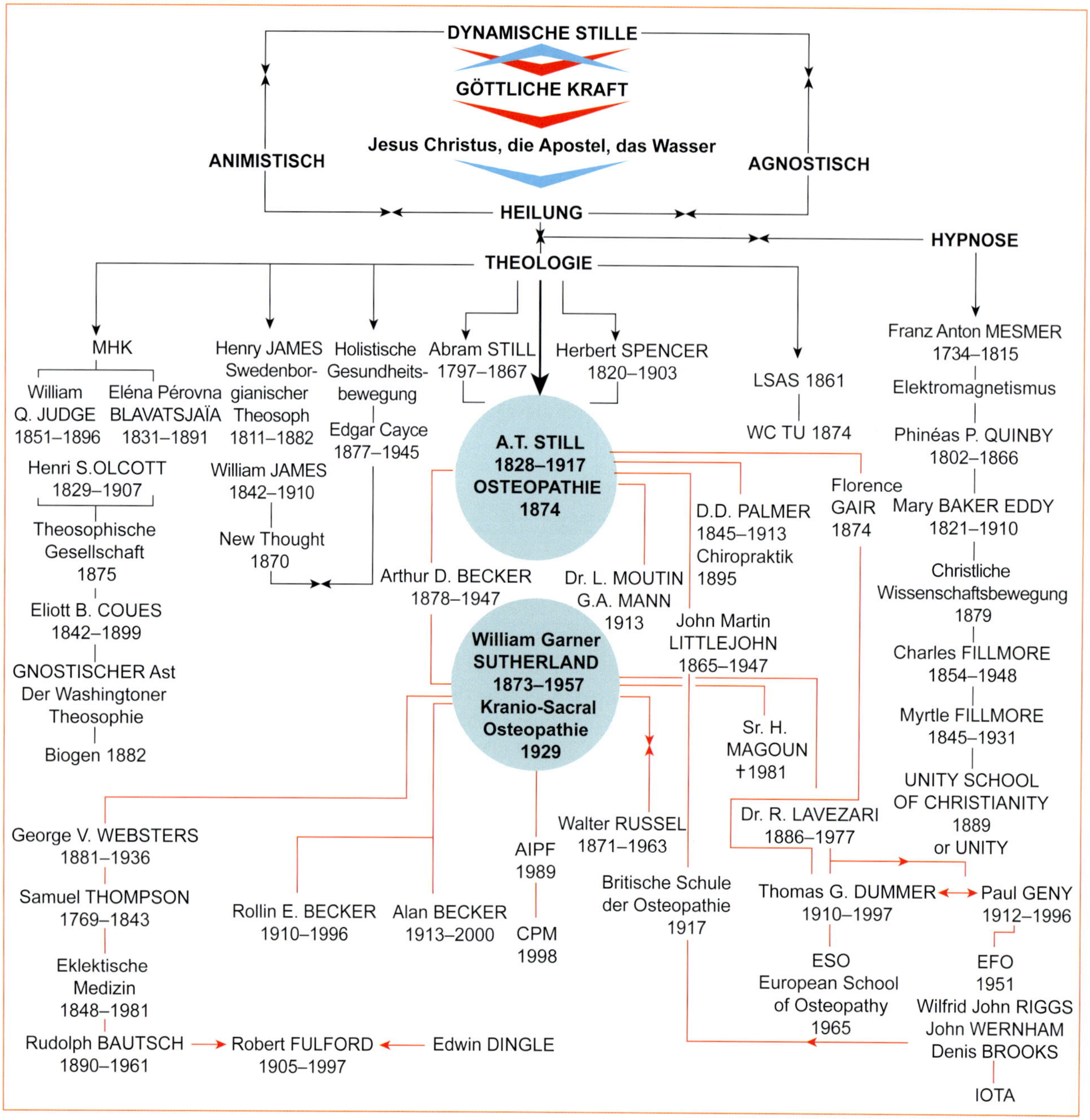

Abb. 1.8 Die Ursprünge der Osteopathie [L138]

- **Missouri School of Magnetic Healing,** gegründet 1899 von William Maxwell „Billy" Gill.

Die so genannte *regular medicine,* die orthodoxe Schulmedizin jener Zeit, befasste sich wenig mit der Frage, warum Menschen sterben. Sie starben an ihren Krankheiten, nicht an der Art der Behandlung! Diese Einstellung wurde von der Verteidigung von Charles J. Guiteau, der 1881 den amerikanischen Präsidenten James A. Garfield ermordet hatte, meisterhaft ins Gegenteil verkehrt. Guiteaus Anwalt behauptete, dass der Präsident nicht an Guiteaus Kugel (Bulldog Revolver Kaliber 44), sondern an der Inkompetenz des ihn behandelnden Arztes gestorben sei. Trotzdem wurde Charles J. Guiteau nicht, wie er selbst vorhergesagt hatte, Botschafter in Paris.

Zweifellos beteiligte sich Dr. A. T. Still selbst mehr oder weniger an den verschiedenen Bewegungen jener Zeit, die geprägt waren von den religiösen Prinzipien des Christentums und dem Glauben an eine göttliche Kraft, welche die geistigen und körperlichen Leiden heilt (➤ Abb. 1.8). Fürbitten, Handauflegen, Johannes-Wasser waren die Grundelemente dieser neuen Therapien, die mit dem Einrenken von Knochen kombiniert wurden und die der junge Andrew mit den Praktiken ergänzte, die ihn sein Vater Abram Still (Pastor und Arzt) gelehrt hatte. Jahre später sollte sich Dr. A. T. Still von der Allopathie distanzieren *(Still AT. Autobiography of Andrew Taylor Still with a History of the Discovery and Development of the Science of Osteopathy. Kirksville; 1897. p. 386).*

Auf seiner Suche nach den Naturgesetzen und im Bemühen um die Linderung des menschlichen Leids legte Dr. A. T. Still großen Wert auf die verschiedenen anatomischen Kammern (deskriptive Anatomie, Sektion, Physiologie, Histologie, Chemie und klinische Anatomie). Durch Beobachtung erkannte er die Zusammenhänge zwischen Anatomie und Funktion. Sein unstillbarer Durst nach Wahrheit ermöglichte es ihm, sich von einem neuen medizinisch-chirurgischen Dogma, ähnlich dem *Pigtailum oftenum,* und anderen Latinismen zu befreien. Nachdem er während der Meningitisepidemie 1864 mehrere Familienmitglieder verloren hatte, entwickelte er in mehr als zehn Jahren geduldigen Forschens und Vertiefens seines anatomisches Wissens durch die chirurgische Praxis und zahlreiche Sektionen die entscheidende Vision über die durch ihre natürliche Immunität geschützte Einheit der Struktur. Die Wiederherstellung der inneren organischen Funktionen durch die Mobilisation von artikulären und knöchernen Hebeln, durch die das dynamische Gleichgewicht und die äußere körperliche Integrität wieder zurückgewonnen werden, sollte die Grundlage dieser neuen Medizin bilden, welche im Juni 1874 zur „Osteopathie" erklärt wurde. Der Begriff leitet sich ab aus (griech.) osteon = Knochen und pathos = Leiden, das von innen wirkt. *(Vgl. Still AT. Autobiography of Andrew Taylor Still with a History of the Discovery and Development of the Science of Osteopathy. rev. ed. Kirksville; 1897, p. 221: „Osteon meaning bone, pathos, pathine, to suffer.").* Der Begriff Osteopathie beschränkte sich allerdings nicht nur auf die Behandlung von Knochen oder die damit in Zusammenhang stehenden Erkrankungen, sondern umfasste zugleich die Beziehung zu Ligamenten, Sehnen, Blutgefäßen, Muskeln, Nerven und anderen Geweben des Körpers *(Booth, ER. History of Osteopathy. Cincinnati: Jennings & Graham, 1906. Kap. 13).* In der konkreten Anwendung griff die Osteopathie, wie in ihren Prinzipien beschrieben, in alle Strukturen des Bindegewebes ein und folglich auch in jene Strukturen, die wir unter dem Begriff Faszien zusammenfassen (Anwendung eines natürlichen Hebelarmes um Gelenke zu mobilisieren, Knochen in ein dynamisches Gleichgewicht zu bringen und die äußeren Integrität des Körpers wiederherzustellen). In jener Zeit hisste Dr. A. T. Still die Flagge der Osteopathie, indem er erklärte „Gott ist Gott, und der Mechanismus, den er in den Menschen eingesetzt hat, ist vollkommen." *(Still AT. Das große Still-Kompendium. 2. A. 2005. I/S. 141).* In der Folge wird das Leben, das über diese Maschine zum Ausdruck kommt, in Form von Bewegung beschrieben. „Der Gedanke, dass die Bewegung der erste und einzige Beweis des Lebens ist, führt uns zu der Maschine, durch die das Leben arbeitet, um das Ergebnis zu erzielen, dessen wir uns durch die Bewegung gewahr werden." *(A. T. Still: Philosophy and Mechanical Principles of Osteopathy. Kansas City: Hudson Kimberley 1902, p. 250)*

Im Juni 1874 beschrieb Still zudem diese „neue" Form der Medizin, die aus einer so genauen, vollständigen und überprüfbaren Kenntnis der Struktur und der Funktionen des menschlichen Mechanismus, der Anatomie, Physiologie und Psychologie, aber auch der Chemie und Physik der bekannten Elemente besteht. Dieses neue Wissen führte zur Entdeckung von den Gesetzen, die den Organismus bestimmen, und von den Ressourcen an Heilmitteln, die im Körper selbst vorhanden sind. Die wissenschaftlich orientierte osteopathische Behandlung erfolgte, unter Ausschluss aller üblichen Methoden der äußeren künstlichen oder medizinischen Stimulation, durch das harmonische Zusammenspiel der dem Körper eigenen mechanischen Prinzipien und der molekularen wie metabolischen Vorgänge.

„Damit wird es möglich, ausgehend von den Verschiebungen und den sich daraus ergebenden Beschwerden, das normale Gleichgewicht der Form, die Gesundheit, die Kraft" wiederherzustellen *(Übersetzung der handschriftlichen Notizen von A. T. Still, Museum of Osteopathic Medicine, Kirksville).*

Gleichzeitig distanzierte sich Dr. Still von der eklektischen Bewegung, die sich der Pflanzen bediente: „Ich habe dreißig Jahre lang die Arbeiten lange geschützter Systeme von unglaublicher und unverzeihlicher, ja krimineller Unwissenheit beobachtet, die Allopathie, Homöopathie und Eklektizismus genannt werden und alle, ohne Ausnahme, Medikamente benutzen." *(Still AT. Das große Still-Kompendium. 2. A. 2005, I/115).* Diese Einstellung macht ihn in verschiedenen Bereichen zum Nonkonformisten. In seinen Reden und Vorträgen erklärte er, dass die Funktion der Struktur untergeordnet sei und sich alles auf die Form und ihre Gesetze beziehe. Aber dieses Prinzip gilt auch in umgekehrter Richtung, in dem Sinn, dass durch die Stärkung der inneren Funktion die Struktur besser erhalten werden könne.

Ausgehend von diesen Feststellungen wurden verschiedene osteopathische – strukturelle, funktionelle – Ansätze entwickelt, die „weder Messer noch Medikament" verwendeten, sich aber auch auf das embryologische Gedächtnis bezogen, durch das die Form über den

Zusammenhalt der organischen Einheit und der in ihr enthaltenen Flüssigkeiten fortbesteht (➤ Abb. 1.9).

Tatsächlich gründet sich diese spezielle Behandlungsmethode auf „streng wissenschaftliche" Manipulationen, die sich an den vier nachfolgend angeführten Punkten orientieren *(Barber E. Osteopathy Complete. Kansas City: Hudson-Kimberley 1898)*:

- Anpassung des Skeletts
- Aktivität der Drüsen
- Freier, ungehinderter Blutfluss
- Koordination der Nervenkraft

Ausgehend von seinen Schriften (aus denen wir hier nur eine kleine, mit dem Herzen in Bezug stehende Auswahl anführen können) leitet uns Dr. A. T. Still zu weiteren Überlegungen über die verschiedenen Kräfte und deren Rhythmen an, die für den ungehinderten Strom der Flüssigkeiten innerhalb der Gewebe notwendig sind (➤ Abb. 1.10). Diese Kräfte und Rhythmen wirken innerhalb des Zeitraums, der unser Erdendasein definiert, als Inkarnation einer Form und eines Bewusstseins, das sowohl Seele und als auch Geist ist (Body-Mind-Spirit) und sich auf jene undefinierbare Qualität, jene elektrische Wissenschaft bezieht, die das Individuum und nur das Individuum definiert.

Im Mai 1882 stellte Elliott Baird Coues, Mitglied der theosophischen Gesellschaft, neue Spekulationen über den Ursprung und die Natur des Lebens auf, die wir als „Biogenismus" (Biogen) bezeichnen würden. Verschiedene geistige Strömungen wie diese sollten die späteren Schriften Dr. A. T. Stills über seine neue Behandlungsmethode mit dem Namen Osteopathie beeinflussen (➤ Abb. 1.11).

	OSTEOPATHIE			ANDERE METHODEN	
PARAMETER	BIOMECHANIK	FUNKTIONELL	BIODYNAMIK	CHIROPRAXIS	ALLOPATHIE
Läsion	Gelenkrestriktion (Blockade) in Bezug zum Raum	fluide Restriktion • tissulär • artikulär, Austausch (Bewegungsqualität) zeitbezogen	Negation der Läsion Suche nach Gesundheit in Bezug zu Raum und Zeit	Läsion als Gelenkblockade auf Ebene der Wirbelsäule Beeinflussung durch verschiedene Reflexbögen	System, in dem Krankheit durch die Erzeugung eines sekundären Zustands behandelt wird, der mit dem ersten unvereinbar oder antagonistisch ist.
Einstellung des Patienten	• efferent • Analyse • Palpation →	• efferent oder • afferent	• afferent • Beobachter • geteilte Aufmerksamkeit → • Wahrnehmung		
Einstellung des Therapeuten	• Detailgenauigkeit • große Geschwindigkeit • geringe Amplitude (Thrust) • Korrektur der fünf Gelenkparameter gegen die Läsion schrittweise Interaktion →	• indirekt • im Rahmen der vorhand. Bewegung • Verstärkung der Läsion • thorakale Atmung	• Neutralpunkt Therapeut-Patient lokal bis holistisch • Ansatz über die Wirkung des PRM • Suche nach dynamischer Stille • Lumineszenz → • Inderdependenz mit dem GANZEN	D.D. PALMER entwickelt ab 1914 besondere Techniken nach kurzem Studium bei A.T. Still im Sinn der Wirbelkorrektur.	Die Läsion wird als Ausdruck des Symptoms gesehen, das mittels unterschiedlichen Medikamenten oder durch Chirurgie neutralisiert werden muss.
Bestätigung	• durch Patient • Mobilitätstest	• Gefühl von Wärme oder von Kälte • Mobilitätstest • Test in Bezug zur Wirkung auf PRM	• Gefühl von Wärme oder Kälte • Leichtigkeit oder Schwere • anderer Bewusstseinszustand • Ruhe der thorako-abdominalen Atmung • Harmonisierung der biolog. Rhythmen	Wie die Osteopathie betrachtet sich die Chiropraxis als Philosophie und Kunst auf der Suche nach den Gesetzen und Prinzipien, die Struktur und Funktion, Leben als Ausdruck von Krankheit oder Gesundheit mit einer globalen Sicht des Ganzen verbindet.	Die Allopathie folgt festgelegten Grundsätzen und entwickelt einen molekularen Ansatz mit der Grundlagenforschung.
Anwendung	• mit Bezug zur Anatomie	• mit Bezug zur Physiologie	• mit Bezug zur Embryologie	• mit Bezug zur Neurologie und den Metamerebenen	
VORTEIL	GESCHWINDIGKEIT	KOMFORT	INTEGRATION	GESCHWINDIGKEIT	

Abb. 1.9 Verschiedene systemische therapeutische Ansätze [V492]

Die Elektrizität des Körpers

Im Juni oder Juli 1892 erhielt A. T. Still Besuch von einem Vertreter für chirurgische Instrumente von der (heute nicht mehr existierenden) Firma Aloe and Co. aus St. Louis; eine Begegnung, die unserer Meinung nach für die Entwicklung des osteopathischen Konzepts entscheidend war (*Still AT. Autobiography of Andrew Taylor Still with a History of the Discovery and Development of the Science of Osteopathy. rev. ed. Kirksville; 1897 Kap. XI*). Allerdings gibt es in diesem Zusammenhang auch einige offene Fragen:

- Warum wurde der in der ersten Ausgabe seiner Autobiographie (1897) angeführte Satz „When it (the heart) moves, you know." („Wenn es [das Herz] sich bewegt, weißt du.") in der zweiten Ausgabe (1908) geändert: „When it (the heart) moves, you live?", („Wenn es [das Herz] sich bewegt, lebst du.").
- Welchen subtilen Unterschied macht Still im Hinblick auf das sich bewegende Herz zwischen dem Verb „know" (wissen) und dem Verb „live" (leben)? und von welchen Bewegungen des Herzens ist hier die Rede?
- Warum verschwindet der Name von Dr. William Smith (1862–1912) in der zweiten Ausgabe aus Dr. Stills Autobiographie? Gab es Uneinigkeiten?
- Warum wird der Einfluss der damals gerade sehr in Mode gekommenen Ärzte der Universität Edinburgh in der zweiten Ausgabe nicht mehr erwähnt?
- Warum werden die Arbeiten des Dr. William Cullen (1710–1790) nicht zitiert?

Dr. W. Cullen wollte vor allem die Säure oder die nervösen Spannungen wieder ins Gleichgewicht bringen. Er behauptete, dass alle Krankheiten durch eine zu große oder zu geringe Nervenspannung entstehen, die wiederum Störungen im Gefäßsystem verursacht. Kurz zuvor hatte bereits der deutsche Arzt Hermann Boerhaave (1668–1738) festgestellt, dass Krankheit durch das Ungleichgewicht zwischen Säuren und Basen, Spannung und Entspannung entsteht. Die nervösen Spannungen, von denen hier die Rede ist, bezogen sich auf die Elektrizität des Körpers. Und welche Frage richtete Dr. A. T. Still an Dr. W. Smith, als er ihn bat, ihm die Elektrizität des Körpers zu erklären?

- Dr. W. Smith: „Er erklärte ... ich (A. T. Still) würde zwei Arten von chemischen Stoffen finden, die unterschiedliche Elemente enthalten, die positiven und negativen Kräfte der Elektrizität."
- Dr. W. Smith: „Sie werden starke Flüssigkeiten, Säuren und alle zur Erzeugung der Elektrizität notwendigen Zutaten finden."
- Dr. A. T. Still „Wo befindet sich des Menschen Kraft zur Aktion?" Dr. W. Smith: „Das Gehirn hat zwei Lappen und ist der Dynamo."

Dr. A. T. Still entwickelte diese Vorstellung von Elektrizität in seinem zweiten Buch mit dem Titel: „Die Philosophie und die mechanischen Prinzipien der Osteopathie" weiter: „Wenn wir die Begriffe ‚Hemmung' und ‚Stimulierung' verwenden, meinen wir damit die Behinderung oder Anregung von Blut oder anderen Flüssigkeiten sowie magnetischen, elektrischen oder Lebenskräften zu größerer Aktivität." *(Das große Still-Kompendium, 2. A. 2005. III/S. 60)*

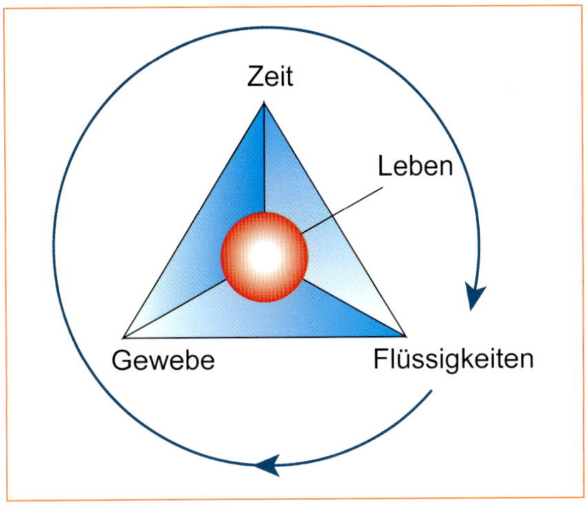

Abb. 1.10 Freier Fluss der Flüssigkeiten [L138]

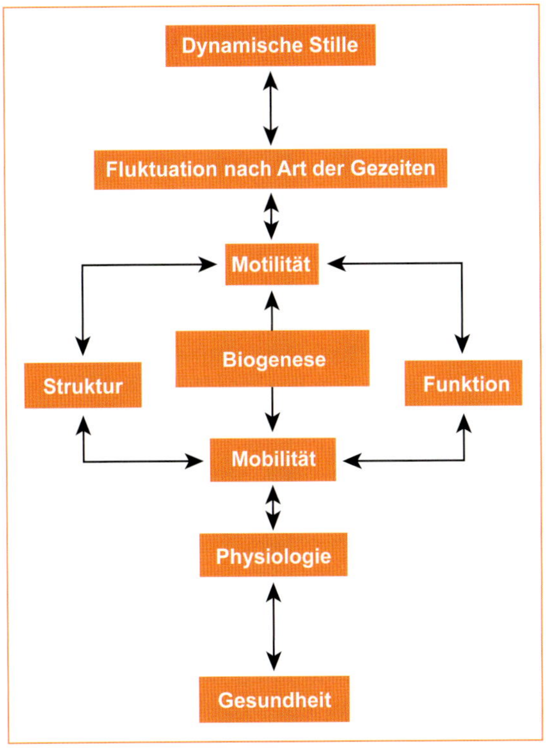

Abb. 1.11 Neue Behandlungskonzepte [V492]

Der Begriff Gesundheit äußert sich durch die Qualität des Terrains. Damit wird Dr. W. Cullen zum Wegbereiter für die Theorien von Claude Bernard (1813–1879) und Gunter Enderlein: „Das Terrain ist alles, der Keim ist nichts". Louis Claude Pasteur (1822–1895) nahm diese Theorie auf seinem Sterbebett wieder auf. Pasteur war zeitlebens von Antoine Béchamp (1816–1908) verfolgt worden, welcher ihm vorwarf seine Impfungen seien Betrug. In jedem Fall gelten zu jener Zeit Theorien mehr als Tatsachen.

Gesundheit lässt sich somit anhand folgender Parameter messen:

- Gleichgewicht zwischen Säuren und Basen oder anderen Redoxreaktionen
- Gleichgewicht der elektrischen Ladung zwischen Ernährung und Toxinen
- Gleichgewicht im Wasserhaushalt des Körpers, abhängig von emotionalen Komponenten

Diese Prinzipien wurden lange vor uns in der Abkürzung E.O.N zusammengefasst:

E für die Elektrizität (harmonische Frequenz des Lichtes ... des Tons)

O für Oxygen (Sauerstoff)

N für Nutrition (Ernährung)

Dr. A. T. Still drückte diese Prinzipien mit folgenden Worten aus:

„Wird die perfekte Harmonie in Form und Funktion nicht gefunden, fehlt es uns bei allen magnetischen Bewegungen an Geschwindigkeit. Durch diese Inaktivität erhalten wir eine elektrische Stimulierung, die nur eintritt, um die Elemente der aktiven Zerstörung durch die Elektrizität zu lenken, die den Motor des Nerventods erzeugt. Damit kommt es durch die Elektrizität zum Tod." *(Still, AT. Autobiography of Andrew Taylor Still with a History of the Discovery and Development of the Science of Osteopathy. rev. ed. Kirksville; 1908, p. 246).*

Für Dr. A. T. Still bestand eine Ähnlichkeit zwischen den Prinzipien der Osteopathie und der Elektrizität. „Es gibt zwei Batterien mit einander entgegengesetzten chemischen Substanzen; bringt man diese durch Aktivität miteinander in Kontakt, so entsteht eine Lichtexplosion." In einem Gespräch mit J. Wilborn Deason erklärte A. T. Still, dass Krankheit in der Zelle entstehe. In diesem Zusammenhang erwähnte er auch das darwinsche Protoplasma und bezog sich somit auf Virchows Pathologiebuch (*Deason, JW. Dr. Still Non conformist. In: The Osteopathic Profession 08 vol. 1, 1934:11, p. 24*).

Die Bedeutung der Faszien

Dr. A. T. Stills Lehren, die uns durch seine Schriften und seine Vorträge vor Studenten überliefert wurden, lösen in uns eine ganze Flut von Überlegungen aus. Nach und nach erkennen wir die philosophischen und physiologischen Prinzipien wieder, die unserer therapeutischen Arbeit zugrunde liegen. Dabei ermöglicht uns die Anordnung der Gewebe (Faszien), ihre statische (Haltung) oder dynamische Bewegungsqualität (eingeschränkt und fazilitiert; auch im Sinn von Motilität/Mobilität willkürlich/unwillkürlich) sowohl eine lokale als auch eine globale Interpretation (segmental – holistisch) der Gesundheit des Patienten.

Diese Anordnung und Unterteilung erlaubt es jedem Therapeuten, auf der Grundlage der von ihm wahrgenommenen Rhythmen eine Diagnose zu erstellen und die jeweilige Behandlung durchzuführen. Dabei bezeichnet die Leichtigkeit der Bewegung die osteopathische Läsion in den drei Ebenen des Raums. Das Konzept hilft uns zudem, eine Vorstellung vom hierarchischen Aufbau der Bestandteile jener Materie, die wir Struktur (Atom, Molekül, Organelle, Zelle, Gewebe, Organ, System) nennen, und von ihrer Umsetzung in der Funktion zu erlangen.

Wir lernen die unendliche Anerkennung zu verstehen, die Dr. A. T. Still den Selbstheilungskräften der Natur entgegenbrachte, und seinen großen Respekt vor dem „göttlichen Architekten", dem Schöpfer des menschlichen Körpers mit all seinen subtilen Einstellungen. In seinen Reden und Vorträgen spricht Dr. A. T. Still immer wieder von den Begriffen *Adjustment* (Anpassung im Sinn von Korrektur) und *Dislocation* (Dislokation, Fehlstellung). Aus all diesen verschiedenen natürlichen Komponenten entwickelte Dr. Still eine bemerkenswerte Anatomie. Sie kommt in einer angewandten Physiologie (leichte Beweglichkeit in allen Richtungen) zum Ausdruck, kann jedoch auch durch die Pathologie ins Negative verkehrt werden (eingeschränkte Mobilität und alle sich daraus ergebenden Konsequenzen). In diesem Sinn kehren wir letztlich wieder zu den drei Grundpfeilern jeder medizinischen Fakultät zurück: Anatomie – Physiologie – Pathologie.

Von diesen drei Begriffen leitet sich unsere Kunst ab, ebenso wie die sehr paternalistische Aufforderung Dr. A. T. Stills zum *digging on,* also zum Weitergraben im Sinne der Vertiefung des Grundwissens.

Das bedeutet, nur das zu akzeptieren, was bewiesen, für gut befunden und erprobt werden kann. Von den mechanischen Prinzipien, verbunden mit der Anatomie als Bezugssystem der Funktion (Bewegung von Knochen und Muskeln, physiologische und anatomische Barriere), leiten sich die Flüssigkeitsprinzipien (hydraulischer Druck) ab, die unsere Existenz hier auf Erden unterstützen. In diesem Sinn spiegelt unsere Haltung mit den Jahren die Flüssigkeitsqualität der verschiedenen Flüsse wider, die uns tagtäglich von Beginn unseres Lebens an durchziehen. Dieser (konzeptuelle und praktische) auf den Körperflüssigkeiten aufbauende Ansatz der Osteopathie verpflichtet uns dazu, diesen Fluss neu zu beleben. Wenn wir mehr „Kraft" in unseren Geweben haben wollen, brauchen wir auch mehr „Blut" (Vgl. *Conner WJ. The Mechanics of Labor taught by A. T. Still M. D. ATS Museum, Kirksville: 1928*).

Unsere Haltung wird also zum Spiegelbild dessen, was in unserem Inneren als Reaktion auf die äußere Welt innerhalb eines Raum-Zeit-Kontinuums vor sich geht, welches unsere Vorstellung übersteigt, aber dessen zur Materie gewordenes, mnestisch gespeichertes Ergebnis wir sind. Jede Abweichung der Haltung von der geraden Achse ist ein Hinweis auf innere Dysfunktionen, die in den Faszien chronisch oder durch Gewalteinwirkung (Unfallfolgen, Einnahme von Chemikalien, elektromechanische Aggression) zum Ausdruck kommen. Faszien begreifen bedeutet die Bestandteile der Materie zu berühren, die Chemie, die sie zum Leben erweckt. Faszien begreifen bedeutet das Gleichgewicht der sie auszeichnenden Übergangsphasen zwischen flüssig/fest/gelartig wahrzunehmen. Die Gewebe leben! Sie speichern die Veränderungen der reziproken Spannungen in den oberflächlichen und den tiefen Schichten. In der klinischen Untersuchung werden diese Kräfte bei der Palpation wieder freigesetzt und zeigen damit das Trauma an. In diesem Sinn können wir von einem echten elektro-mechano-chemischen Gedächtnis der Faszien sprechen. Die Wechselbeziehung zwischen den anatomischen Strukturen hilft uns Dysfunktionen aufzuzeigen, welche sich zu einer größeren Störung entwickeln können. Damit werden die Haut, das neuromuskuläre und das Knochengewebe zu unentbehrlichen Elementen unseres osteopathischen Handelns. Die sensoriellen Informationen und die Tests geben uns die Möglichkeit, eine bewegliche und evolutive „Klassifizierung" der verschiedenen von Gordon Zink vorgeschlagenen Schemata zu erstellen:

- ideales Faszienmuster
- allgemein übliches Kompensationsmuster (*common compensatory pattern*)
- Unübliches Kompensationsmuster (*uncommon compensatory pattern*)
- Dekompensationsmuster

Davon ausgehend lassen sich die verschiedenen osteopathischen Techniken ableiten und anwenden:

- ligamentär-artikuläre Strain-Technik (LAST, *Ligamentous Articular Strain Technique* von A. T. Still, W. G. Sutherland, R. E. Becker)
- spezielle Korrektur-Technik (SAT, *Specific Adjustment Technique* von Tom Dummer)
- Muskelenergie-Technik (MET, *Muscle Energy Technique* von Fred Mitchell Jr.)
- Strain-Counter-Strain Technik (*Strain-Counter-Strain* von L. H. Jones)
- Entspannungstechnik für das Bindegewebe (*Connective Tissue Continuity and Fascial Ligamentous Release* von Anthony Chila)
- fazilitierte, oszillierende Release-Technik (*Facilitated Oscillatory Release* von R. Fulford)
- Ligament Dehnungstechnik von Cathie
- myoartikuläre Techniken (Thrust)
- Dermatoviszerale Reflex-Technik zur Entstauung

Aber diese Techniken werden den Geweben nicht aufgedrängt, vielmehr sind es die Faszien, die durch ihren Zustand (fest/flüssig/gelartig) die Anwendung einer speziellen Methode verlangen, um ihren Zustand (Struktur) und somit ihre Physiologie (Funktion) zu verändern. Der qualitative Aspekt *soluta gelata* wird auf lokaler und regionaler Ebene betrachtet, denn das entscheidende Element, das den Patienten mit seinem Therapeuten verbindet, ist die Homöostase.

Die osteopathische Läsion

Somit können wir Veränderungen (Symptome) von Zuständen (Phasen) der lebenden Materie (Entzündungsphasen, Infektionen) als reversible bzw. nicht reversible Phasenumwandlungen betrachten. Sie bilden den Kreuzungspunkte, die nach einem neuen, ebenso chaotischen und unsicheren Gleichgewichtszustand streben und dennoch das Leben ausdrücken, weil sie nicht erstarrt, nicht stationär sind. Die komplexe Organisation des Lebens führt uns zurück zu einfachen Gesetzen, die in einem einzigen Satz zusammengefasst werden können:

„Bewegung ist Leben".

Jedes Ökosystem, das seine Symbiose nicht aufrecht erhalten kann, muss für seinen Erhalt mehr Energie aufbringen. Die schrittweise Erschöpfung der Energieressourcen führt zur Reduzierung der für die Funktionen und die Aufrechterhaltung der Organe erforderlichen Vorgänge. Ausgehend von diesen Überlegungen und Feststellungen können wir die sich daraus ergebenden kleinen und großen Störungen beschreiben:

- Störungen der Sauerstoffzufuhr im Gewebe (zellulär/interstitiell)
- Störungen der Anspannungs- und Entspannungsphasen im Gewebe (id.)
- Beeinträchtigung der Flüssigkeitskinetik und der verschiedenen Drücke in den Körperhöhlen (Becken-, Bauch-, Brust- und Schädelhöhle, id.)
- Beeinträchtigung der Gelenkskinetik und/oder der viszeralen Kinetik

- Veränderung der Haltung (Kyphose, Lordose, Skoliose)
- Dysfunktionen von der metameren zur systemischen Ebene
- Entstehung einer nicht physiologischen, nicht reversiblen Phase

Das von uns geforderte osteopathische Handeln wird somit zu einem entscheidenden Element im therapeutischen Prozess, bevor es zur Entstehung irreversibler Läsionen kommt.

Stauungen in den Geweben, Haltungsveränderungen, Bewegungsstörungen zeigen uns die osteopathische Läsion an, die mit den angeführten Symptomen und den zusätzlich durchzuführenden Untersuchungen in Korrelation zu setzen ist.

Unsere praktische Arbeit stützt sich auf umfangreiche Kenntnisse in Anatomie, Physiologie und Pathologie. Es ist dieses Wissen, das wesentlich zur Entstehung dieses Buches beitrug. Tatsächlich helfen uns die wissenschaftlichen Daten, die von uns gesammelt und immer wieder auf den neuesten Stand gebracht werden, die Gewebe wahrzunehmen, zu verstehen, anzupassen und zu korrigieren. Direkte und indirekte Techniken bilden die Grundlage einer Disziplin, die aus zahlreichen Ansätzen besteht und bestehen muss.

Vom Herzen sagt A. T. Still, es sei „zu breit oder zu lang" *(Dr. Still's Talk. Journal of Osteopathy 1896; 3[1]:3)*. Nach unserer persönlichen Interpretation bezieht sich dieser Satz auf die Diastole bzw. die Systole, sowohl auf anatomischer (Struktur) als auch auf physiologischer (Funktion) Ebene. Das Herz zeigt durch seine Spiralformen (aktueller und aktualisierter Ausdruck des Herzens) und durch die zugrunde liegenden embryologischen Muster (*Patterns*) das Bild einer Flüssigkeit in Bewegung, die sowohl im Inneren (interne Blutzirkulation in den vier Herzkammern) als auch im Äußeren (aufsteigende oder absteigende Spiralbewegung des Organs – Perikard/Myokard/Epikard – innerhalb des Mediastinum) agiert. Die Flüssigkeitszirkulation (Blut) erfolgt entlang der Einstromachsen (rechtes Herz: Vv. cava inferior und superior – linkes Herz: Vv. pulmonales), die im rechten Winkel zu den Ausstromachsen (rechtes Herz: A. pulmonalis – linkes Herz: Aorta ascendens und descendens) angeordnet sind. Das Herzkreuz entsteht durch den im Verhältnis zum Truncus aorticus schrägen Verlauf des Truncus pulmonalis (➤ Abb. 1.12).

Vom Anfang bis zum Ende ihres Aufbaus (Ausformung) und ihrer reziproken Anwendungen sind das Blut (Flüssigkeit) und das Herz (Struktur) durch eine spiralförmige Organisation (darunter liegende diastolische und systolische Funktion) der Strukturen und der sie bildenden Elemente aufs engste miteinander verbunden:

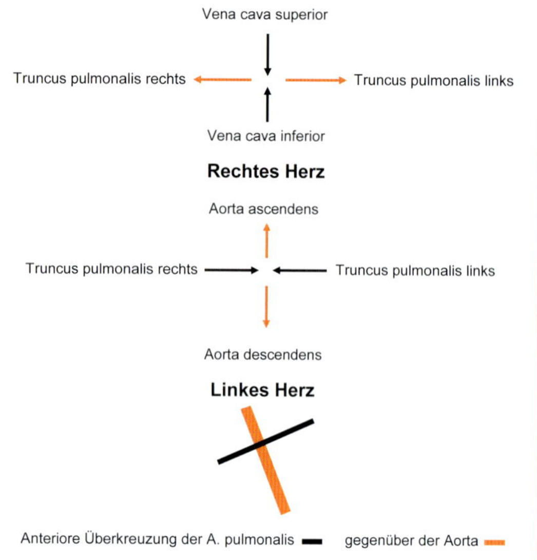

Abb. 1.12 Schema der verschiedenen Gefäßachsen. (Einstrom- und Ausstrombahnen) [V492]

- Kontraktile Proteine: Aktin – Myosin
- tiefe und oberflächliche Muskelfasern und Verbindungen zu den Papillarmuskeln
- Septen
- Anuli fibrosi cordis
- Stützsystem des Perikards
- verbindendes Gewebe (*nerve force*)
- Arterien-, Venen- und Lymphsystem
- ligamentäres Aufhängungssystem

Kein anderes Organ unseres Körpers ist auf allen Ebenen so integriert und wahrnehmbar wie das Herz.

Das Herz ist somit ein Organ der Bewegung (Myofibrillen) und eine gelenkig-muskuläre Einheit. Es beschreibt eine zirkumduktorische Bewegung. Das Kreislaufsystem steht dem um nichts nach und ist seine getreue Verlängerung (Verschiebung des Gefäßbaums, kontraktile Aktivität der glatten Muskelzellen).

Somit kann das Herz, das mit dem Bewässerungssystem aller Gewebe des Körpers verbunden ist, nicht nur als einfache mechanische Pumpe (mit einem Spülungseffekt) betrachtet werden. Es muss als eine dynamische Struktur innerhalb eines in Bewegung befindlichen Ganzen wahrgenommen, analysiert und verstanden werden, eine Struktur, die mit Intelligenz und Emotivität ausgestattet ist. Das Herz passt seine Aktivität permanent an die Bedürfnisse der Gewebe des gesamten Körpers an. Es gibt kein Gewebe, das nicht über das Blut – als Transport-, Austausch- und Regulationsmedium – mit dem Herzen in Verbindung steht, wie die nachstehende Übersicht zeigt.

Gastrointestinaltrakt	Transport der Nährstoffe
Leber und Pankreas	Reinigung, Speicherung, Ausschüttung
Nieren	Ausscheidung, Konzentration, Verdünnung der Flüssigkeit
Gehirn	Stoffwechsel, Immunität
Gelenk- und Muskelgewebe	Bewegung
Lungen	Sauerstoffzufuhr
Geschlechtsorgane	Neuinitialisierung der Phasen

Konstruktive Intelligenz

All diese Mechanismen tragen zur Aufrechterhaltung der biologischen Konstanten und zu einer gewissen Kohärenz des gesamten Systems bei. Über das Blut hängen die einzelnen Teile des Körpers miteinander zusammen und bilden die gelebte physische und psychische Welt. Wir haben alle schon erfahren, wie sich der Zustand unseres Herz-Kreislauf-Systems durch verschiedene Emotionen (Eustress, Distress) verändert. Detaillierte soziologische Studien scheinen den Nachweis dafür zu erbringen, dass Isolation das Herzgewebe des Menschen schädigt, einfach weil ohne Kontakt zu anderen Menschen die Herzrhythmen, die unserer Existenz bereits lange vor unserer Geburt und bis zu unserem Tod Farbe verleihen, nicht variieren. Somit durchleben wir durch das Herz unterschiedlichste Emotionen.

Das Herz ist zweifelsohne mehr als ein einfaches mechanisches Modell. Es ist von einem spezifischen Erleben gekennzeichnet, das aus ihm das dynamische Aufhängungsfulcrum par excellence unseres gesamten Körpers macht, eingebettet in die Gemeinschaft der Einzelmenschen. Unsere Vorgänger erinnern uns immer wieder daran, dass wir die anatomischen und physiologischen Fakten mit den osteopathischen Verfahren in Bezug setzen müssen, um unseren Kompetenzbereich und in der Folge unseren Handlungs- und Anwendungsbereich abzustecken.

Es ist diese konstruktive Intelligenz, die wir in den verschiedenen Kapiteln dieses Buches als Zeugnis unserer täglichen therapeutischen Arbeit aufzuschlüsseln versuchen wollen.

Aus dieser emotionalen und bewegenden Archäologie, Summe unseres bewussten und unbewussten Gedächtnisses, entsteht schließlich die Zukunft des Menschen innerhalb des Universums, das ebenfalls nach dem Spiralsystem aufgebaut ist!

Eine Geschichte beginnt man traditionellerweise mit den Ereignissen, die jene Phänomene hervorgebracht haben, die uns beleben. Auch wir wollen dieser Regel folgen, diesem lebenden Gedächtnis, das von den ersten Augenblicken unseres Daseins an die Gewebe jedes Körpers belebt. Dieses Gedächtnis beurteilen wir, unabhängig davon ob es sich über genetische oder epigenetische Informationen auszudrücken versucht, über die Beschreibung der Anatomie (deskriptive Embryologie) und der Biochemie der Zellen (funktionelle Embryologie), die aus dem Menschen seit dem Homo habilis das machten, was er heute noch ist: „eine Unbekannte", dreieinig, zum Zeitpunkt der Geburt ohne Gedächtnis, unsicher, was seine Zukunft betrifft. Von dieser „Unbekannten" nehmen wir nach Patrick van den Heede nur die mit tausenden und abertausenden Emotionen übersäte „Histografie" wahr, deren geheimer Verwahrer das Herz ist. In diesem Sinn lässt sich sagen:

„Das Herz hat seine Gründe, die der Verstand zu ignorieren vorgibt"

Aristoteles

KAPITEL

2 Die Grundlagen

Auch wenn uns das Herz-Kreislauf-System in vielfacher Hinsicht paradox erscheint, so lässt sich doch mit Bestimmtheit sagen, dass die Mechanismen, die das Leben bedingen, die das Leben und die Identität des Individuums aufrecht erhalten, in einem sehr engen Bezug zu den verschiedenen Körperflüssigkeiten (intra- und extrazelluläre Flüssigkeiten, Lymphe), dem Blut (flüssiges als Schnittstelle dienendes Gewebe) und dem Herzen stehen. Das Herz pumpt das Blut durch den Körper und stellt seine Zirkulation innerhalb des venösen und arteriellen Gefäßsystems und teilweise auch seine Regulation sicher. Verschiedene „Herzen" bestimmen den Rhythmus dieser Fluktuation innerhalb des Organismus und verbinden die Atemfunktionen (Diaphragma-, Gewebe-, Zellatmung) mit der kardiovaskulären Funktion. Die unterschiedlichen Drücke der beiden arteriovenösen Hydrauliksysteme lassen ein widerstandsfähiges Hochdrucksystem für den arteriellen Kreislauf und ein Niederdrucksystem mit hoher Kapazität für den venösen Kreislauf entstehen. Die fraktale Anordnung auf Ebene der Herzkranzgefäße und auf systemischer Ebene bedingt die Allgegenwart der Lebensflüssigkeit: das Blut und seine Funktion als Vektorflüssigkeit. Die Zusammensetzung des Blutes lässt sich als biphasisches Material darstellen:

- eine flüssige Phase in der Form von Plasma (newtonsches Fluid)
- eine feste Phase, Erythrozyten und zelluläre Bestandteile des Blutes (Mikroturbulenzen der Erythrozyten).

Das Herz-Kreislauf-System (Pumpen und Speicher) ist die Antwort auf ein spezifisches Problem höherer Lebewesen, denn es dient der Verteilung der Körperflüssigkeiten, der Informationen und des Austausches auf zellulärer Ebene, bildet aber auch die Schnittstelle zwischen den organisierten Systemen und der Umwelt, in der und durch die sich das System entwickelt (➢ Abb. 2.1–➢ Abb. 2.5).

Die Biologie liefert uns fast täglich fundamentale Daten, die als neue Glieder in die Wissenskette über das Innere des Menschen eingefügt werden. Das Herz als Brunnen oder Quelle des Lebens *(Still AT. Osteopathy Research and Practice. Kirksville, 1910, The Journal Printing Co. p. 182)* wird heute als Drüse, als doppelte, in Serie geschaltete Saug- und Druckpumpe mit drei Funktionsphasen beschrieben (➢ Abb. 2.6, ➢ Abb. 2.7).

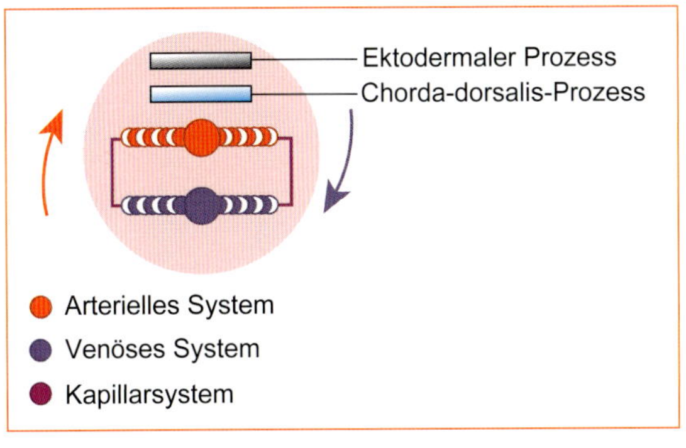

Abb. 2.1 Abstammung mit einem Netz [L138]

Zusatzinformation zu Abb. 2.1: Die phyogenetischen Belastungen bewegten die an Größe zunehmende Zellmasse dazu, ein neues Austauschsystem mit seiner Umwelt zu entwickeln. Damit wurde eine im Inneren zirkulierende Flüssigkeit zur metabolischen Schnittstelle zwischen dem inneren und dem äußeren Milieu. Die Zirkulationseigenschaften dieser Flüssigkeit lassen uns das Triumvirat des menschlichen Kreislaufs auf der Grundlage aufeinander folgender Stadien betrachten.

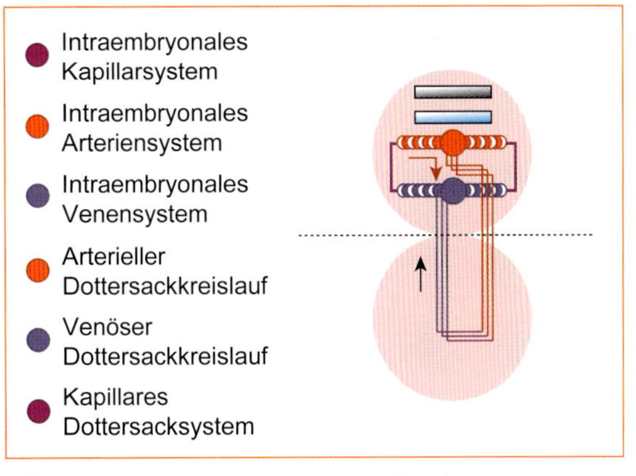

Abb. 2.2 Abstammung mit zwei Netzen [L138]

Zusatzinformation zu Abb. 2.2: In dieser Abstammung stellen zwei Hohlräume den Gas- und Stoffwechselaustausch gegenüber der Außenwelt sicher: die Zölomhöhle und das von der extrazellulären Matrix umgebene Gefäßsystem.

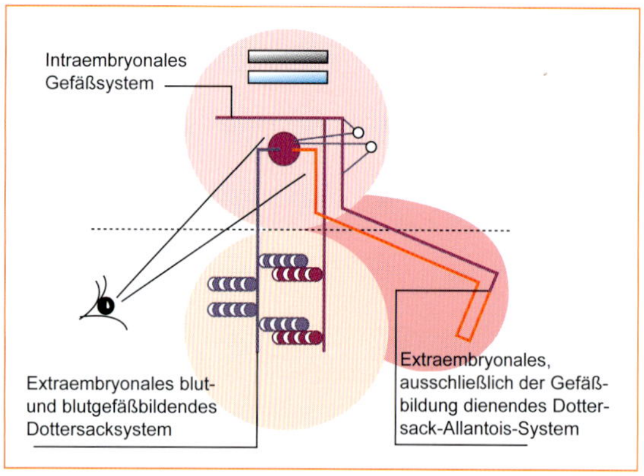

Abb. 2.3 Abstammung mit drei Netzen [L138]

Zusatzinformation zu Abb. 2.3: Die Entstehung des Herz-Kreislauf-Systems ist eine Anpassung der Zirkulation an die Metamerisierung des Individuums (Edward Ruppert, 1983). Die strukturelle Organisation der kontraktilen Fasern der Gefäße und der Herzpumpe hält einen Druckgradienten, der nicht gleich null ist, entlang der Gefäßachse und trotz der Verluste innerhalb der „geschlossenen Systeme" (Aterien-Venen-Kapillar-System) aufrecht. Die Individualisierung des Gas- und Stoffwechselaustauschs führt zur Internalisierung des Zölomkreislaufs und in der Folge des Leberkreislaufs. Dadurch entstehen ein pulmonaler Niederdruckkreislauf mit geringem Widerstand und hoher Durchflussmenge, der den Gasaustausch begünstigt (rechtes Herz der Säugetiere), sowie ein systemischer Hochdruckkreislauf mit einer entsprechend dem Bedarf der Organe regulierbaren Durchflussmenge (linkes Herz bei den Säugetieren).

Dabei besteht eine physiologische Dynamik zwischen Druck und Volumen (s. u. die Beschreibung der linken Herzräume), die mit einer pulsierenden Kinetik mit konstanter Durchflussmenge ausgestattet ist. Im Überblick betrachtet, besteht die Funktion des Herzens in der korrekten und kontinuierlichen Aufrechterhaltung der arterio-veno-lymphatischen Druckgradienten, die, innerhalb eines geschlossenen Gefäßsystems, das seinerseits in ein globales und offenes biologisches System integriert ist, die Perfusion aller Gewebe sicherzustellen hat (> Abb. 2.8).

An der Grenze zwischen Physiologie und Pathologie zeichnet sich das Herz durch ein hohes Maß an Anpassungsfähigkeit (myokardiale Hibernation, Stunning usw.) aus, obwohl seine – über dem Skelettmuskel liegende – Affinität nahe dem thermodynamischen Ungleichgewicht liegt.

Die Herzkammern

Um seiner mechanischen Funktion als Antriebspumpe gerecht zu werden, verfügt das Herz über drei funktionelle Kammern, in denen drei unterschiedliche physiologische Phasen ablaufen:

- die atrioventrikuläre Kopplung (Füllung und Vorlast)
- die ventrikuläre Druckkammer (Umwandlung von biochemischer Energie in mechanische Antriebsenergie für den systemischen Kreislauf und die Gewebeperfusion)
- die ventrikuloarterielle Kopplung (Austreibung und Nachlast).

Die ventrikuloarterielle Koppelung beschreibt die ventrikuläre Leistung. Die systemisch funktionelle Beziehung zwischen den drei Kammern lässt sich grafisch durch die Beziehung zwischen Druck und Volumen darstellen (> Abb. 2.9). Diese Kurve ist das perfekte Abbild der Herzarbeit und der Leistung der Herzpumpe, die 1,8 Watt (rechter Ventrikel ⅙ des linken Ventrikel d. h. 1,55 Watt bei 0,9 Sekunden Kontraktion, in Ruhe) beträgt. Die Beziehung zwischen Druck und Volumen ergibt folgenden Zyklus:

- Beginn des Zyklus am Ende der Diastole (Mitralklappe geschlossen)
- Das enddiastolische Volumen beträgt ca. 120 ml
- Der enddiastolische Druck beträgt ca. 8 mmHg
- Beginn der isovolumetrischen Kontraktion, der Druck steigt schnell an, das Volumen bleibt konstant.
- Wenn der Aortendruck 80 mmHg erreicht, öffnen sich die Taschenklappen, es kommt zum schnellen Auswurf bei gleichzeitiger Verringerung des Volumens, der Druck steigt weiter leicht an. Es folgt die langsame Austreibungsphase, in der der ventrikuläre Druck (des linken Ventrikels) abnimmt und das ventrikuläre Volumen sinkt. Nach dem Schließen der Aortenklappen beginnt die isovolumetrische Entspannungsphase des linken Ventrikels. Der interventrikuläre Druck nimmt bis zur Öffnung der Mitralklappen rasch ab.
- Es folgt die Füllungsphase des linken Ventrikels, der Druck nimmt weiter ab. Anschließend steigt das Volumen langsam an und der ventrikuläre Druck nimmt leicht zu.
- Während das Druck-Volumen-Diagramm des linken Ventrikels aufgrund zahlreicher Studien heute gut verstanden wird, wird die Druck-Volumen Kurve des rechten Ventrikels vornehmlich in Modellen und auf der Grundlage von Studien über Patholgien des rechten Ventrikels dargestellt (siehe arrhythmogene rechtsventrikuläre Dysplasie).

Die Arbeit des Herzens

Die Herzarbeit lässt sich grafisch durch das Druck-Volumen-Diagramm darstellen. Es ermöglicht die individu-

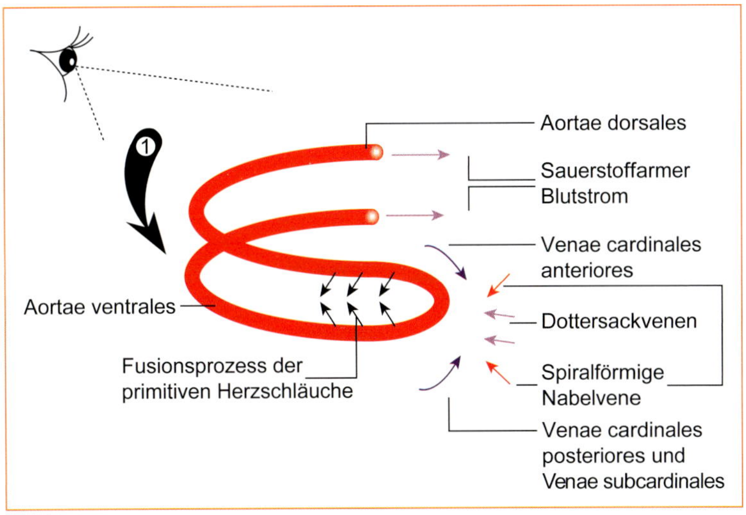

Abb. 2.4 Begrenzung der Längenausdehnung [L138]

Zusatzinformation zu Abb. 2.4: Zwischen der 4. und 7. Woche der Embryonalentwicklung kommt es am primitiven Gefäßsystem zu wichtigen strukturellen Veränderungen. Die Herzschläuche verschmelzen und bilden innerhalb der engen primitiven Herzhöhle vier segmentale Ausbuchtungen. Infolge der Zunahme seines Volumens muss sich der Herzschlauch in frontaler und sagittaler Ebene beugen (1). Aus dem Archetyp des einhöhligen linearen Herzens wird unser Herz zu einer aus mehreren Kammern bestehenden Struktur. Dazu werden in einem Adaptationsprozess runde Strukturen hinzugefügt, die durch Septen voneinander getrennt werden, aber über Klappen miteinander kommunizieren. Ausgangspunkt hierfür ist die Verschmelzung der beiden primitiven Herzschläuche, die durch die räumliche longitudinale und transversale Begrenzung eingeleitet wird. Damit werden die Mesodermzellen aufgrund ihrer Migration durch den Embryonalknoten zum Kontingent für das Myokard. Die progressive Invasion (2. und 3. SSW) von außerhalb der Zotten liegenden Trophoblastzellen der mütterlichen Blutgefäße führt zur Zerstörung der glatten Muskelzellen. Diese Invasion hat folgende Auswirkungen:

- Erhöhung des Arteriendurchmessers,
- Verlust des exogenen mütterlichen Rhythmus,
- Erhöhung der Sauerstoffzufuhr für den Fetus,
- Entstehung des fetalen Herzrhythmus, der nun aufgrund des Diffusionsdrucks und der Erfordernisse des sich entwickelnden Metabolismus notwendig wird,
- Entstehung von Vorlast- und Nachlastkontingenten, die für das Verständnis der Physiopathologie unerlässlich sind.

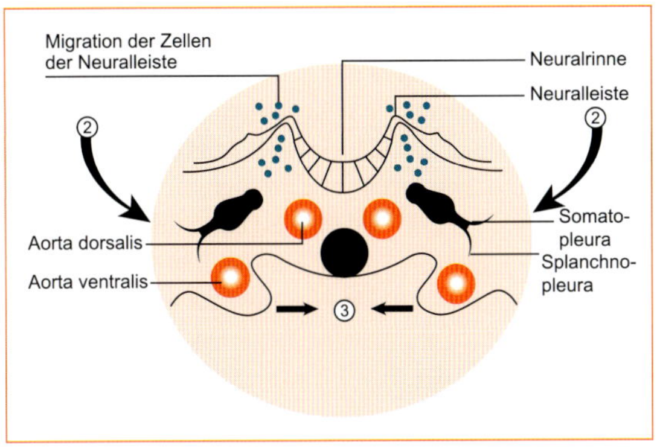

Abb. 2.5 Begrenzung der transversalen Ausdehnung [L138]

Zusatzinformation zu Abb. 2.5: Das kontinuierliche Wachstum des Kopfabschnitts lässt eine transversale Begrenzung entstehen (2) und führt zur schrittweisen Einengung der Dottersackhöhle (3).

elle Darstellung der einzelnen Herzkammern. Dabei lässt sich Folgendes erkennen:

- die Lastkomponenten und ihr Bezug zu den kontraktilen mechanischen Eigenschaften des linken Ventrikels,
- die Beziehung zwischen den diastolischen und den systolischen Eigenschaften,
- die Beziehung zwischen den mechanischen Eigenschaften des linken Ventrikels und des arteriellen Systems zur Vorhersage des systolischen Austreibungsvolumens,
- die Änderungen der systolischen Austreibungsarbeit durch die ventrikuläre Last, Vorlast und Nachlast (systemischer Gefäßwiderstand, arterielle Compliance, Reflexionswelle, Viskosität der Flüssigkeit).

Während der Diastole kann die Druck-Volumen-Kurve durch folgende Faktoren beeinflusst werden:

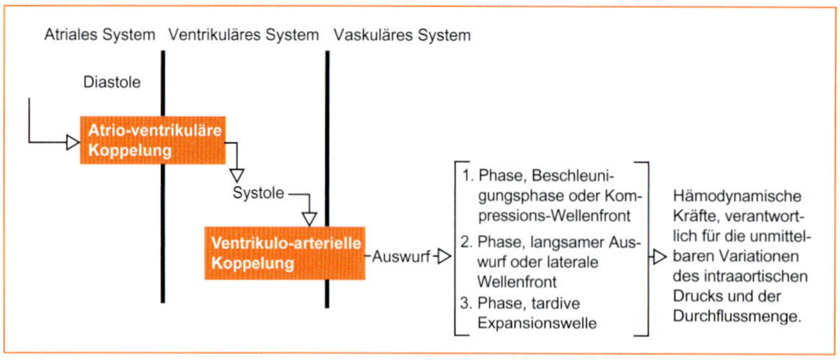

Abb. 2.6 Die drei physiologischen Phasen des kardialen Zyklus [V492]

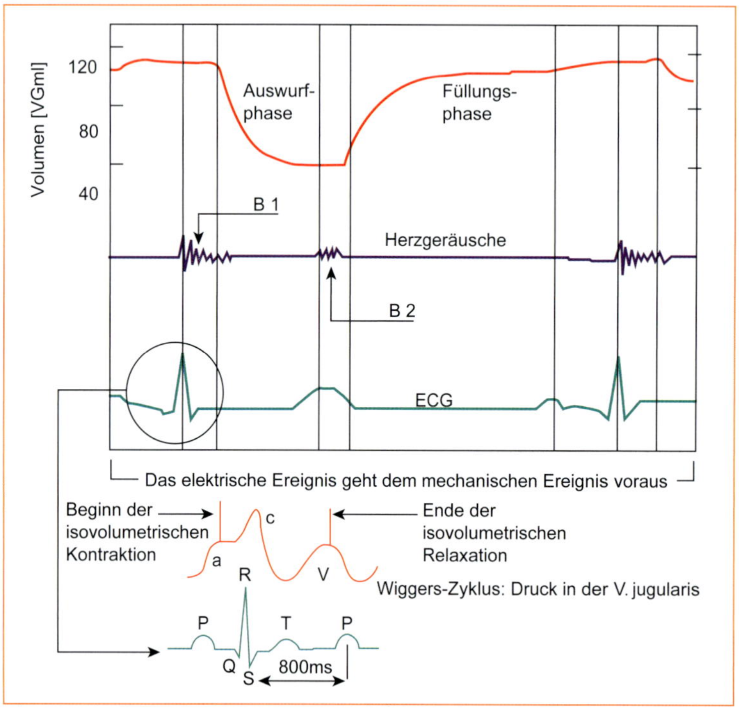

Abb. 2.7a Die beiden klinischen Zeiten des Herzrhythmus [L138]

- die geometrische Konfiguration des Ventrikels (Masse oder Dehnung verbunden mit einer ischämischen Zone),
- die Füllungsgeschwindigkeit (Kontraktionskraft, Vorlast),
- der Grad der ventrikulären Entspannung,
- die Füllung der Koronararterien, vor allem während der diastolischen Phase.

Die Analyse des Druck-Volumen-Diagramms ermöglicht die Bewertung folgender Parameter:

- globale systolische Funktion nach dem von Suga und Sagawa entwickelten Modell der endsystolischen Elastance,
- diastolische Funktion, durch die Messung der Compliance der Austreibungskammer während der passiven Füllungsphase. Die Compliance wird durch die Volumenerhöhung (ΔV) pro Erhöhung des Füllungsdrucks (ΔP) (➤ Abb. 2.10) gemessen.

Die maximale endsystolische Elastance (E_{max}) ergibt sich aus der Variation der Nachlast (Austreibungswiderstand) bei konstanten Werten für Vorlast und Kontraktilität. Somit können die neuen endsystolischen Punkte der untersuchten Druck-Volumen-Schleifen praktisch auf einer Geraden angeordnet werden, die die Abszisse an dem Punkt kreuzt, an dem das ventrikulare Volumen einen Druck null (V_0) erreicht. Die Kontraktilität des Myokards kann somit durch die Neigung der Geraden, unabhängig von Veränderungen der Last (Vorspannung und Nachlast), wie dies klassischerweise getan wird, dargestellt werden.

$$E_{max} = ESD / (ESV - V_0)$$

Ausgehend von der Druck-Volumen-Kurve können weitere physiologische Größen definiert werden:

- die Austreibungsarbeit
- die potenzielle Energie.

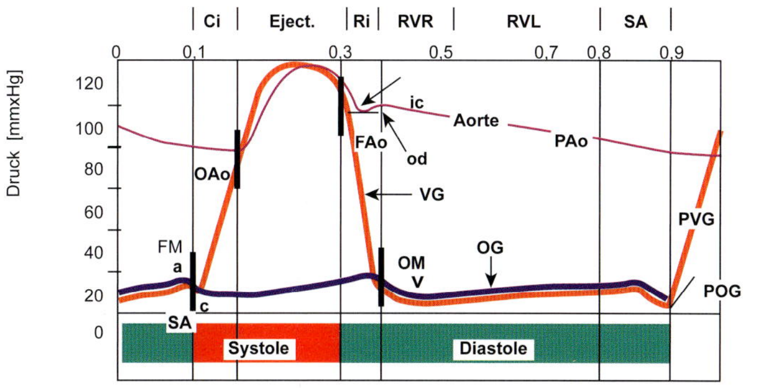

a, c, v	Wiggers-Zyklus
Ci	isovolumetrische Kontraktion
ic	katakroter Einschnitt
od	dikrote Welle: Integrität des Klappenbodens und seiner Flexibilität. Entspricht der elastischen Rückbewegung des Klappenapparats am Anulus fibrosus nach der intraventrikulären Protrusion; sie erfolgt zeitgleich mit dem tiefsten Punkt des katakroten Einschnitts (ic).
OG	linkes Atrium (LA)
FM	Verschluss der Mitralklappe (VM)
OAo	Öffnung der Aortenklappe (OAo)
FAo	Verschluss der Aortenklappe (VAo)
OM	Öffnung der Mitralklappe (OM)
PAo	Aortendruck (PAo)
POG	Druck im rechten Atrium (PRA)
PVG	Druck im linken Ventrikel (PLV)
Ri	isovolumetrische Kontraktion (iR)
RVR	schnelle Füllung der Ventrikel (SFV)
RVL	langsame Füllung der Ventrikel (LFV)
SA	Atriumsystole (AS)
VG	linker Ventrikel (LV)

Abb. 2.7b Die beiden klinischen Zeiten des Herzzyklus [L138]

Zusatzinformation zu Abb. 2.7a und b: **a)** Nicolai Sergejewitsch Korotkow beschreibt die Herzgeräusche durch die Druckveränderung: B1 – Die erste Geräuschkomponente des Herzens entsteht zeitgleich mit der maximalen Beschleunigung des Aortaflusses. B2 – Das zweite Geräusch, Verschluss der Klappen und Entschleunigung des transvalvulären Durchflusses, Veränderung der Form der Klappen von rund auf dreieckig in 4 Phasen.Legende zum EKG: P-Welle – atriale Depolarisation, QRS-Komplex – ventrikuläre Depolarisation, T-Welle – ventrikuläre Repolarisation.
b) Die Variationen des Druck-Volumen-Diagramms sind von drei passiven Eigenschaften des linken Ventrikels abhängig: 1. Elastizität: Rückkehr zur ursprünglichen Form in Bezug auf Belastung/Verformung. 2. Viskosität: Der Druck ist größer, wenn das Volumen schnell ansteigt, abhängig von der Art des Fluids. 3. Trägheit: innere Kraft des untersuchten Systems.

Die Summe dieser beiden Werte stellt die mechanische Gesamtenergie des linken Ventrikels dar. Diese Gesamtfläche steht in direkter Korrelation mit dem Sauerstoffverbrauch pro Herzschlag. Die chemische Energie der ATPase wird in mechanische Energie umgewandelt. Die Fläche unterhalb der die passive Dehnung des Ventrikels bezeichnenden Kurve entspricht der mechanischen Füllungsarbeit. Schließlich ist der systolischen und diastolischen Arbeit der Ventrikel noch jene Arbeit hinzuzufügen, die an die Gefäßwände verteilt wird, d. h. 20 % der Gesamtarbeit des Herzens.

Wenn die ventrikuläre Nachlast tatsächlich in direkter Korrelation zur räumlichen Geometrie des Ventrikels steht, muss sie auch den gesamten Austreibungswiderstand umfassen, der durch die Eingangsimpedanz der Aorta und durch die Aktivität des Zentralnervensystems und deren Verbindung zu den chemischen Mediatorsubstanzen dargestellt wird. Sind die Bedingungen der Herzperiode und des peripheren Gefäßwiderstandes konstant, ist der endsystolische Aortendruck (ESD) proportional zum systolischen Austreibungsvolumen. Dies wird durch die Steigung der Geraden dargestellt, welche die effektive arterielle Elastance (E_a) repräsentiert (➤ Abb. 2.10).

Die Zunahme des Neigungswinkels ist direkt proportional zu den systemischen arteriellen Widerständen. Somit verringert sich das systolische Austreibungsvolu-

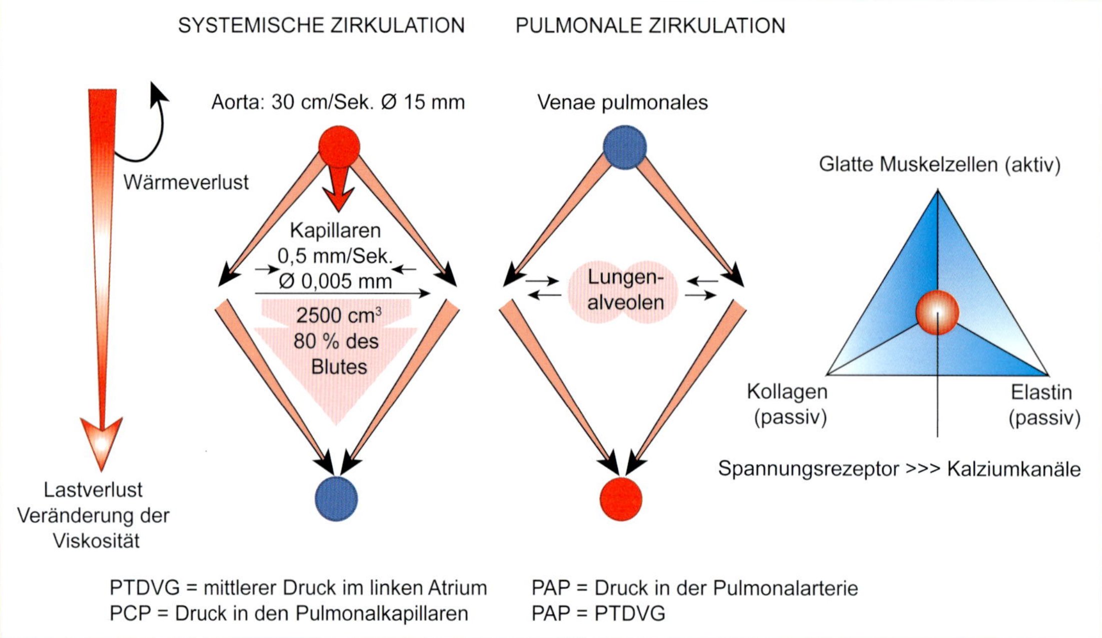

Abb. 2.8 Das geschlossene Herz-Kreislauf-System [L138]

Zusatzinformation zu Abb. 2.8: Der Druck hängt ab von der kardialen Durchflussmenge, dem peripheren Widerstand und der Gefäßelastizität. Das Blut fließt immer in die Richtung, in der die Gesamtladung (mechanische Energie des Fluids durch Gewichtseinheit) abnimmt. Aufgrund dieser hydrostatischen Ladung fließt das Blut immer und unabhängig von der Position. Der venöse Rückfluss wird zusätzlich verbessert durch die Venenklappen, die Zwerchfellatmung und die Muskelkontraktion.Die Gesamtenergie der Blutmasse sinkt zwischen den beiden Extremen der beiden Kreisläufe ständig ab. Die Aufgabe der Herzpumpe besteht darin, bei jeder Systole die in Wärme umgewandelte mechanische Energie in Bezug auf die Viskosität des Fluids wiederherzustellen.

men mit der Zunahme der peripheren Widerstände. Obwohl die Gleichung $E_{max} = E_a$ den idealen Energietransfer von den Ventrikeln zur Aorta darstellt, beträgt, physiologisch gesehen, $E_a = ½\ E_{max}$. Wenn die peripheren arteriellen Widerstände zunehmen (ab dem Austreibungspunkt iK), erhöht sich der Neigungswinkel der effektiven arteriellen Elastancegeraden (wir gehen hier nicht auf die sehr unterschiedlichen Kurven des rechten Ventrikels ein). Somit wird bei gleichem endsystolischem Druck das systolische Austreibungsvolumen verringert, was sich auch auf die Gewebeperfusion auswirkt. Weitere Faktoren tragen zu diesen Veränderungen bei:

- das mechanische Verhalten des fibrösen Perikards (und seiner ligamentären Aufhängungsstrukturen sowie deren anatomisch-faszialen Beziehungen zum Stützgewebe),
- das Verhalten des rechten Ventrikels (Kinetik des interventrikularen Septums),
- eine (erworbene, degenerative oder temporäre) Kardiomyopathie.

Die zufällig oder bewusst erzeugten Wellenfronten liefern uns unverzüglich Informationen über die Herzarbeit als Reaktion auf die Nachlast. Die ruckartige Aktivität (*Twitch Activity*) während der Herzkontraktion entspricht, paradoxerweise, einer schlechten Aktin-Myosin-Bindung. Allerdings ist sie auch Ausdruck eines geringeren Reibungskoeffizienten, durch den der Verschleiß des Systems verringert und folglich die Lebenserwartung optimiert wird. Letztere steht unter dem Einfluss einer biologischen Uhr, deren Maßeinteilung den feinen Teilungen des Genoms zu entsprechen scheint. Somit lässt sich das Alter unseres Körpers nicht, wie das Sprichwort sagt, an unseren Arterien ablesen, sondern an der unausweichlichen Teilung, welche die von Polarität und elektromagnetischen Feldern umgebenen Zellen zum Leben erweckt. Die Variationen der Herzaktivität reichen vom Wachzustand bis zum Schlafzustand und seinen REM-Phasen, in denen der arterielle Druck (unter dem Einfluss des sympathischen Nervensystems) intensiver sein kann als während der 24-Stunden-Aktivität. Manche Herzzellen werden mit circardianischen Oszillationsregulatoren (siehe oben) in Verbindung gebracht.

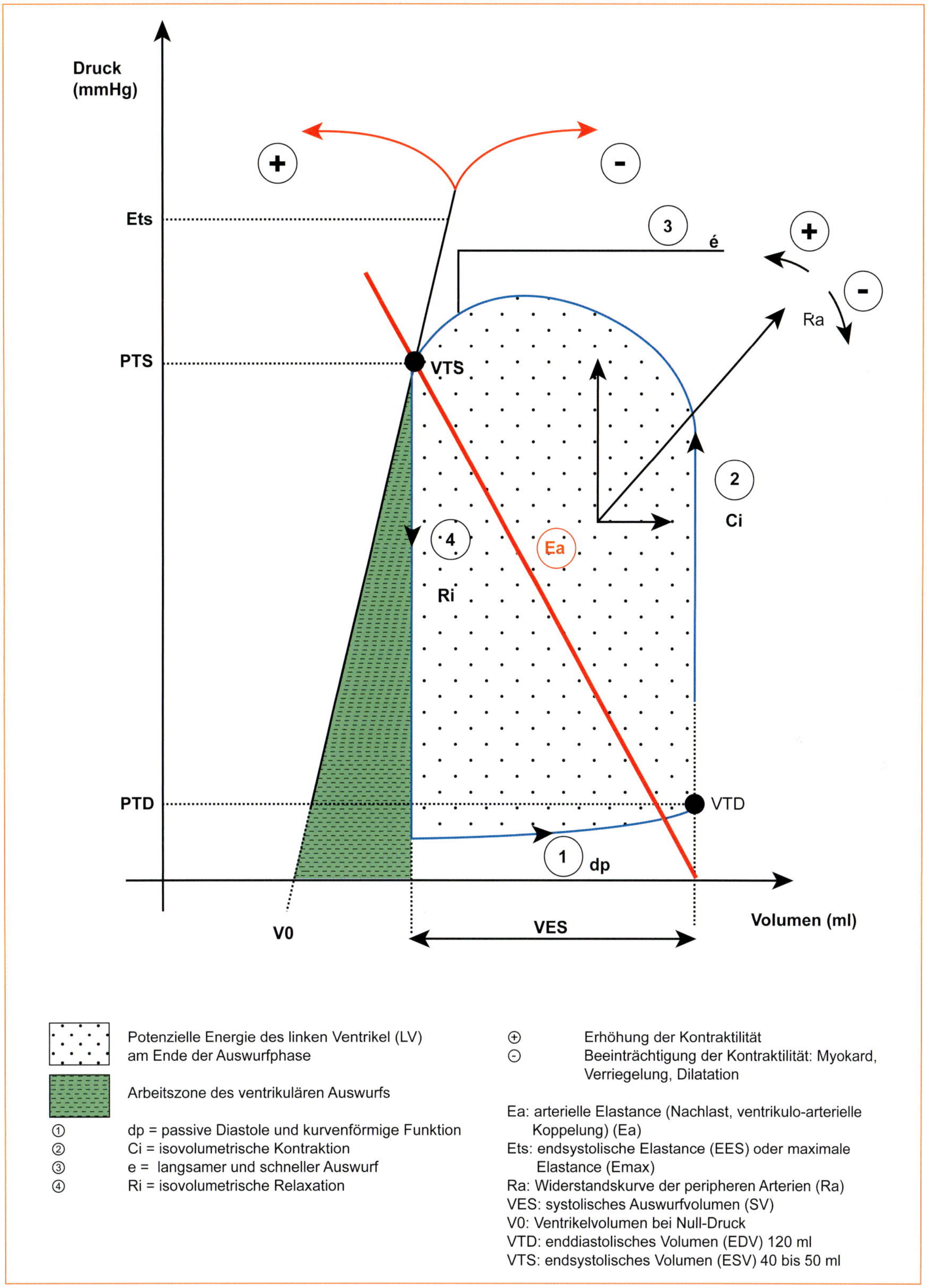

Abb. 2.9 Druck-Volumen-Verhältnis im linken Ventrikel [L138]

Compliance

$C = \Delta V / \Delta P$

C = Compliance   ΔV = Volumendifferenz   ΔP = Druckdifferenz

Daraus ergibt sich:

C Vena cava = C Vena pulmonalis > C Arteria pulmonalis > Aorta > rechtes Atrium > linkes Atrium > rechter Ventrikel Diastole > linker Ventrikel Diastole

Das bedeutet:

C Vc = 20 C Ao   C Vc: Vena cava   C Ao: Aorta

Abb. 2.10 Compliance [V492]

Mobilität und Motilität

Die Merkmale der Herzkinetik bilden im Sinne des osteopathischen Konzepts von Mobilität und Motilität teilweise die Grundlage für dieses Buch.

Zum besseren Verständnis definieren wir:

- **Mobilität** als die Fähigkeit, sich zu bewegen, seine Position zu verändern oder versetzt zu werden, im Sinn einer freiwilligen Positionsveränderung,
- **Motilität** als die Fähigkeit von Lebewesen, spontane oder reaktive Bewegungen unwillkürlicher Art auszuführen.

In einem an Dr. Anne L. Wales, D. O. adressierten Brief vom 23. Januar 1974 schreibt Rollin E. Becker, D. O., dass die Motilität, die Unwillkürlichkeit, eine Frage von Flexion und Extension der Mittellinienstrukturen und von Innen- und Außenrotation der bilateralen Strukturen einschließlich der Flüssigkeiten und des Knochengewebes ist (*Brooks RE. The Stillness of Life: The Osteopathic Philosophy of Rollin E. Becker. Portland: 2000, p. 225*).

N. Websters *(American Dictionary of the English Langue. 1st ed. New York: S Converse, 1828)* bietet uns eine ganz andere Definition der Motilität. Er definiert sie als die Qualität oder den Zustand dessen, was motil sein kann. Motil bezeichnet dabei eines der weit verbreiteten mentalen Bilder, mehr motorisch als visuell oder auditiv, das die Form eines Gefühls innerer Aktivität annimmt. In der Praxis wird noch zu definieren sein, welcher Motilität wir uns bedienen.

Somit sind zwei Aspekte zu beobachten. Neben der unter dem Einfluss der Nervenzentren erzeugten Mobilität verfügt das Organ über eine „gelebte Mobilität“, sie ist aktiv, rhythmisch und von relativ geringer Amplitude. Sie ist das Ergebnis „der intrinsischen motorischen Fähigkeit seiner Struktur“ und wird als Motilität bezeichnet.

Diese zweite Bewegung findet ihre Erklärung in der Embryologie und leitet sich vom Gewebegedächtnis, der Organogenese, ab. Motilität ist die in den Organfasern eingeschriebene Bewegung, die eine ähnliche Kontraktilität wie das nodale Gewebe aufweist und zwischen der aktuellen Position des Organs und der Position der ersten Organanlage liegt. Diese viszerale Kinetik überlagert die klassische Herzbewegung. Sie erlaubt es uns, die rhythmische Dynamik des Wechsels zwischen Systole und Diastole besser zu verstehen und dadurch zumindest teilweise die anatomisch-physiologischen Mechanismen räumlich und zeitlich zu erklären. Auf der makroskopischen Ebene der Beobachtung überdeckt die Mobilität die Motilität. Deshalb müssen wir, zum besseren Verständnis der ausgeführten Bewegungen, von der Motilität als einem Substrat der Mobilität sprechen. Der hydroelektrische Ionenaustausch untermauert den Begriff der Motilität. Diese wird wiederum durch unterschiedliche Abstufungen unwillkürlicher Bewegungen unterstützt, die bis hin zu den makroskopischen Bewegungen reichen.

Die viszerale Motilität

Um diesen Mechanismus zu erklären, wurden zwei Hypothesen aufgestellt:

1. Hypothese: Die viszerale Motilität ist die Fortsetzung des von William Garner Sutherland untersuchten primär respiratorischen Mechanismus (PRM), der jedoch aus Mangel an modernen wissenschaftlichen Erklärungen etwas in Verruf geraten ist. Ist die Welt der Wahrnehmung Teil dieser neuen Welten, deren Gesetze uns noch verschlossen bleiben, wenngleich wir auch einige ihrer Aspekte bereits erfahren können? Fünf Parameter dynamisieren die Strukturen des kraniosternosakralen Systems (*core link*) und kommen in den Spannungskräften des Lebenspotenzials, der reziproken Spannung der Membranen, aber auch in den Flüssigkeiten unseres Körpers, zum Ausdruck. Die Prinzipien des PRM umfassen fünf Komponenten:

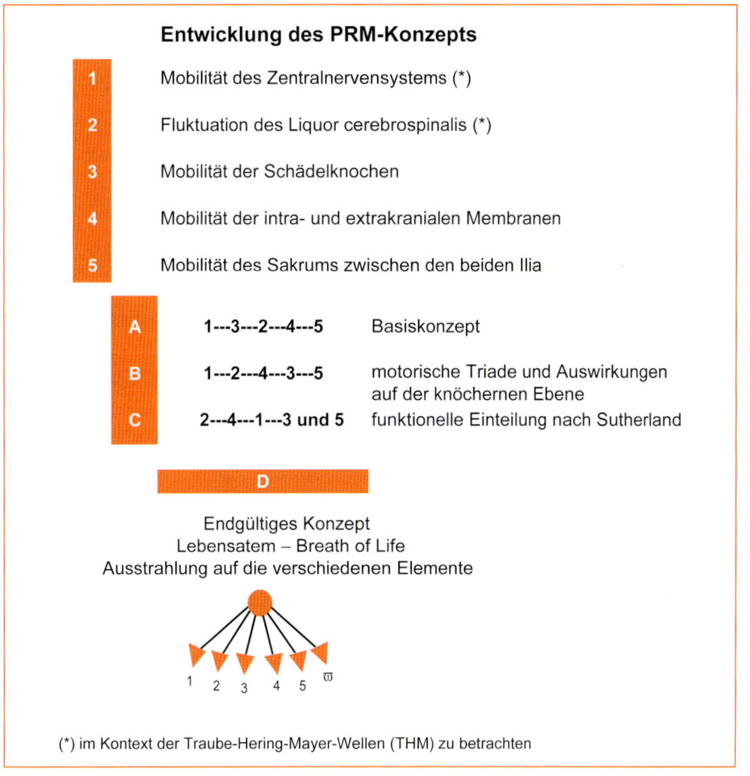

Abb. 2.11 Entwicklung des PRM-Konzepts [V492]

1. Motilität (inhärente Bewegung) des Zentralnervensystems, die in der Inhalationsphase von der Lamina terminalis ausgeht.
2. Fluktuation des Liquor cerebrospinalis (LCS), der heute immer öfter als eine vom transmuralen Druck und thermischen Koeffizienten abhängige Vasomotorik beschrieben wird. Seine extrakraniale Bewegung wird im Bereich des Sutherland-Fulcrum organisiert, eines mobilen in Aufhängung befindlichen Punktes vor dem Sinus rectus, der in einer physiologischen Beziehung zur Mittellinie steht. Manche Autoren sprechen von der inhärenten Kraft des LCS.
3. Mobilität der Schädelknochen, wichtigste Entdeckung von Dr. W. G. Sutherland, der das Os sphenoidale eines zerlegten Schädels genauestens studierte.
4. Mobilität der intra- und extrakranialen Membranen
5. Mobilität des Sakrums zwischen den beiden Ossa ilii.

Das Konzept des PRM wird seit einem halben Jahrhundert permanent einer sensorischen Neubewertung und Überprüfung unterzogen (➤ Abb. 2.11).

Die Beschreibung des durch Wahrnehmung erfassbaren „zentrifugalen", aus dem Inneren aktivierten mechanistischen Systems, dessen erster Hebel in Serie geschaltet ist, wurde kontinuierlich weiterentwickelt und kann heute wie folgt zusammengefasst werden:

- Das Zentralnervensystem beeinflusst über eine unwillkürliche und rhythmische, in der Inhalationsphase von der Lamina terminalis ausgehende Bewegung der intra- und extrakranialen Membranen, deren Bewegung sich um das Fulcrum von Sutherland vor dem Sinus rectus organisiert. Diese unwillkürliche rhythmische Bewegung führt während der Atmung zu Dilatation bzw. Kontraktion der Ventrikel und der mit ihnen verbundenen Gewebe.
- Die Membranen dynamisieren über eine in Längsrichtung (oder in Querrichtung) verlaufende Fluktuation des LCS die Knochen.
- Mithilfe des im mühsamen und stetigen Bemühen erworbenen *Ecoute* (Listening) entstand aus dem theoretischen Modell ein vom „Lebensatem" unterstütztes System. Dieser Mechanismus verbindet alle physiologischen Vorgänge des Körpers, von der Zelle zum Gewebe, vom Gewebe zum Organ und vom Organ zum Organismus, in einem holistischen Funktionsmechanismus des Menschen, der selbst wieder Teil einer Bevölkerungsgruppe und somit Teil der Gesellschaft ist.
- Harold I. Magoun beschrieb diese Vorgänge als eine in jeder Phase der Physiologie vorhandene Dynamik des Austauschs auf zellulärer Ebene *(Magoun HI. Osteopathy in the Cranial Field, 2nd ed. Kirksville: The Journal Printing Company 1966, p. 34)*. Zwar quantifizierte W. G. Sutherland die externen Merkmale der gespürten kranialen Welle nicht durch einen Rhyth-

mus, einen Tonus oder eine Textur, aber er beschrieb diese Kraft pragmatisch mit dem Begriff der Gezeitenwelle (*tide*), da das Potenzial des Lebensatems die Fähigkeit besitzt, in den Flüssigkeiten und Geweben des Körpers Rhythmen entstehen zu lassen. Sutherland unterschied dabei zwei unterschiedliche Kräfte:

- eine elektromagnetische Kraft, die Kraft der Gezeiten (*tide)* und
- die Kraft des Lebensatems, die jeden Lebensprozess, also das „Ganze", erzeugt und unterstützt.

Für W. G. Sutherland ist die Fluktuation des Liquor cerebrospinalis Träger einer inhärenten Kraft (*potency*) und einer Intelligenz. Sie ist eine der fünf Komponenten und somit eine der Wahrnehmungsformen des Lebensatems, den wir mit unseren Händen erspüren können. 1971 erklärte Viola M. Frymann, dass der kraniale Rhythmus eine pulsierende Bewegung sei, die sich aus der Herz- und Atemfrequenz des Patienten und des Therapeuten zusammensetze. Wenn wir also unsere Hände auf den Körper unseres Patienten legen, handelt es sich nicht um eine einfache harmlose Geste. Die Qualität unseres manuellen Zugangs beeinflusst die Reaktion der Gewebe und ist Teil der Suche nach Gesundheit.

Allerdings lassen sich neben den mechanischen Gesetzen, die in den Membranen und Knochen zum Ausdruck kommen, auch noch andere Gesetze erkennen. Die molekularen Gesetze und die (bereits 1827 beschriebene) brownsche Molekularbewegung, die Gesetze der Hydraulik und die Auswirkungen von Turbulenzen beeinflussen ebenfalls die Expression der Flüssigkeiten. Diese neuen Gesetze tragen auf wissenschaftlicher Ebene seit 1987 dazu bei, dass das Prinzip der Fluktuation des Liquor cerebrospinalis aufgrund der geringen Variationen, welche diese Flüssigkeit beeinflussen, als rein mechanisches Modell in Frage gestellt wird, und mit ihr auch die sogenannte kraniale Osteopathie. Die allgemein für die Durchflussmenge des LCS anerkannten Werte liegen bei 0,27 ml/min. Diese geringe Flussmenge erklärt sich durch die großen peripheren Widerstände im Hirn- und Rückenmarkssystem. Die Produktion des Liquors, 500 ml/Tag in den Plexus choroidei, wird durch einen Druck von 15 mmHg ausgeglichen. Darüber hinaus kann die geringe Konzentration zellulärer Bestandteile im LCS eine wie auch immer geartete intrinsische Motilität nicht erklären. Aktuell wird die Fluktuation des Liquors zunehmend als arterio-veno-lymphatische Vasomotorik beschrieben. Sie hängt von verschiedenen Faktoren ab (transversaler Druck, Volumenveränderungen, Pulsationen, Temperatur), deren Ursprung weiterhin hypothetisch bleibt (embryologisch durch den gemeinsamen Ursprung eines pulsierenden Gewebes, elektromagnetisch, „primär respiratorisches" Zentrum im kortikomedullären Bereich, Traube-Hering-Mayer Wellen). Im EKG entspräche diese Bewegung der Variation in den systolischen Maximalwerten (ein Deltawert der Minimalwerte kann auch bei der Diastole registriert werden). Wir betrachten den primär respiratorischen Mechanismus (PRM) als die Summe verschiedener biologischer Prozesse, die im Gesamtzusammenhang des Ganzen über allen anderen Teilen liegt. In diesem Sinn kann der PRM hinsichtlich seiner Gesetze an die emergenten Prozesse angenähert werden:

- Die emergenten Strukturen sind von den darunterliegenden Strukturen abhängig.
- Das Konzept der Emergenz ist das beste Mittel zur Beantwortung aller grundlegenden Fragen über die Entstehung des Lebens und seine langsame Entwicklung als Form, Struktur, Funktion, Komplexität und letztlich Bewusstsein,
- Die emergenten Strukturen stammen trotz ihrer Komplexität von einfachen Reaktionen.

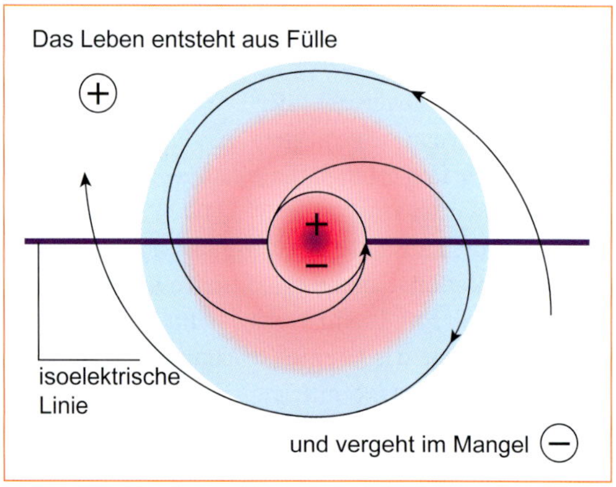

Abb. 2.12 Fülle und Mangel [L138]

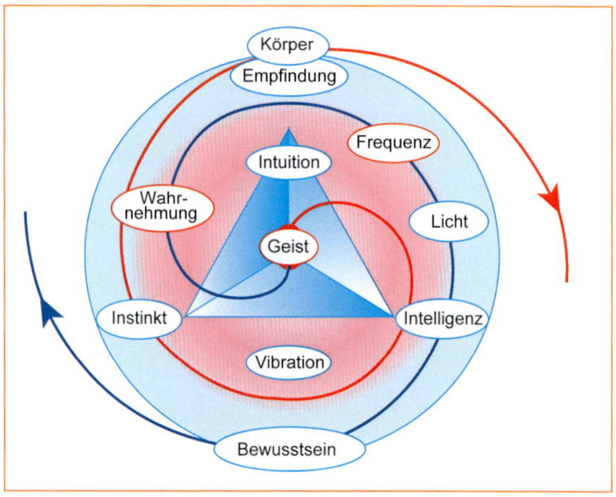

Abb. 2.13 Emergente Prozesse [L138]

- Die Wahrnehmung dieser Strukturen lässt sich nicht durch „Gesetze“ der linearen, metrischen oder quantitativen Physik begreifen. Es handelt sich vor allem um eine Qualität. Diese Qualität drückt sich zunächst durch eine in kaudokranialer Richtung verlaufende Längsachse durch eine Flexions- und Extensionsbewegung (alte Terminologie) aus. Durch den Ecoute der Gewebe können wir ihn als „Fülle“ oder als „Leere“ qualifizieren (➤ Abb. 2.12).
- Diese beiden Wahrnehmungsqualitäten können sich in einer Vielzahl von emergenten Aspekten ausdrücken und eine quer verlaufende Wahrnehmung in der Form von Innen- und Außenrotation erkennen lassen (➤ Abb. 2.13).

Die Kombination der beiden im rechten Winkel zueinander stehenden Ebenen führt uns zum Begriff der Spirale und der segmentalen Torsion oder auch zu den Prozessen der Kompression (*Strain*) an einem an der Mittellinie befindlichen Ort, der als Synchondrosis sphenobasilaris bezeichnet wird (➤ Abb. 2.14).

Diese Synarthrose ist ein Gleichgewichtspunkt zwischen der knöchernen und der flüssigen Gewebeelektrizität, die mit dem Kortex und dem Zentralnervensystem in Verbindung steht (➤ Abb. 2.15).

Damit sind wir wieder bei der Beschreibung der Prinzipien eines Dynamos (siehe oben). Ausgehend von einer rhythmischen Kontraktion der Stützgewebe des Kortex entsteht im Ventrikelsystem eine relative Spannung. Dadurch wird der Liquor cerebrospinalis in den dritten Ventrikel sezerniert und über den Aquaeductus sylvii in den vierten Ventrikel und weiter in den Subarachnoidalraum an die Peripherie des Körpers geleitet. Der Spannungsverlust im Ventrikelsystem führt zum Spannungsaufbau in den faszialen intra- und extrakranialen Membranen, die zur Kohäsion des Systems beitragen. Dieser äußert sich in der Mobilität des Sakrums zwischen den Ossa ilii.

Die Beschreibung dieses Mechanismus ist der Versuch, eine palpatorisch wahrgenommene Erfahrung in ein Konzept zu fassen. Manche behaupten, dieser Mechanismus

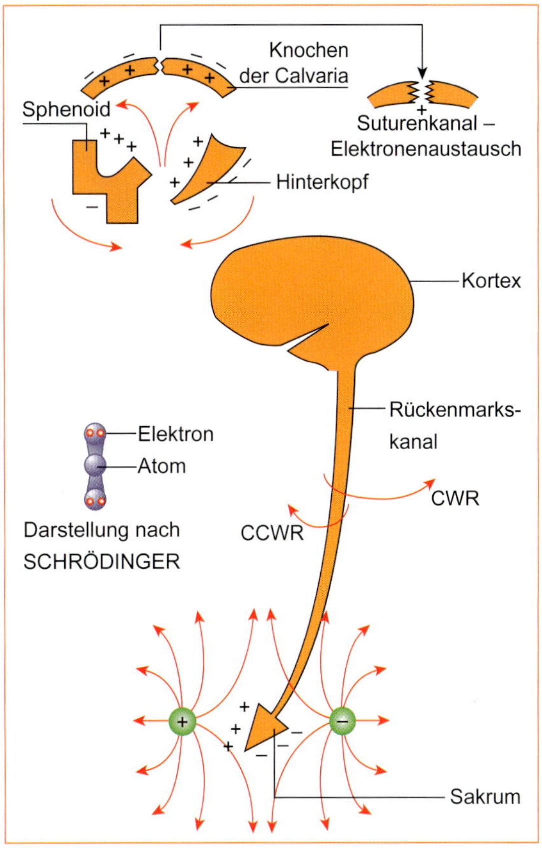

Abb. 2.15 Polaritätsfeld. CWR – Drehung im Uhrzeigersinn, CCWR – Drehung gegen den Uhrzeigersinn [L138]

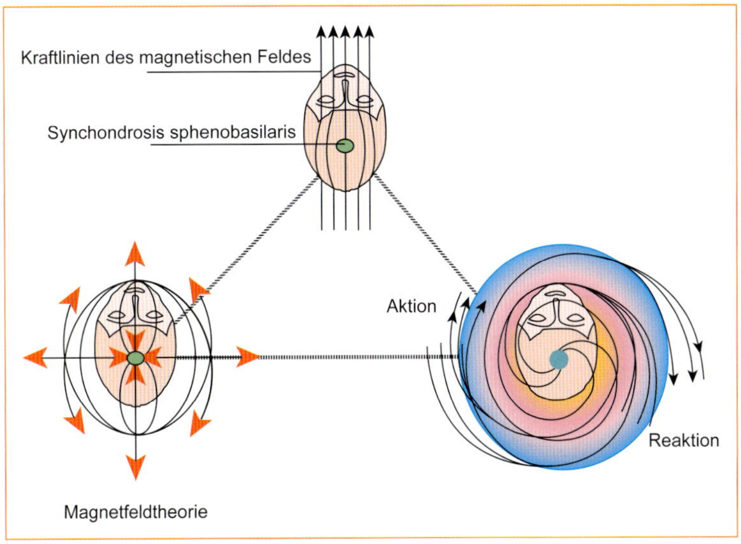

Abb. 2.14 Mobilitätsachsen [L138]

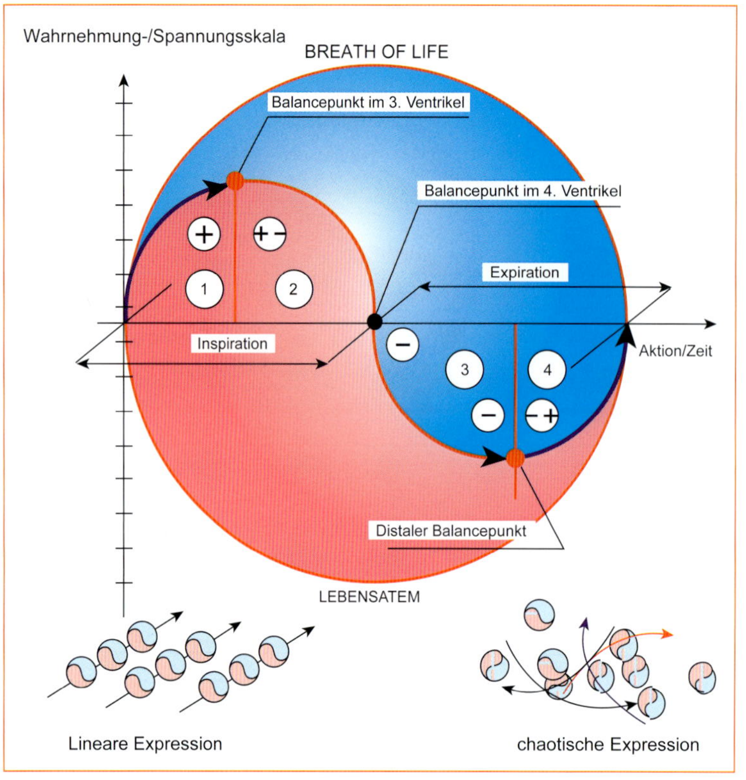

Abb. 2.16 Der Lebensatem oder Breath of Life [L138]

Zusatzinformation zu Abb. 2.16: ① Die Erhöhung der kortikalen Parenchymspannung führt durch die Kontraktion der Nervenzellen auf das fluide Ventrikelsystem und seine eigene Isotonizität zur Verstärkung der internen Spannungen. ② „Abschnürung" des 3. Ventrikels und Fluss des LCS in den Aquaeductus sylvii. Die Flüssigkeitsspannung nimmt zentral ab und der LCS wird in die Peripherie gedrückt. Da das Gewebe keinen Widerstand mehr zu überwinden hat, entspannt es sich und der Druck sinkt. ③ Das Fluid wird über die Faszienhüllen im gesamten Körper verteilt. Die zentrale Spannung sinkt, während die Spannung an der Peripherie zunimmt. ④ Die Anspannung der peripheren Membranen bewirkt einen mit den Kollagen- und Aktinfasern verbundenen „Recoil"-Effekt. Das Fluid wird in Richtung der primitiven Mittellinie reabsorbiert.Der primäre Respirationsmechanismus spiegelt die Wirkung der verschiedenen kontraktilen Strukturen auf die verschiedenen, von diesen Strukturen komprimierten Fluide (arterielles Blut, venöses Blut, Liquor cerebrospinalis, intra- und extrazelluläre Flüssigkeit) wider.

werde durch ein umfassendes sinusoidales, in vier Phasen ablaufendes Respirationssystem unterstützt (➤ Abb. 2. 16).

Der Flexions-Extensions- bzw. Inhalations-Exhalationsmechanismus kann über eine sinusoidale Kurve wahrgenommen werden, die eine eigene Periodizität voraussetzt. Wie alle biologischen Prozesse kann diese Periodizität aber nicht konstant sein. Sie entspricht einem „Attraktor", einer Gesamtheit der Prozesse des Bios, die zu Finalität und ihrer irdischen Impermanenz führen. In diesem Sinn ist die Motilität der genannten Strukturen chaotisch. Ihr Ausdruck und ihre Wahrnehmung können durch manuell zu erfassende physisch-psychische oder psycho-physische Störungen lateral oder medial behindert werden. Das Gebot von Dr. A. T. Still ist, und das ist in diesem Zusammenhang von grundlegender Bedeutung, perfekt auf diese Situation anwendbar:

„Find it, fix it and leave it alone."

(Postkarte aus dem Museum of Osteopathic Medicine, Kirksville, MO)

2. Hypothese Die viszerale Dynamik folgt den Mobilitätsachsen (➤ Abb. 2.17 und ➤ Abb. 2.18), die mit der Embryonalentwicklung der Organe und deren Positionierung (der Felsbrocken) und den anderen lokalen und regionalen Faszien verbunden sind. Sie ist vom Stoffwechsel abhängig.

Daraus lässt sich erkennen, dass es kaum möglich ist, die beiden Hypothesen aufgrund der zahlreichen Verbindun-

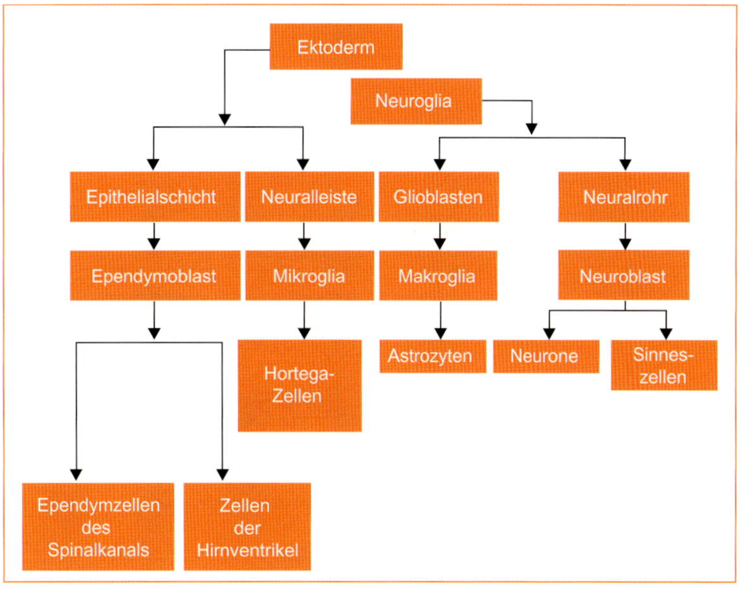

Abb. 2.17 Ektodermale Derivate [V492]

gen eines holistischen, auf direkter Wahrnehmung beruhenden und in einem Zustand von Präsenz, Aufmerksamkeit und Intention erfolgenden Ansatzes, voneinander zu trennen. Tatsächlich bezieht die viszerale Mobilität als Gewebeerinnerung das zelluläre und das molekulare Niveau mit ein. Sie ist Teil der Physiologie des Organs und orientiert das Individuum nach seinen Bedürfnissen im Raum, nach seiner Morbiditätszeit. Die moderne Wissenschaft zeigt uns, dass Krankheit nicht mehr als eine anatomische Läsion beschrieben werden kann, sondern vielmehr als eine subtile chemische Störung. Hiermit werden in gewissem Sinn frühere Arbeiten der „iatrochemischen" Medizinschule des 17. Jahrhunderts bestätigt, die sich sowohl auf physiologischer (neuroendokriner Stoffwechsel) als auch auf struktureller Ebene auswirken:

- von Zelle zu Zelle,
- von der Zelle zur extrazellulären Matrix und umgekehrt,
- im Netz der Blut- und Lymphkapillaren,
- in den drei Herzen (➤ Abb. 2.19),
- in den Plexus choroidei,
- im Herzmuskel,
- in den glatten Muskelzellen der Gefäße.

Therapeutische Wahrnehmung und Interpretation

Die Wahrnehmung unserer Hände wird zu einem zusätzlichen palpatorischen Element unserer klinischen Untersuchung. Jede Veränderung der biochemischen Parameter der modernen oszillierenden Homöostase müsste sich, einem bestimmten Muster folgend, auf die Gewebekinetik der geschädigten Organe auswirken. Damit sind die mechanische und die biochemische Ebene aufgrund der mnestischen Integration der Evolution untrennbar miteinander verbunden.

Die fasziale Rotation wird somit zum Archetypus des Gedächtnisses. Sie ist mit den drei Ebenen des Raums verbunden und drückt sich in Form einer Spirale aus. Aufgrund ihrer Flüssigkeitsqualität, ihrer Textur, ihres Tonus erhalten wir wertvolle und relevante Informationen aus dem Inneren des Patienten, die uns sowohl über die läsionsbezogenen Aspekte als auch über den Zustand der Gesundheit in räumlicher und zeitlicher Hinsicht Auskunft geben, deren lebendes und täglich aktualisiertes Gedächtnis die Gewebe und ihr majestätisches Tanzverhalten sind. In diesem Sinn werden unsere Körperflüssigkeiten durch ein unsichtbares Meer hin- und her bewegt, das rhythmisch mit unseren kleinen inneren Meeren in Kontakt tritt.

Die Komplementarität der aufgenommenen Informationen erzeugt eine spezielle Dynamik. Damit entsteht ein neues (und manchmal paradoxes) Paradigma (universell anerkannte wissenschaftliche Entdeckung, die für einen bestimmten Zeitraum einer Forschergemeinschaft die von ihr gewünschten Lösungen bietet). Die wesentlichen Kenntnisse über die Struktur und die Funktionsweise der Organe leiten, vervollständigt durch weiterführende Untersuchungen, die Interpretation der Krankheitsphänomene und das in diesem Zusammenhang erforderliche therapeutische Vorgehen. Diese therapeutische Einstellung wurde im Laufe der Geschichte immer wieder zum Ausdruck gebracht. Sie beginnt in grauer Urzeit in Asturien mit dem 30.000 v. Ch. gemalten Rüsseltier in den Höhlen von El Pindal und seinem Farbfleck in der Mitte des Brustkorbs. Sie erreicht uns

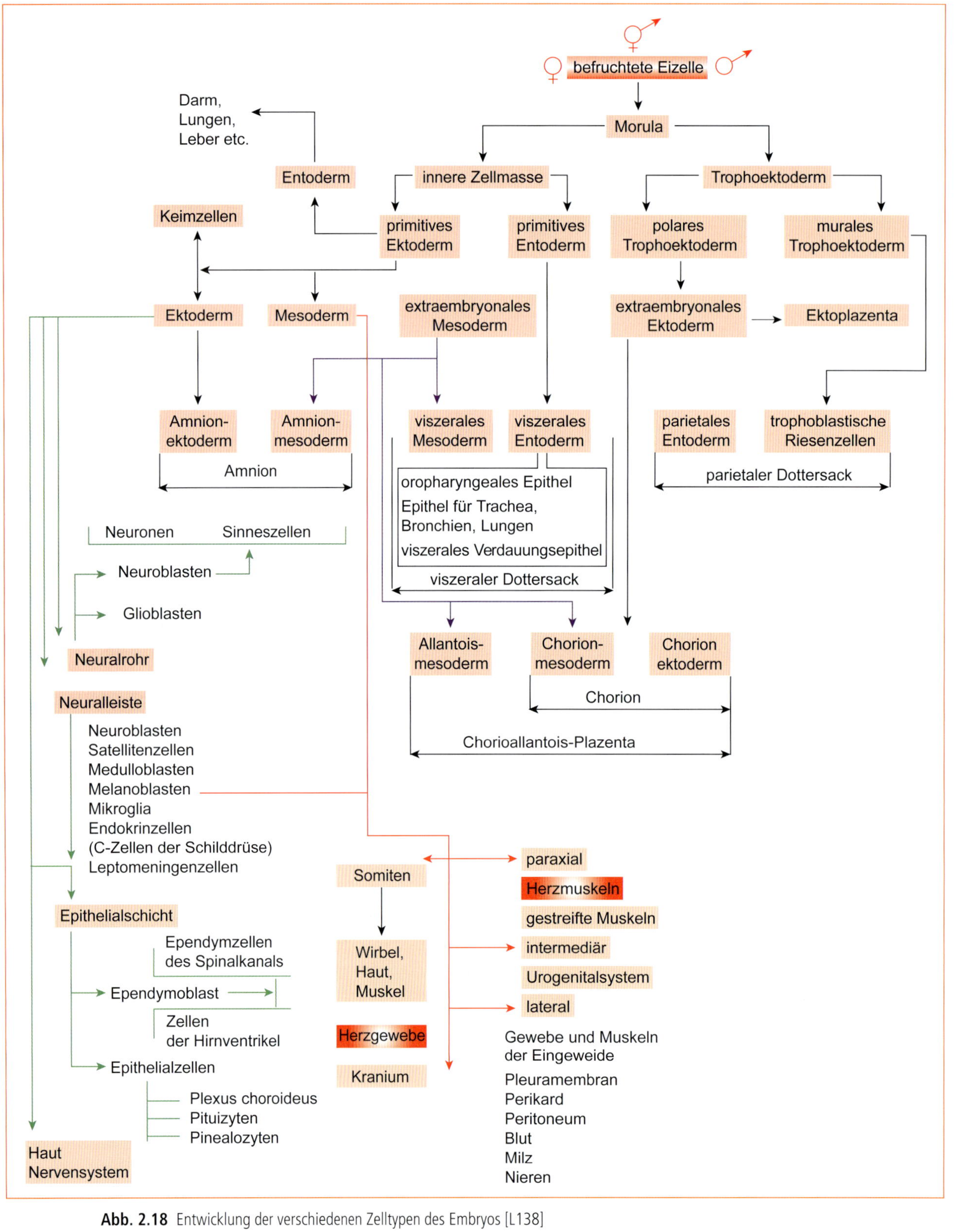

Abb. 2.18 Entwicklung der verschiedenen Zelltypen des Embryos [L138]

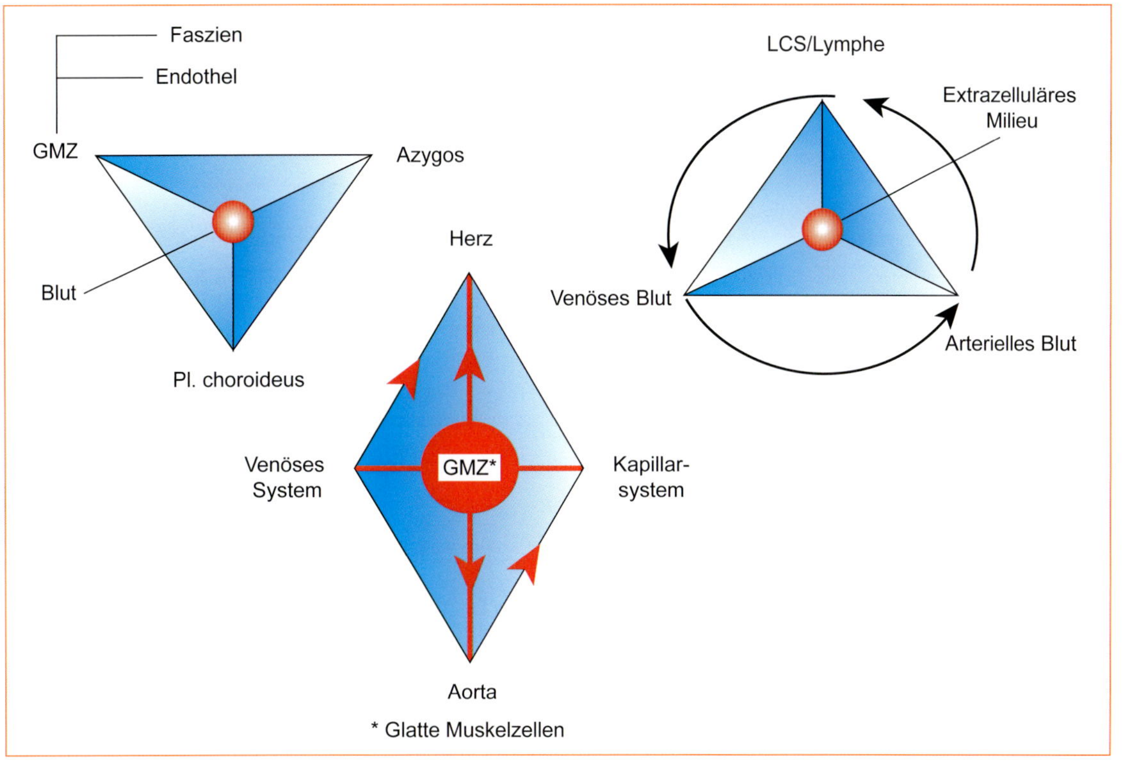

Abb. 2.19 Die drei Herzen [L138]

Zusatzinformation zu Abb. 2.19: Entlang der Aorta, dem Stamm des Arterienbaums, sind die Konzentrationen der glatten Muskelzellen (GMZ) und der Kollagen- und Elastinfasern umgekehrt proportional. Damit kann die mittlere Druckkonstante des Stamms nur durch die Aktion der Fasern und die zurückgewonnene Dehnungsenergie erklärt werden. Das arterielle Gewebe verkürzt seine Wände und dieser Mechanismus verbraucht Energie. Der Prozess, der die glatten Muskelzellen mit einem Spannungsrezeptor verbindet, sowie seine Kopplung an den Speicherort des Kalziums müssen auf den neuesten Stand gebracht werden. Somit kann die fluide Verbindung des Schnittstellengewebes, ausgehend vom extrazellulären Milieu und in Richtung der Lymphe bis zum arteriellen Blut, das dem venösen Blut nachfolgt, betrachtet werden.

wie ein weit entferntes Echo, dem wir uns jedoch nicht entziehen können, da die Phylogenese der Ideen und Konzepte untrennbar mit den in unserer Praxis täglich ausgeführten Handlungen verbunden zu sein scheint. Diese sind nicht nur der Sprache des Leidens und den Worten des Patienten unterworfen, sondern stehen auch mit der in den Geweben des leidenden Körpers verankerten, manchmal noch stummen Sprache in Bezug.

Aus der Vielzahl der angeführten Werke kann jeder für sich und gemäß seinem persönlichen Zugang zur Osteopathie den wissenschaftlichen Fortschritt auf den verschiedenen Ebenen erkennen:

- Struktur/Funktion
- Form/Bewegung
- Anatomie/Physiologie

Es erscheint uns besonders wichtig, das Gedankengut früherer Epochen und Zeiten zu studieren, um die Entwicklung neuer Gedanken verstehen zu können, die die Erneuerer der Osteopathie zu ihren innovativen Handlungen veranlassten und letztlich nur die Summe aller bereits vor ihnen durchgeführten Arbeiten darstellen.

KAPITEL

3 Embryologie

3.1 Embryologische Grundlagen

Vor der Erfindung des leistungsstarken Rasterelektronenmikroskops im 20. Jahrhundert wurde in der Embryologie mit verschiedenen Forschungsmethoden versucht, die Prinzipien der Evolution zu entdecken (➤ Abb. 3.1).

Zwei Prinzipien stehen in der Wissenschaftsgemeinschaft seit jeher im Zentrum der Polemik und werden auch heute in der Biologie noch heftig diskutiert:

- der sich auf die Intelligenz der Natur berufende Vitalismus und
- das mechanistische Weltbild.

Vereinfacht könnte man sagen, es geht um das berühmte Henne-Ei-Problem, das uns jedoch zu viel grundlegenderen Fragen führt:

„Woher kommt das Leben?" und „Wann ist das Leben entstanden?"

Diese Fragen verweisen uns auf die viel ältere, vom griechischen Philosophen **Anaxagoras von Klazomenai** (500–428 v. Chr.) aufgestellte Hypothese der Panspermie (dt. etwa „All-Saat"), derzufolge jede Lebensform auf Erden durch die zufällige Kombination winziger, im gesamten Universum verteilter Keime (Samen) entsteht. Leben entwickelt sich durch das magische Eingreifen verschiedener Gottheiten aus einer leblosen Matrix, aus der Abiogenese wird die durch Bewegung gekennzeichnete Biogenese.

Auf rein molekularer Ebene stellt sich die Frage, ob diese Zustandsänderung zunächst über die Moleküle der RNA (Ei) oder über die Proteine (Henne) erfolgt oder, anders ausgedrückt, wird dieser Prozess durch Nukleinsäuren oder Aminosäuren eingeleitet?

Diese Frage führt uns unausweichlich zur Suche nach neuem Wissen über unsere irdischen oder außerirdischen Ursprünge. Doch schweifen wir nicht weiter ab, sondern kehren wir zur Geschichte der Evolutionstheorien zurück.

Nach dem Studium der vergleichenden anatomischen Beschreibungen der Griechen, Schüler des Aristoteles (384–322 v. Chr.), befassten wir uns mit der durch vielerlei Umstände in ihrer Dynamik eingeschränkten Evolutionstheorie des Jean-Baptiste de Monet, Chevalier de Lamarck (1744–1829). 1828 stellte Karl Ernst von Baer das Gesetz über die Organisationsmuster auf, welches durch Ernst Heinrich Haeckel (1834–1919) zum biogenetischen Grundgesetz (1864) weiterentwickelt wurde. Die Ontogenese, die individuelle Entwicklungsgeschichte ist eine kurze, aber nur teilweise Wiederholung der Phylogenese, der stammesgeschichtlichen Entwicklung, ist. Aus einer Embryologie der Beschreibung wurde ein Experiment (Wilhelm Roux, 1888), aus einer Momentaufnahme wurde eine morphogenetische Dynamik. Dieses neue Verständnis entstand durch die biodynamische Embryogenese, der zufolge Gewebe gleichzeitig entstehen, sich schrittweise determinieren und entwicklungsphysiologische Vorgänge in den Geweben einleiten, die ab 1900 von Hans Spemann (1869–1941) beschrieben wurden. In seinen 1918 am befruchteten Ei durchgeführten Experimenten beschreibt Spemann eine dorsoventrale Asymmetrie, welche ihn zu der Schlussfolgerung veranlasst, dass die verschiedenen sich entwickelnden Teile unterschiedliche Informationen enthalten. Es gibt also eine Zone der Gewebedifferenzierung, das so genannte Nieuwkoop-Zentrum. Dieses Induktionszentrum enthält die für die axiale Entwicklung des Embryos erforderliche Aktivität, die während der Gastrulation eine Informationskaskade auslöst und damit zur Entstehung der dreiblättrigen Keimscheibe beiträgt. Von Spemanns Experimenten wurden große, auch heute noch gültige Prinzipien abgeleitet.

Das Leben versucht über seine sich selbst belebenden inneren Kräfte und durch die Manifestation seiner selbst, das Innere bis an die von ihm selbst gebildeten äußeren Begrenzungen zu vergrößern (1. lamarcksches Gesetz). Die Entwicklung eines neuen Organs ist direkt mit den Bedürfnissen der primären Matrix und einer neuen Bewegungsdynamik verbunden, aus der diese Bedürfnisse entstehen und aufrecht erhalten werden (2. lamarcksches Gesetz). Die Organe entstehen nicht durch einfaches Aneinanderreihen. Ihre verschiedenen anatomischen, physiologischen und neuroendokrinen Verbindungen auf Zell- und Gewebeebene bestätigen das von Georges Cuvier (1769–1832) aufgestellte Prinzip der Unterordnung der Organe unter ihre Funktion. Die Organogenese und die angewandte Physiologie hängen di-

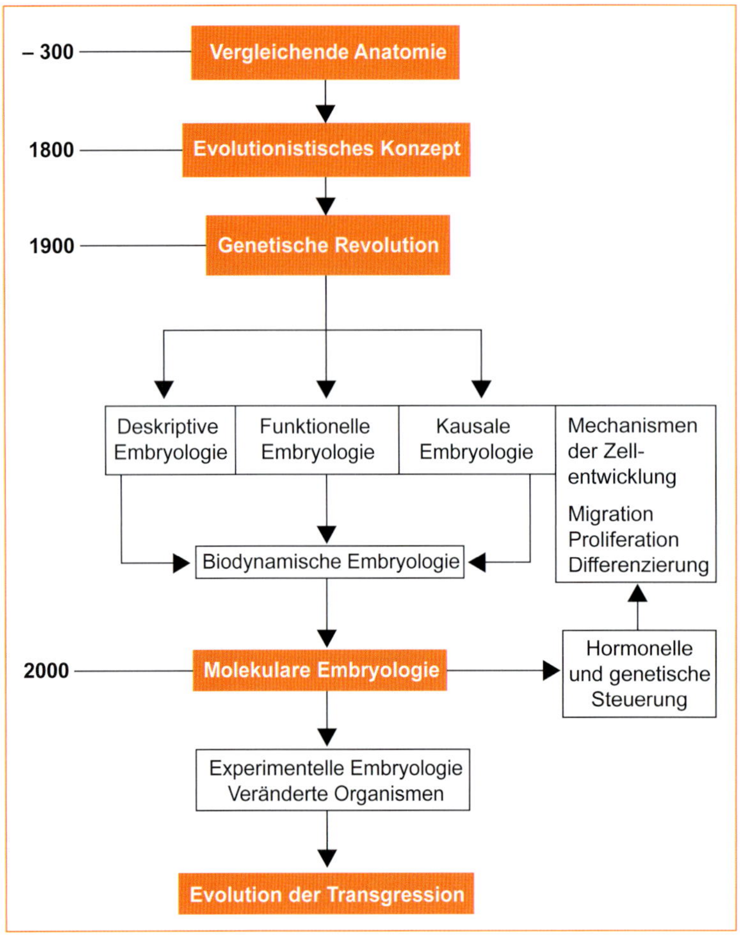

Abb. 3.1 Historische Entwicklung der Embryologie [V492]

rekt vom lokalen oder allgemeinen Stoffwechsel ab (3. lamarcksches Gesetz).

Schöpferische Prozesse führen systematisch zu Inhalt und Hülle, zu Form und Materie. Auch wenn sich das materialistische Denken ausschließlich für den Inhalt interessiert, erzeugt die Form dennoch zwangsläufig ein morphogenetisches Feld, das eine subtile Verbindung zu allen ähnlichen Formen entstehen lässt. So betrachtet ist die Form nicht neutral. Sie ist Teil einer allgemeineren, globaleren Strömung, einer Resonanz. Diese Resonanz kommt auf verschiedenen Ebenen zum Ausdruck. Sie organisiert über das zelluläre Grundelement die Entstehung eines Gewebes, eines Organs, eines funktionellen Organismus. Auf der Wechselwirkung von Aktion und Reaktion beruhend, integriert ihre konzeptuelle Planung die genetische Abstammung, physikalische, hydrologische und hämodynamische Reize sowie die Manifestationen der Zellorganellen entweder als intra- oder als interzelluläre Aktivität. Diese Hauptphänomene werden durch meist hormonelle Umweltfaktoren reguliert. All diese Mechanismen verursachen über Rückkoppelungen eine ununterbrochene, intensive Aktivität, die auf ein spezifisches, fortschreitendes und in Schwebe befindliches Werden bezogen ist.

Morphogenese

Die Form und die Entwicklung des Embryos unterliegen der variablen Aktivität der verschiedenen morphogenetischen Substanzen. Moleküle lenken die Polaritäten, die Achsen und folglich die relativen Zellbewegungen, aber auch die Lage der Gewebe und die durch Differenzierung entstehenden Organe. Daraus ergeben sich spezielle Phänomene, in denen Struktur und Funktion in ihrem kausalen und efferenten Zusammenhang die Dynamik durch spezifische und regulierende Gradienten zum Ausdruck bringen. So wirkt etwa das Hunchback-Gen an der Regulierung der Konzentrationsschwellen der Morphogen-Gradienten mit (➤ Abb. 3.2).

Dieses Gen ist im Embryo gleichmäßig verteilt. Es stammt aus dem mütterlichen Genom. Während der Ovogenese erhält die Eizelle von benachbarten Ovarialzellen nicht nur Nährstoffe, sondern auch mRNA, die aufbewahrt und nach der Befruchtung transkribiert wird. Die

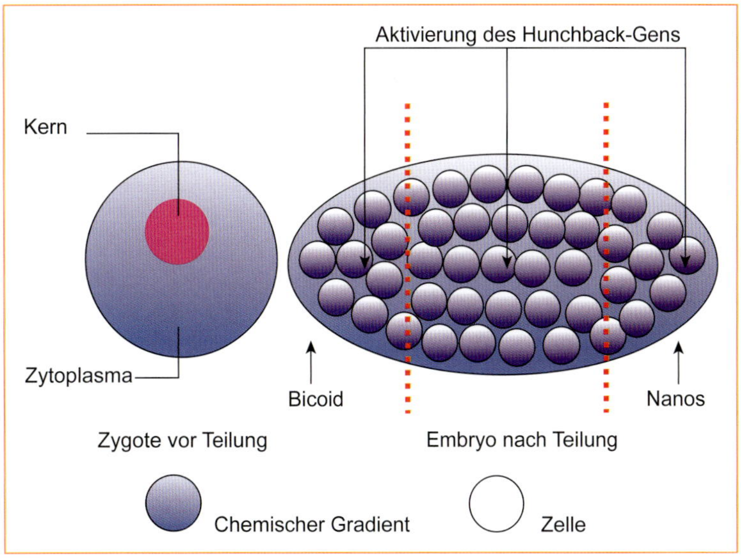

Abb. 3.2 Chemische Gradienten [L138]

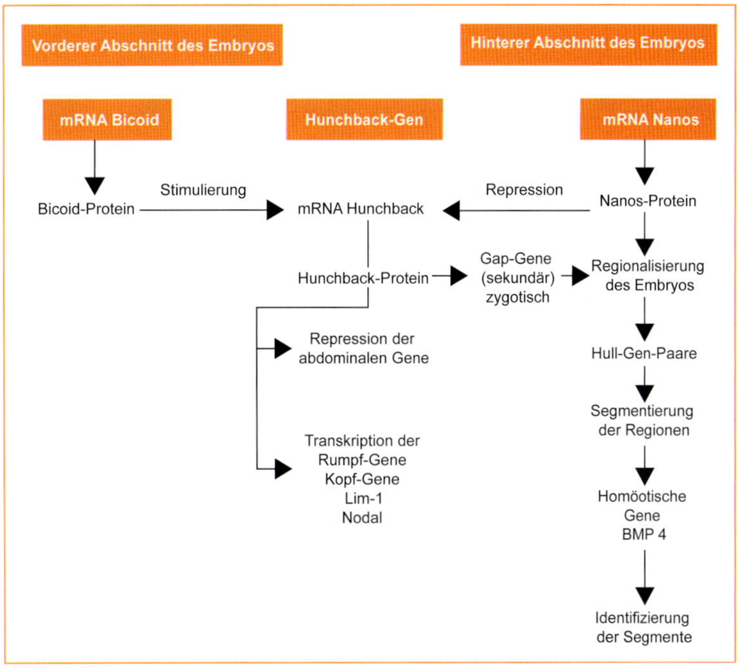

Abb. 3.3 Regulation der maternalen mRNA. Weitere zygotische Gene wirken an der spezifischen Regulierung des Embryos mit (Segmentierungsgene, homöotische Gene) [V492]

mRNA des Bicoid- und des Nanos-Gens werden am Vorderpol bzw. am Hinterpol gespeichert (➤ Abb. 3.3).

Auch wenn wissenschaftliche Arbeiten diese Abläufe in analytischer Form, lokal deskriptiv und mit Bezug auf ihre Herkunft mit einem bestimmten Namen dargestellt haben, sind diese verschiedenen Prozesse dennoch Teil einer mit einer bestimmten Intention ausgestatteten Globalität, einer Bewegung des Ganzen, unabhängig von jeder Zugehörigkeit zu einer bestimmen Herkunft.

Die Wachstumsgeschwindigkeit hängt von dem Gewebewiderstand ab, der sich von Region zu Region ändert. Die Organisation des Wachstums erfolgt somit auch über physikalische (Druck usw.) und chemische (Induktionsmoleküle usw.) Einflüsse, wobei Faktoren wie Zeit, Intensität und Stimulierungsort ebenfalls eine Rolle spielen. Die konstruktive, über strukturelle Bahnen entstehende Funktion des Ovums ist in jedem Fall das Spiegelbild ihres sich selbst regulierenden Stoffwechsels und ihres primär sichtbaren Ausdrucks.

Nach E. Blechschmidt kann die Entwicklung der Lage, der Form und der Struktur der Organe nicht isoliert von der Entwicklung ihrer Funktionen betrachtet werden. Die Form eines Organs, eines Organismus ist ständig von einem biodynamischen, mit den umliegenden

Strukturen verbundenen Bauplan abhängig. Die Differenzierungsbewegungen beginnen außen und verinnerlichen sich in den betroffenen Geweben. Die Bewegung ist metabolisch! Sie ist der dynamische Ausdruck der intrinsischen physikalischen Faktoren der betroffenen Strukturen, also eine Reaktion auf Polarität, Leitfähigkeit, Osmolarität, Induktion und Kompetenz. Dank E. Blechschmidt wird zum ersten Mal in der Geschichte der modernen Embryologie ein greifbarer Faktor außerhalb des Embryos in Betracht gezogen, der ein morphogenetisches Feld induziert und erhält.

E. Blechschmidt beschreibt die Stoffwechselfelder als Korrosions- und Densationsfelder (Verdichtungsfelder). Diese Stoffwechselbewegungen sind nur dauerhaft möglich, wenn sie durch das sich heranbildende Kapillarsystem unterstützt werden, das sich am Anfang der dritten Woche beim menschlichen Embryo heranzubilden beginnt. In diesem fortgeschrittenen Stadium verfügen die Blutgefäße also über die Fähigkeit, einen Wachstumswiderstand zu erzeugen, der gegen die Gewebe gerichtet ist, die sie durchfließen, und der die Voraussetzung für die Physiopathologie bildet. Der über anteroposterior, dorsoventral und diagonal verlaufende Achsen ausgerichtete und auf die Mittellinie des Embryos konzentrierte Stoffwechsel ist damit die erste Funktion, die in der Organisation unseres embryonalen Lebens entsteht. Diese globale, sich entwickelnde Form ist eine Stoffwechselfunktion, die untrennbar mit der lenkenden Mittellinie und ihrem Stoffwechsel verbunden ist. Sie ist Ausdruck des Potenzials (*Potency*), das in den embryonalen Fluiden als Lebenskraft enthalten ist. Diese Kräfte drücken sich auch während der Fetalphase aus. Diese für uns zugänglichen und erfassbaren Lebenskräfte werden im Rahmen des mnestischen Ansatzes der globalen Organogenese, den wir in unserem therapeutischen Handeln entwickeln können, noch von Relevanz sein.

Somit kann ein molekularer Ansatz der Morphogenese in Betracht gezogen werden, der es uns erlaubt, die komplexen Entwicklungsmechanismen (Teilung, Adhäsion, Differenzierung, Bewegung und Zelltod) besser wahrzunehmen. Er entspricht u. a. Zellaktivitäten, die E. Blechschmidt in seiner Konzeption der Stoffwechselfelder oder morphogenetischen Felder erahnte. Diese Zellaktivitäten sind Zeugen einer langsamen, von Zelle zu Zelle gelebten Evolution der Information (> Abb. 3.4).

Von der Zelle bis zum Gesamtorganismus, in ihren Bau- und Bewegungsprinzipien, zeugen diese Zellaktivitäten vom Leben. Entstünde das Leben aus einem Stück Lehm, so fänden sich jene Kräfte, die in die Materie eingegriffen und sie modelliert haben, als Abdrücke auf der Haupteinheit des menschlichen Lebens, der Zelle, wieder. Die modellhafte Darstellung der auf die Zellmembran einwirkenden Kräfte zeigt uns, wie diese Vektoren anfänglich bis ins Zytoskelett übertragen werden. Bestimmte chemische enzymatische Oberflächensubstanzen sind dabei direkt, über die mechanischen und geometrischen Variationen des Zytoskeletts, an der Proteinsynthese beteiligt. Diese Veränderungen beeinflussen in der Folge den Zellkern, seine Infrastruktur, die Gene und somit den Aufbau zukünftiger Proteine und Glykoproteine. So ist es bemerkenswert, dass jedes Zelladhäsionsmolekül (Glykoprotein, CAM) beim Erwachsenen nur in dem Gewebe der embryonalen Keimschicht fortbesteht, in der es ursprünglich ausgedrückt wurde. Diese Besonderheit scheint auf molekularer Ebene die primäre dynamische Manifestation jener Interaktionsphänomene zu sein, die zur Bildung von „Entwicklungsmustern" führen, aber auch zur Entstehung eines mnestischen Erbes dieser verschiedenen Phasen. Die Kraftverteilung, die, ausgehend vom Zellsystem, die dynamische Organogenese organisiert, verbindet jedes einzelne Element mit dem Ganzen zu einer mechanisch wunderbar abgestimmten Einheit. Das Konzept der *Tensegrity* bildet, im Großen wie im Kleinen, ein erstaunliches und einzigartig energiesparendes

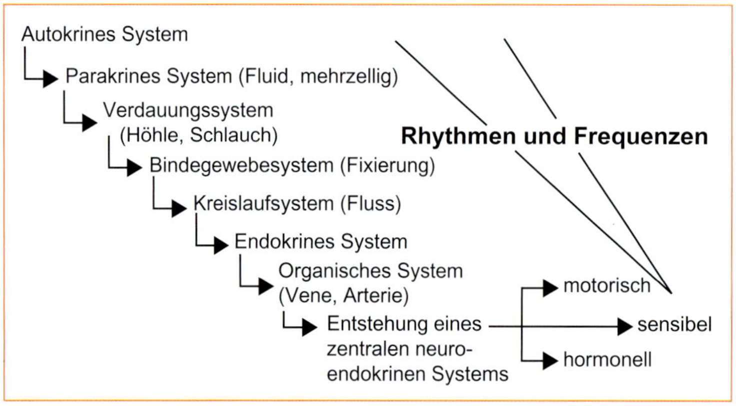

Abb. 3.4 Chronologie der Kommunikation [V492]

Bauprinzip. Die Evolution der Biologie erfolgt über das Verständnis der den Bau organisierenden Phasen und Kräfte, die sich den zerstörenden Kräften widersetzen, also zwischen Genese und Apoptose. Forschern der Harvard Universität ist es gelungen, einen Bezug zwischen der Form der Zellen und ihren zukünftigen Funktionen herzustellen:

- Zellen, die sich leicht abflachen oder ausbreiten, gehen leichter eine Meiose ein,
- runde Zellen programmieren den Zelltod durch lokalen Überdruck, die Apoptose erzeugt eine metabolische Leere, ein Antrum,
- Zellen, die geringeren Belastungen ausgesetzt werden, beginnen sich zu spezifischen Geweben zu differenzieren.

Stadien der embryonalen Entwicklung

Diese verschiedenen Transkriptionsmodalitäten gibt es in allen embryonalen Entwicklungsstadien, in denen der Organismus neue Kompetenzen erwirbt. Die daraus entstehende Selbstorganisation, die ebenfalls von unterschiedlichen Umweltfaktoren abhängt, findet sich auf der Ebene der kleinsten Elemente der Materie wieder. Ihr Ausdruck repräsentiert ein kollektives **primitives Gedächtnis:** eine **Chronologie.** Der mechanisch-chemische, zeitlich-räumliche Abdruck der Zellorganellen beeinflusst die Physiologie des Organs und damit seine Gesundheit. Der Aufbau der Gewebehüllen der Organe und ihre räumlichen Ausrichtung sind Ausdruck der hierarchischen Unterordnung. Ning Wang und James Butler beschrieben 1993 einen allgemeinen linearen Versteifungsmechanismus auf der Ebene der Moleküle, Zellen, Gewebe, Organe und des gesamten Körpers, welcher der Richtung der einwirkenden Kraft entspricht. Dieser Mechanismus entsteht durch ein spezielles molekulares Informationskontinuum, durch das die mechanischen Kräfte von den Mikro- zu den Makroelementen weitergeleitet werden. Das palpierbare Ganze wird dabei zum sensiblen Gedächtnis des gesamten Prozesses. Diese hauptsächlich über Proteine ablaufenden Aktivitäten beginnen mit der Gastrulation, im Stadium des zweiblättrigen Keimblatts (➤ Abb. 3.5). Sie folgen dabei den grundlegenden physiologischen Prinzipien der biodyna-

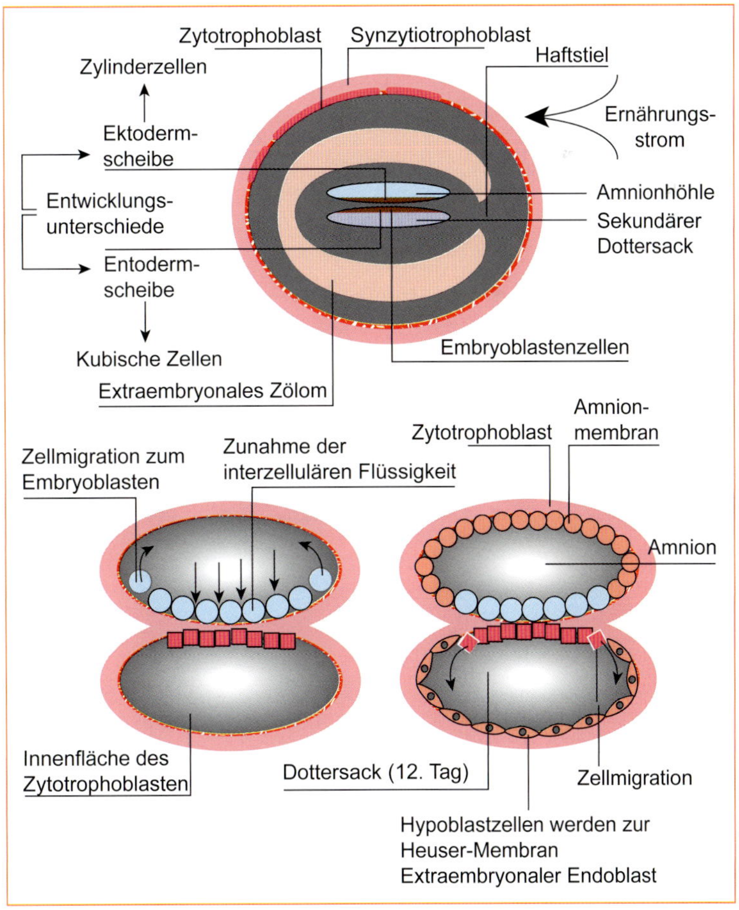

Abb. 3.5 Der Embryo als doppelter Sack [L138]

Zusatzinformation zu Abb. 3.5: Die Einnistung des menschlichen Embryos erfolgt in der zweiten Woche zeitgleich mit der Gastrulation und der Bildung von Amnion und Chorion sowie der Entstehung des materno-fetalen Austauschs über die Plazenta.

mischen und biokinetischen Embryologie in genau differenzierten Schritten, die wir im folgenden Überblick beschreiben werden.

1. Die Zeit der Konzeption (Tag 0). Es ist die Zeit der „Nicht-Form“. Sie bereitet die Frau durch Veränderungen in ihrem Hormonhaushalt, der Temperatur, der Vi-

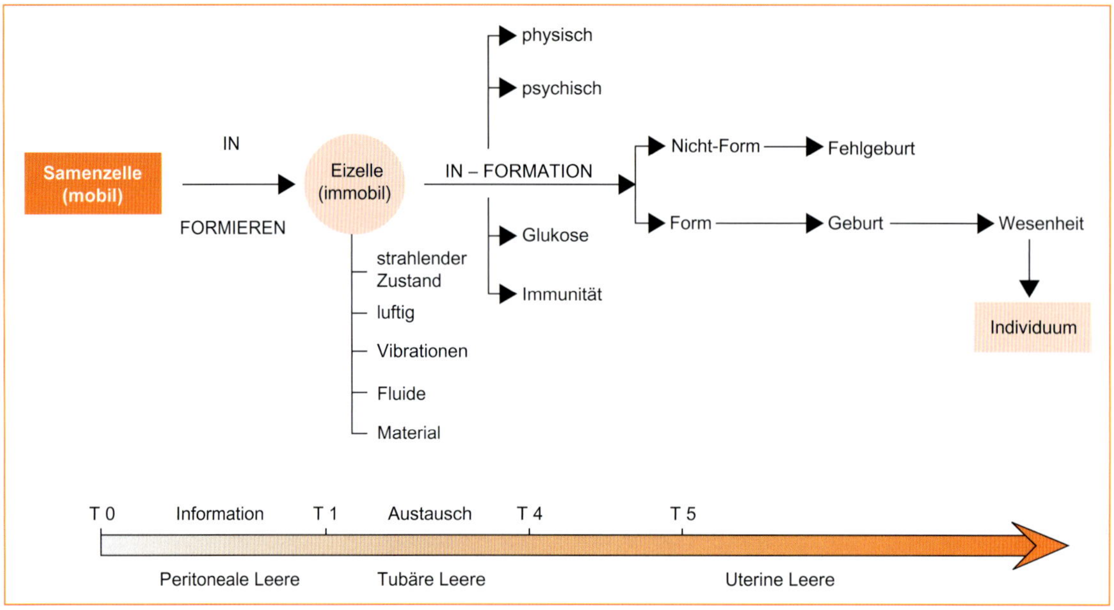

Abb. 3.6 Die Zeit der Befruchtung [L138]

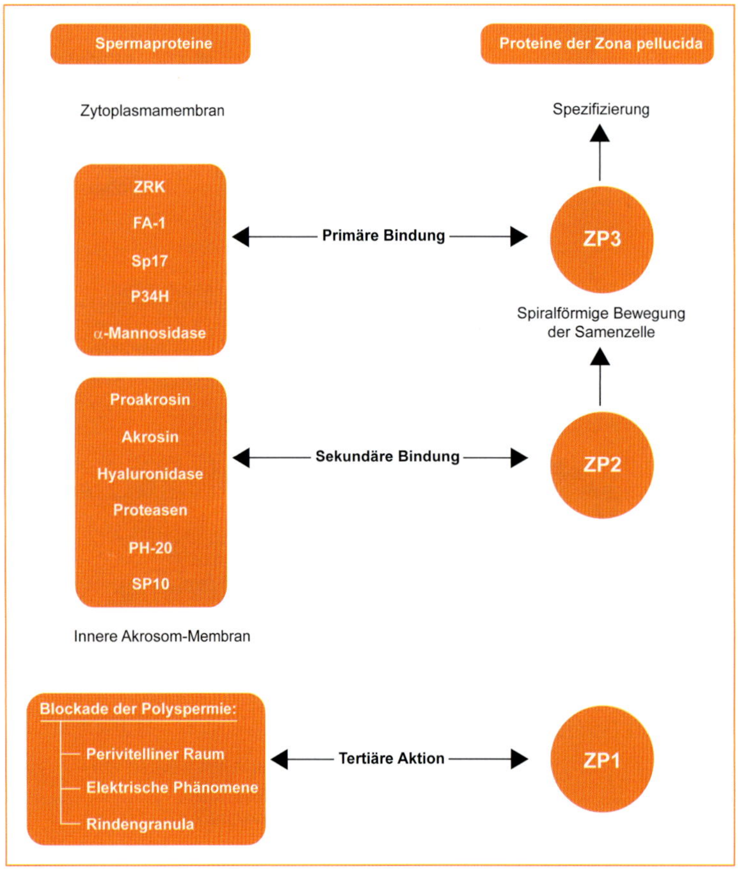

Abb. 3.7 Befruchtung und molekulare Aktivität [L138]

bration eines bestimmten (grünen) Lichts auf einen besonderen Moment ihrer Existenz, auf eine spezielle Verbindung vor, bei der sie das „männliche Prinzip" voll und ganz in sich integrieren kann. In diesem Zeitraum durchquert die Eizelle die peritoneale Leere.

2. Die Zeit der Befruchtung (Tag 1, Carnegie-Stadien 1 und 2) (➤ Abb. 3.6)

Diese Phase zeichnet sich durch die Zerstörung der Schutzschichten von Eizelle und befruchtender Samenzelle aus. Die reife menschliche Eizelle besitzt in der zweiten Meiose (Reifeteilung) keine Zentriole.

Die Aufnahme der Samenzelle ist eine weibliche Realität (welche die Frau in diesem Augenblick erstrahlen lässt!), die zukünftige Entwicklung des Embryos obliegt dem mitotischen Potenzial des Mannes (von dem er, unweigerlich, seinen Machismus ableitet!).

Die zwischen der Samenzelle und der Zona pellucida entstehende Bindung ist eine Ligand-Rezeptor-Bindung. Die sulfatierten Glykoproteine der Zona pellucida (ZP3, ZP2, ZP1) verfügen über Antigen-Bindungsstellen, an denen die Samenzellen anbinden. Die seitlichen Saccharidketten des ZP3-Proteins stellen dabei die homospezifische Erkennung sicher. Allerdings können auch verschiedene Proteine der Zytoplasmamembran des Akrosoms (P34 H, α-D-Mannosidase, Zona Receptor Kinase, FA-1, Sp 17) als Rezeptoren für die primäre Bindung mit dem ZP3-Protein dienen (➤ Abb. 3.7).

Die Glykoprotein-Bindung aktiviert über das Protein G oder die Tyrosinkinase interzelluläre Übertragungsbahnen, die schließlich die Akrosomenreaktion auslösen, die von folgenden Vorgängen begleitet wird:

- intrazelluläre Ionenbewegung (Ca^{2+} und Na^{+}),
- Erhöhung des intrazellulären pH-Werts,
- Zerteilung der Mitochondrienmembran,
- Freisetzung von Wärme.

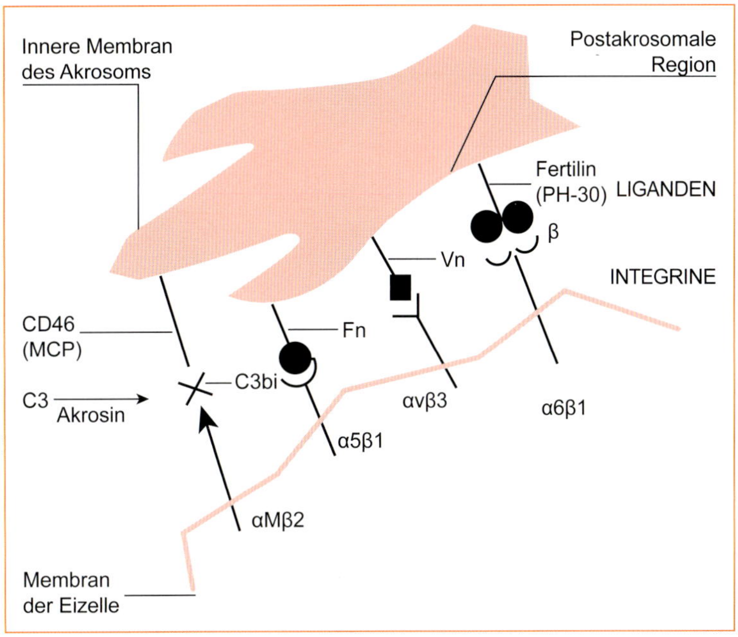

Abb. 3.8 Erkennung der Keimzellen [L138]

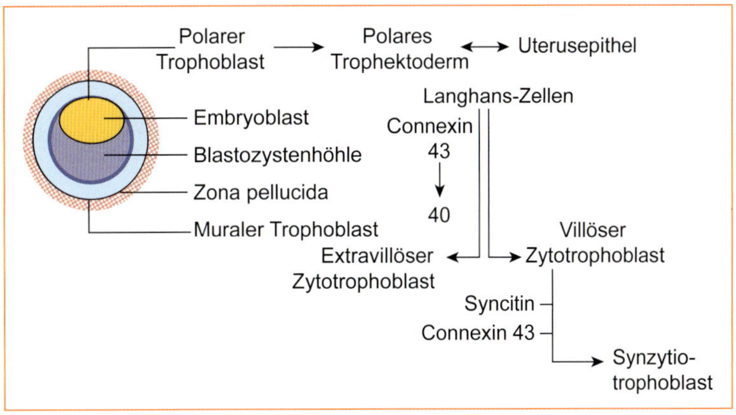

Abb. 3.9 Der Embryoblast [L138]

3

Das Erkennen und die Fusion der Gameten erfolgt über das Adhäsionsprotein PH30 (Fertilin α und β), ein aus den Hoden stammendes Molekül (➤ Abb. 3.8).

Die Zeit der Befruchtung ist eine immunogene Phase der Stimulation (Immunoglobin IGA-IGE), die eine Reaktion des lymphatischen Systems auslöst. Zu diesem Zeitpunkt kann die Eizelle die durch den Träger der Eizellen-Botschaft präsentierte Form annehmen oder ablehnen. Es ist die „Zeit der Formgebung".

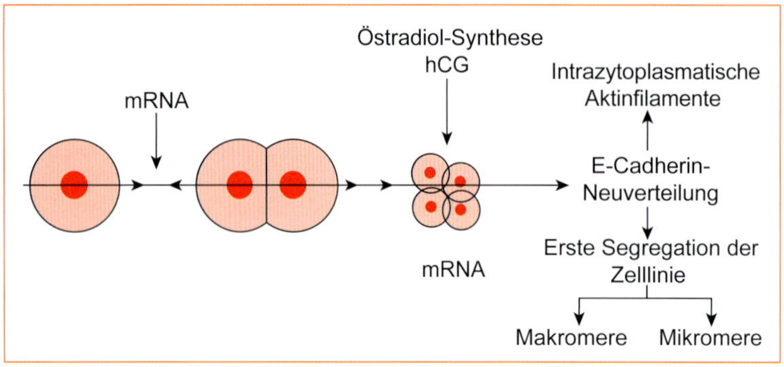

Abb. 3.10a Die Kompaktion (I) [L138]

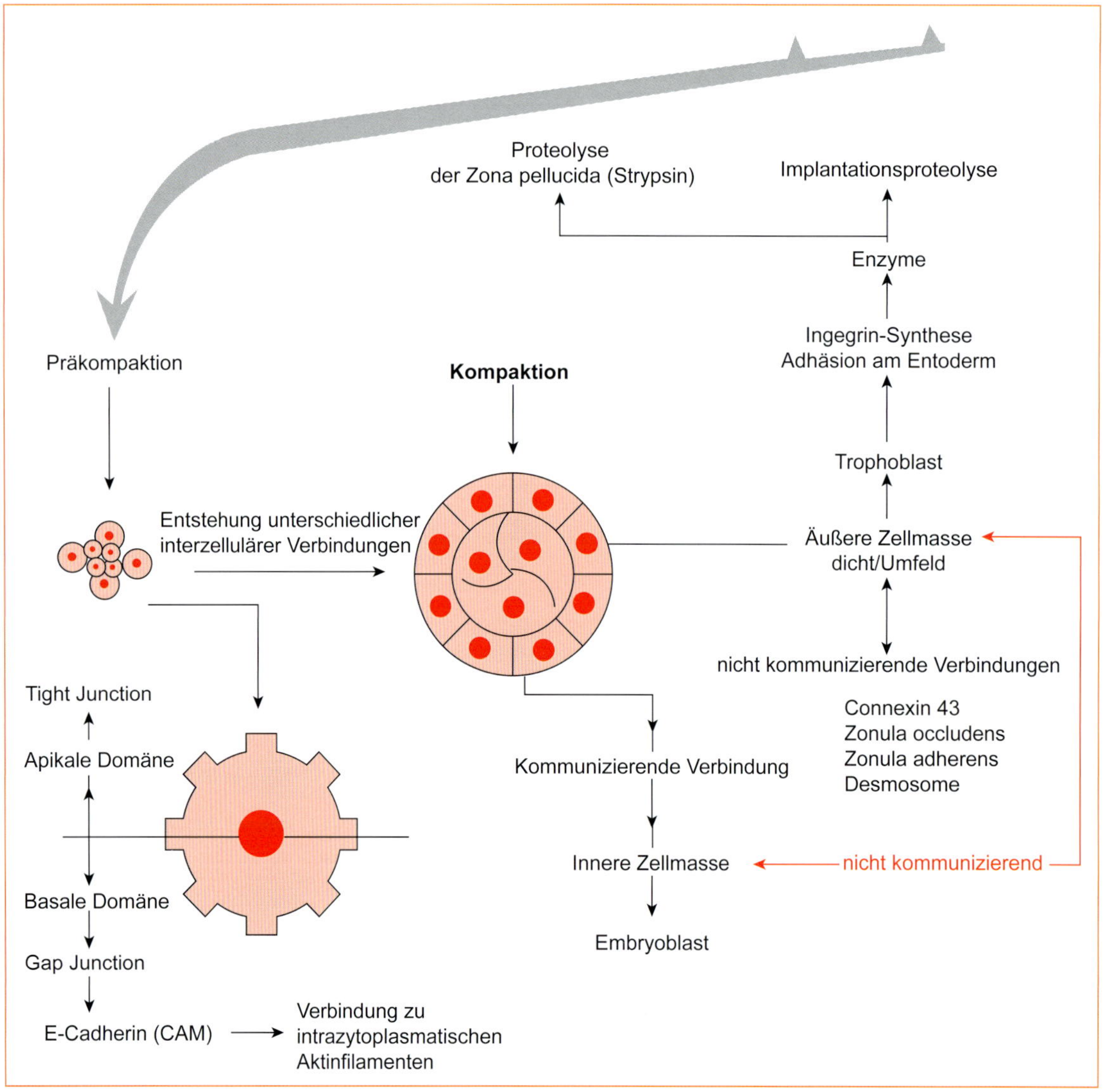

Abb. 3.10b Die Kompaktion (II) [L138]

3. Die Uterus-Zeit (ab Tag 5, Carnegie-Stadium 3) (➤ Abb. 3.9)

Die befruchtete Eizelle befindet sich im Uteruslumen der gebärenden Frau. Die Vibration wird durch Licht, die Wärme durch Vibration erzeugt. Die von der Zona pellucida umhüllte Zygote teilt sich, ohne ihr Volumen zu verändern. Während der ersten asynchronen Zellteilungen (1/24h) werden von der Zygote nur die maternalen Transkriptionsfaktoren verwendet. In der Folge, nachdem die maternalen Transkriptionsfaktoren MPF (*Mitosis Promoting Factor*) und CDC 25 (*Cell Cycle Protein,* leitet die G1-Phase ein) aufgebraucht wurden, verwendet die Zygote ihre eigenen Transkriptionsfaktoren. Wenig später, vom 2./3. Tag bis zum 4. Tag, im 8-Zellen-Stadium, finden verschiedene Kompaktionsphänomene statt. Sie kennzeichnen die beginnende Polarität und die Differenzierung in zwei Zellmassen:

- eine innere Zellmasse aus zentral liegenden Zellen, den Embryoblasten,
- eine äußere polare Zellmasse, den Trophoblasten.

Zwischen dem 8- und dem 16-Zellen-Stadium entstehen morphologische und somit funktionelle Veränderungen. Die Morula wechselt von der Präkompaktion zur Kompaktion. Dieses an der Außenseite sichtbare Phänomen steht mit der Polarisierung des Zytoplasmas und der Membran in Zusammenhang (➤ Abb. 3.10a,b).

Zwei Mechanismen stellen diese grundlegenden Veränderungen sicher:

1) Polarisierung:

- Neuverteilung der Zellorganellen,
- Neuverteilung der Mikrovilli an der Polspitze,
- Neuorganisation der Aktinfilamente,
- Neuorganisation der Mikrotubuli.

2) Entstehen spezieller Zellverbindungen.

Am 5. Tag (32- bis 64-Zellen-Stadium) entsteht eine „apoptotische Höhle“, die Blastozystenhöhle, durch welche die Morula zur Blastozyste umgewandelt wird. Es handelt sich um die erste embryonale Höhle. Sie entsteht durch Mikrosekretionen des Trophoblasten. Dabei treten an der Seitenfläche der Trophoblastzellen neue interzelluläre Verbindungen (Desmosomen) auf, die zur Abdichtung dieser Zellen beitragen (➤ Abb. 3.11).

Zwischen dem 6. und 7. Tag nimmt die Zahl der Zellen zu, ohne dass sich ihre Größe verändert, dieser Prozess wird von folgenden Faktoren beeinflusst:

- maternales Insulin (Endozytose der Blastomere),
- EGF/TGF-α (befruchtete Eizelle).

Während der Tubenwanderung lässt die Plasmamembran der Trophoblastzellen im Inneren der Blastozystenhöhle eine Natriumpumpe (Na^+-Pumpe) entstehen. Die Entwicklung der Blastozystenhöhle, welche zur Trennung zwischen der inneren Zellmasse und dem „Troph-Ektoderm“ (trophische Schnittstelle gegenüber der maternalen Außenwelt) führt, ist das Ergebnis von zwei unterschiedlichen Ionentransporten:

- aktiver Natriumtransport:
  - Durch die Ansammlung von Wasser nimmt die Blastozystenhöhle an Größe zu (membranäre Na^+/K^+-ATPase der Basalzellen des Trophektoderms) (➤ Abb. 3.12),
- passiver Wassertransport:
  - Dieser erfolgt über die in Kanälen oder Aquaporinen angeordneten Membranproteine.

Diese Ionenflüsse haben eine Austauschfunktion und beeinflussen die Polarisierung. Die Wasseransammlung vergrößert die Blastozystenhöhle und führt zudem zu Veränderungen des Membranpotenzials, also der Rezeptivität der Membran und der Anzahl der Wasserstoff-Ionen (pH). Diese Veränderungen führen zu weiteren Reaktionskaskaden und spezifischen Transporten. Durch die

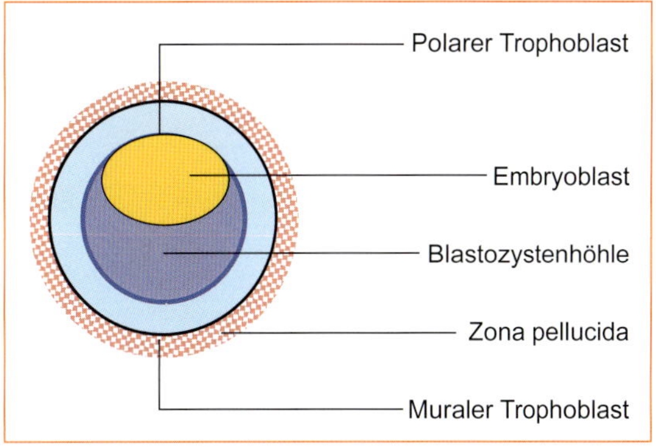

Abb. 3.11 Die Blastozyste [L138]

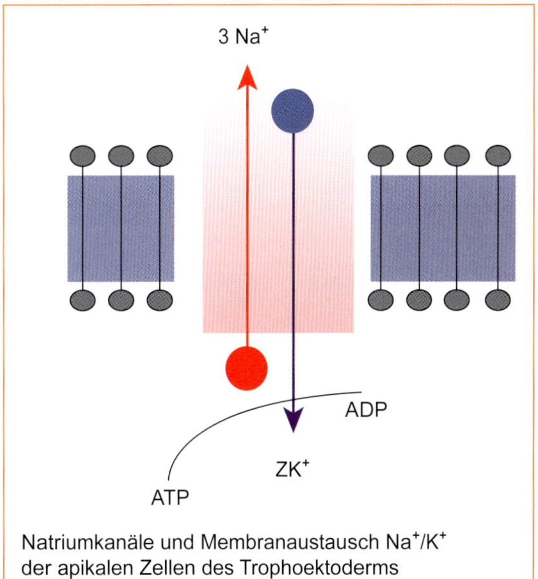

Abb. 3.12 Die Na^+-Pumpe [L138]

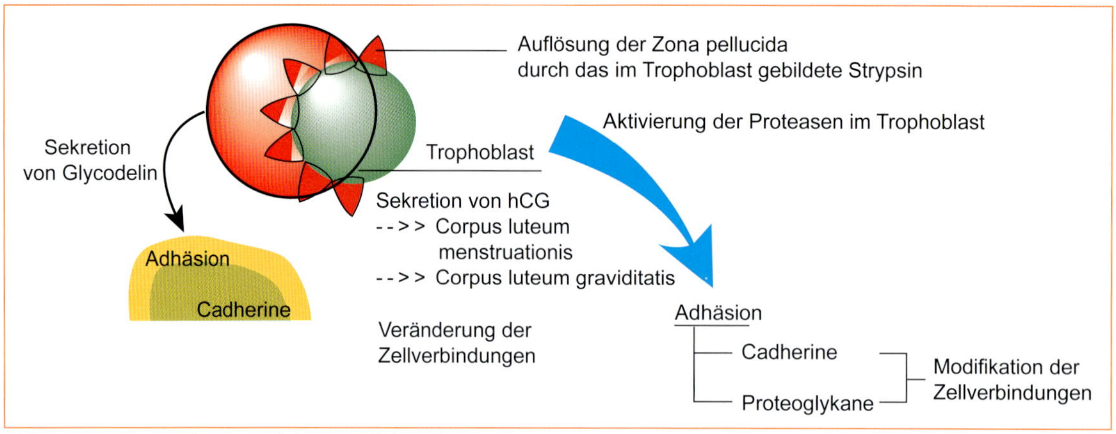

Abb. 3.13a Vom Hatching zur Adplantation (I) [L138]

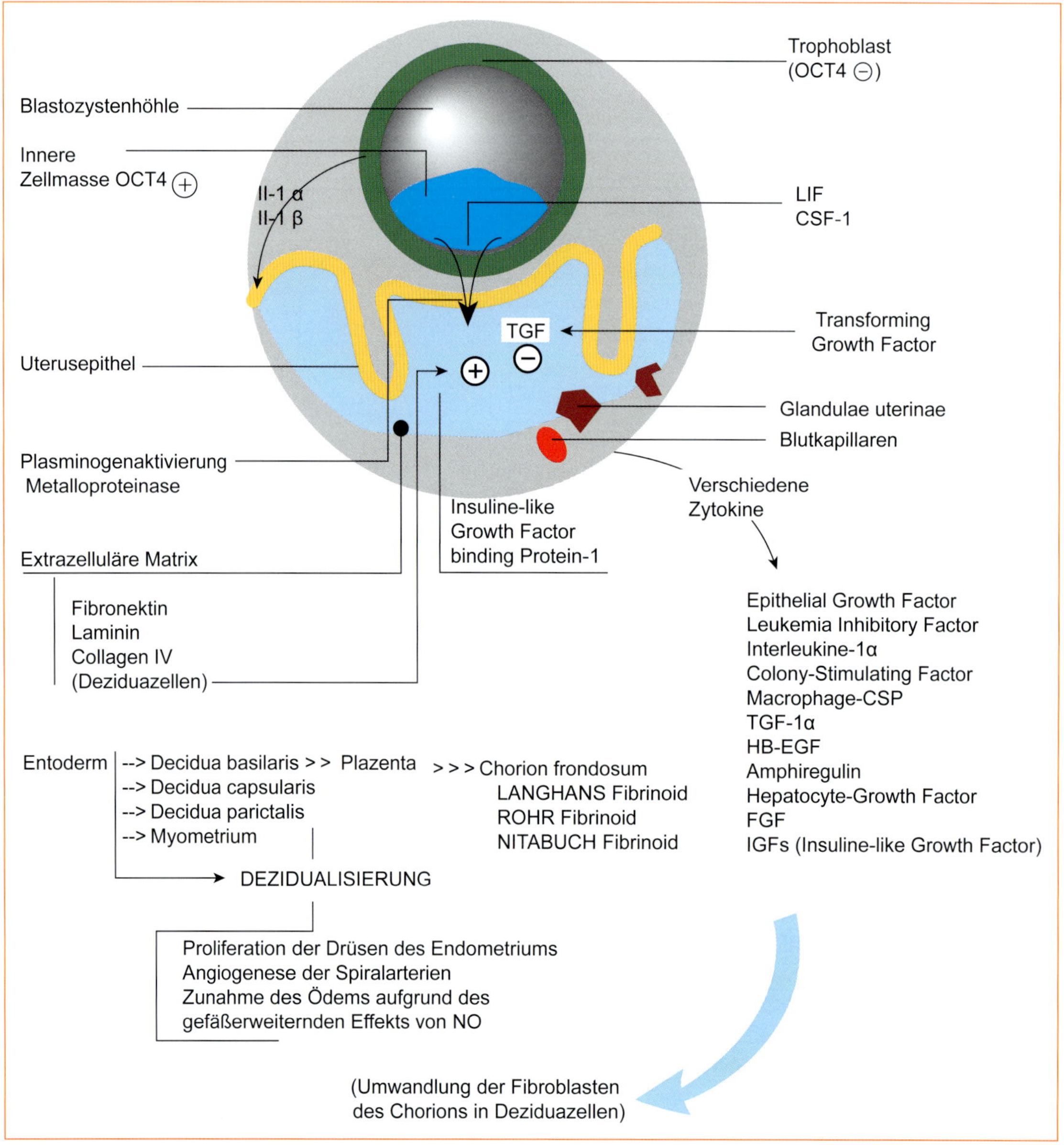

Abb. 3.13b Vom Hatching zur Adplantation (II) [L138]

Vermehrung der Zellen und die Erhöhung des inneren Drucks zwischen den Mikromeren und den Makromeren schlüpft die Blastozyste schließlich unter dem Einfluss verschiedener Moleküle aus der Zona pellucida. Dieser Prozess wird als Hatching bezeichnet (➤ Abb. 3.13a–c).

Andere proteolytische Enzyme ermöglichen die Implantation (Collagenase, Stromelysin, Plasminogenaktivatoren), die Adhäsion (Liganden: Kollagen, Laminin und Fibronektin) und schließlich die Einnistung der Blastozyste, die nachfolgend beschrieben wird.

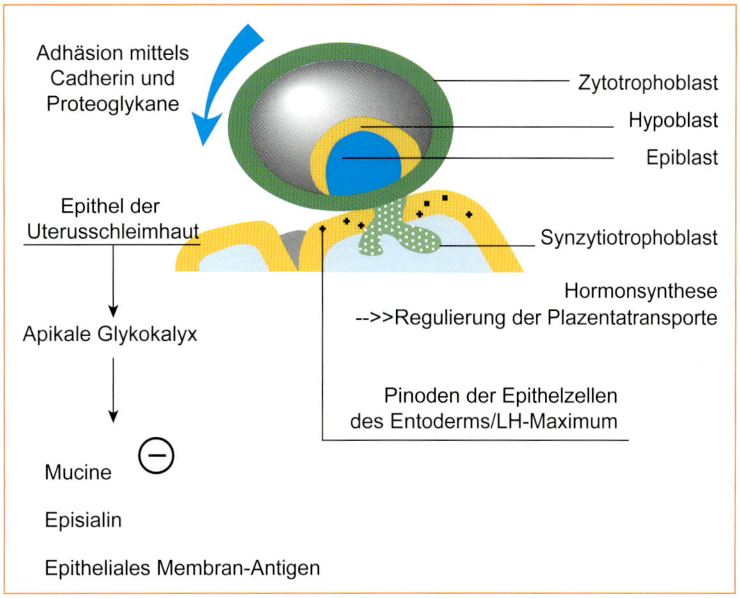

Abb. 3.13c Vom Hatching zur Adplantation (III) [L138]

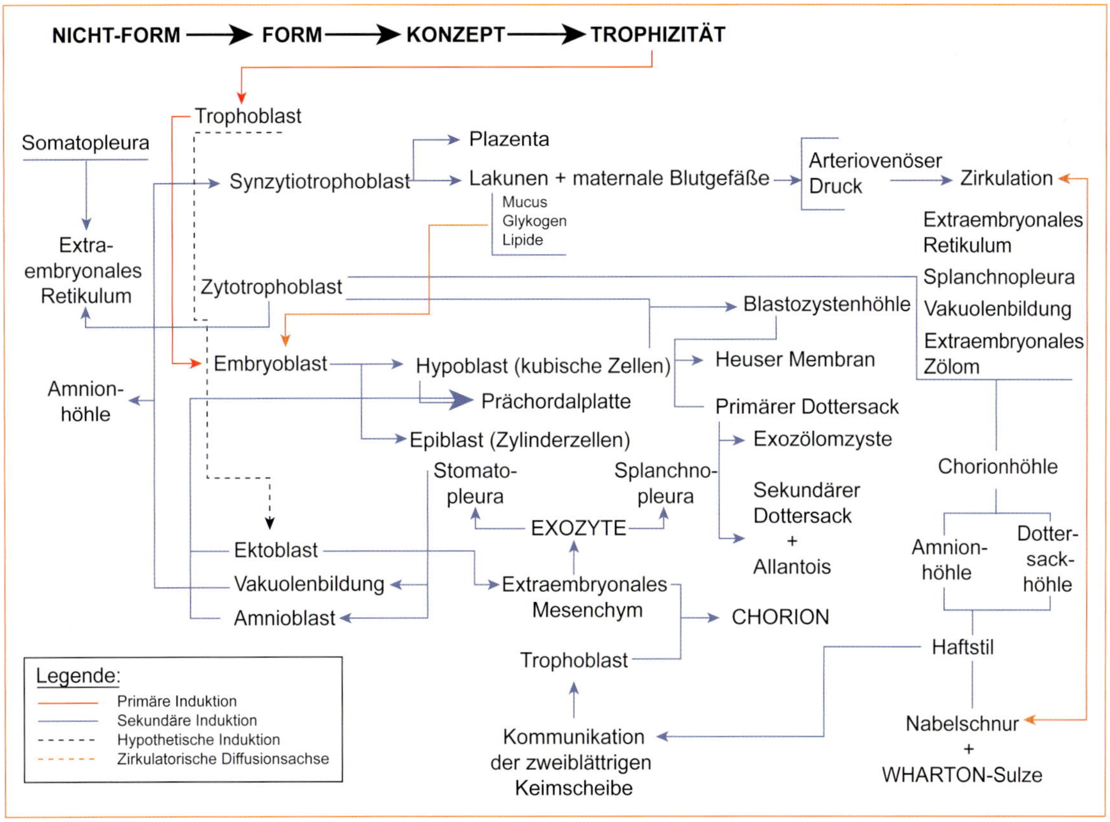

Abb. 3.14 Derivate der Blastozyste von Tag 0 bis Tag 15 [L138]

4. Die Zeit der Implantation (ab Tag 6, Carnegie-Stadium 4, vgl. ➢ Abb. 3.13)

Im Rahmen der Implantation kommt es während der Adplantation zu drei Bewegungen:

- Suche nach einem Wärmequotienten in der Uterusschleimhaut (Präimplantationssignale),
- Einwachsen,
- vollständige Einbettung in das Endometrium.

Das Einwachsen und die Einbettung (Verschluss des Oberflächenepithels) sind mit der Enzymaktivität verbundene Etappen und entsprechen dem Übergang von der konzeptualisierten zur trophischen Form. Durch die

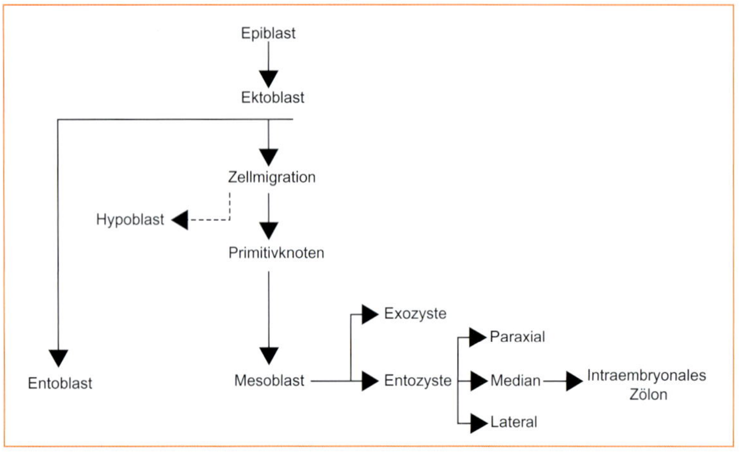

Abb. 3.15 Zellmigration am Primitivknoten [V492]

Zusatzinformation zu Abb. 3.15: Damit verstehen wir, dass die Welt der individualisierten, organischen, systemischen Form letztlich nur eine Schlussfolgerung der Gedanken ist, eine Illusion.

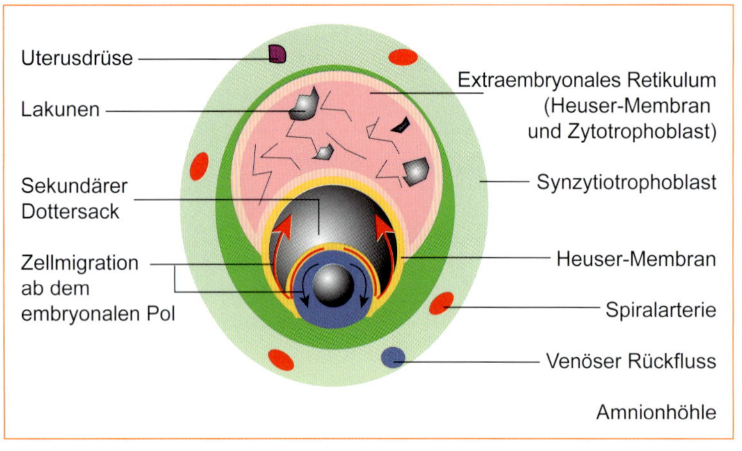

Abb. 3.16a Einbettung (I) [L138]

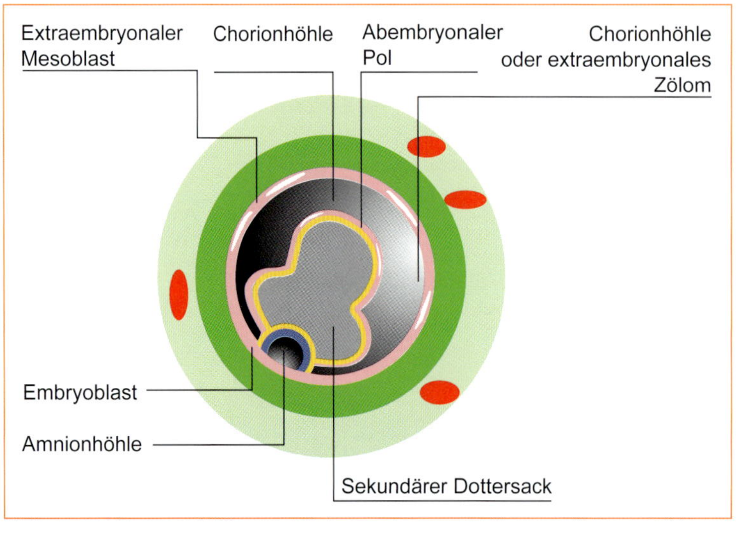

Abb. 3.16b Einbettung (II) [L138]

Präsenz endokriner Endometriumdrüsen und maternaler Gefäße entsteht eine ernährende, rhythmische und fluide Umgebung. Nach der Einbettung orientiert sich die Eizelle anhand des Zytotrophoblasten und der Lakunen, die in den Synzytiotrophoblasten , ein proteolytisches Gewebe, eindringen. Durch Druck auf den die Blastozystenhöhle umgebenden Trophoblasten entsteht ein weiteres Zwischengewebe, die Heuser-Membran (innere und äußere Deckschicht der Blastozystenhöhle).

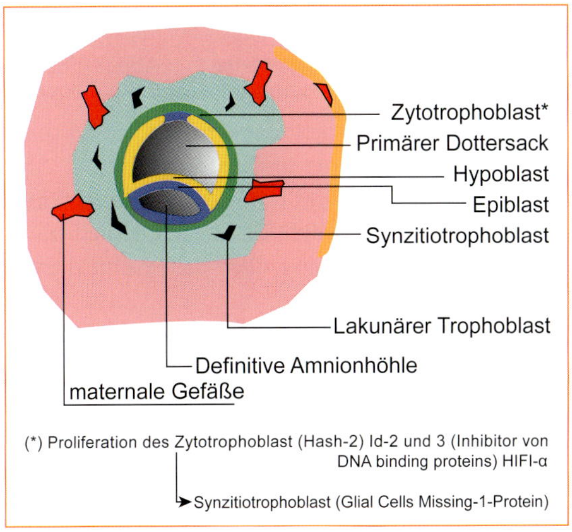

Abb. 3.16c Einbettung (III) [L138]

Diese Membran kleidet die Blastozystenhöhle entlang der dorsoventralen Polaritätsachse vom zweiblättrigen Zentrum zur Peripherie aus und bildet den primären Dottersack. Sie ist somit die erste Stufe des nicht differenzierten Mesenchyms. Die ab dem 9. Tag sichtbare, auch als Exozöl-Membran bezeichnete Heuser-Membran ermöglicht den Austausch zwischen verschiedenen Geweben. Sie induziert über die Organellen abgebauter Zellen strukturelle und funktionelle Veränderungen. Schließlich entsteht eine zweite Blastozystenhöhle, der sekundäre Dottersack (➤ Abb. 3.14, ➤ Abb. 3.15, ➤ Abb. 3.16 a–c).

5. Die Mesenchym-Zeit (Tag 7 bis 17, Carnegie-Stadium 6) (➤ Abb. 3.17a, b)

In dieser Phase organisiert sich die interne embryonale Masse schrittweise in drei unterschiedliche Keimblätter und ihre Derivate (➤ Abb. 3.18):

- Ektoderm
- Chordamesoderm
- Entoderm

Bei den verschiedenen molekularen und zellulären Vorgängen, die unter dem Begriff Gastrulation zusammengefasst werden, kommt es zur Aktivierung der mRNA der Ovozyten, der Switch-Gene und schließlich zu Gastrula-Bewegungen, die mit den drei Achsen des Embryos in Bezug stehen (➤ Abb. 3.19).

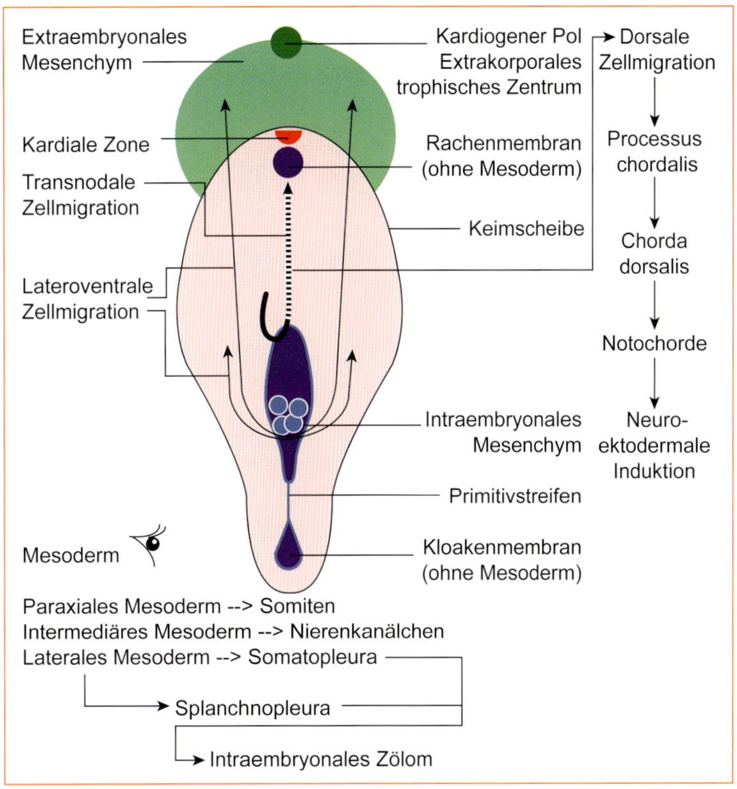

Abb. 3.17a Keimscheiben.
Dreiblättrige Keimscheibe. Die Zellmigration hängt lokal von der Menge an Fibronektin und Laminin sowie von der Flüssigkeitskonzentration ab. [L138]

Die Entstehung von Entoderm und Mesoderm erfolgt über zwei unterschiedliche Zellbewegungen:

- Invagination und Epibolie (Umformung des Zytoskeletts),
- Ingression des Epiblasten (zentripetale Migration gegenüber dem Primitivstreifen unter dem Einfluss von WNT 3a, FGF-1).

Tatsächlich entsteht auf der Amnionoberfläche des Epiblasten zunächst ein sich von kaudal nach kranial entwickelnder Primitivstreifen. Dieser vertieft und verdickt sich kurze Zeit später zur Primitivrinne, deren Verlängerung in einer ovalen Vertiefung, dem Primitivknoten, endet. Durch das unterschiedliche, mit dem Gewebestoffwechsel verbundene Zellwachstum zwischen dem Hypoblasten und dem Epiblasten wandern nodale Epiblastzellen von der Oberfläche in die Tiefe. Die Zellmigration in die so geformte Rinne entspricht einer chemischen Veränderung der Zellen gegenüber der HNK-1 Expression (sulfatierte Glukuronsäure). Die Zellaggregation führt zur Hemmung der Synthese des Zelladhäsionsmoleküls E-Cadherin. Der Hypoblast wird durch neue Zellen ersetzt, die das Entoderm bilden.

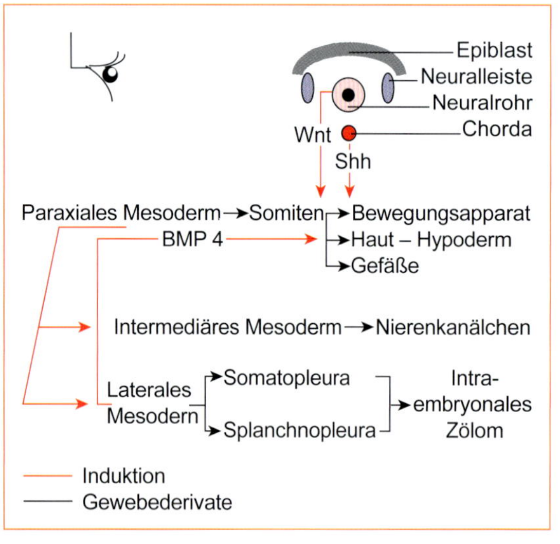

Abb. 3.17b Keimscheiben.
Dreiblättrige Keimscheibe. Detail des Mesoderms [L138]

Die Zellmigration folgt einem vektoriellen Gerüst, dessen Basis, das epiblastische Fibronektin, in die extrazelluläre Matrix ausgeschüttet wird (➤ Abb. 3.20).

Ein weiterer, durch Zellproliferation entstehender Stauungszustand induziert eine strukturelle und somit funktionelle Veränderung der Zellen.

Diese Modifikation führt zur Ausbildung eines dritten Keimblatts, dem Mesoderm. Die Zellwanderung erfolgt in kranialer Richtung und über den Primitivknoten nach lateral (➤ Abb. 3.21).

Die Embryonalscheibe wird birnenförmig. Dieser kranial ausgerichtete Migrationsprozess verschiebt den Primitivknoten (Hensen-Knoten der Vögel) in den kaudalen Abschnitt der Embryonalscheibe, sodass während der Gastrulation an dieser Stelle kein Mesoderm entsteht (Kloakenmembran). Zahlreiche Mesoderm-Derivate findet man im Übrigen in den endgültigen Geweben des menschlichen Körpers wieder.

Beim Embryo bilden einige der abgewanderten, an der Mittellinie liegenden Zellen kranial des Neuralrohrs Zellen, die für die Kardiogenese oder genauer gesagt für den myoepikardialen Mantel bestimmt sind. Diese Zellen erzeugen bereits in einem sehr frühen Stadium (28.

Ektoderm	Zentralnervensystem Peripheres Nervensystem Sinnesepithel Hypophyse Epiderm, Hautanhanggebilde	Subkutane Drüsen Milchdrüsen Zahnschmelz Nebennierenmark
Mesoderm	Skelett (Knochen, Knorpel) Bindegewebe Muskeln (glatte, gestreifte) Herz-Kreislauf-System Lymphsystem, Blutzellen	Nieren, obere Harnwege Geschlechtsorgane (Gonaden, Geschlechtsbahnen) Perikard, Pleura, Peritoneum Milz, Nebennierenrinde
Entoderm	Verdauungsapparat (Epithel) Leber, Pankreas Atemwege (Epithel) Mittelohr, Tuba auditiva	Schilddrüse, Nebenschilddrüse (Parenchym) Thymusdrüse, Tonsilla (Parenchym) Blase, Urethra (Epithel)

Abb. 3.18 Die wichtigsten Derivate der Keimblätter [V492]

Tag) Kontraktionen. Das „primäre Blut“ beginnt bereits ab dem 22. Tag zu zirkulieren.

Die extrakorporale kardiogene Zone, welche sich im extraembryonalen Mesenchym (Exozyste) befindet, kann als erstes Informationszentrum zur Aufnahme von Umweltinformationen aus der Außenwelt und von verschiedenen Rhythmus erzeugenden Eigenschaften durch die dreiblätterige Keimscheibe betrachtet werden. Der zukünftige Fetus verwendet die Exozyste als Labor, als ein Fenster zur Außenwelt, der Welt der Mutter (1. Stufe der sozialen Pyramide). Der Fetus bildet durch die parallel erfolgende Veränderung des Trophoblasten (Trophoblast → Zytotrophoblast → Choriozytotrophoblast → Synzitiotrophoblast) ein Austauschmesenchym zwischen dem Chorion und seinem eigenen Inneren. Diese kraniale Verbindung bildet die Voraussetzung für die später erfolgende vaskuläre Verbindung am kaudalen Ende.

Die rostralen, extraembryonalen mesenchymatösen Bahnen bilden zwischen den Entozyten und dem Exozyten zunächst mittels Diffusion weitere primitive Blutbahnen und schließlich einen echten Kreislauf, der das Überleben der Embryonalscheibe und insbesondere ihres kranialen Abschnitts sichert (➤ Abb. 3.22).

Die Internalisierung dieser Phase erfolgt über einen Fixpunkt, der aus Mesodermzellen besteht, welche die Rachenmembran umgangen haben und kranial der Prächordalplatte das Septum transversum bilden. Diese Mesodermschicht lässt unserem Verständnis nach ein funktionelles multifaktorielles Gewebe-Fulcrum (über die verschiedenen Öffnungen) entstehen, während das Herz ein funktionelles Fulcrum für die Flüssigkeiten, also für das Blutgewebe, darstellt. Durch das besondere Wachstum des Gehirns vollführen die am kranialen Pol befindlichen Strukturen eine 180-Grad-Drehung, die zu einer Umkehrung der afferenten und efferenten Pole der Herzzone führt. Dadurch lässt sich auch die endgültige Organisation des über dem Diaphragma liegenden Körperabschnitts – Großhirn → Mund → Herz → Diaphragma – erklären.

Schrittweise übernehmen die eingewanderten Mesodermzellen ihre neue Funktion, indem sie zu Mesenchym- bzw. zu Endothelzellen umgewandelt werden. Die Entwicklung des Mesenchyms führt auch zur Invasion des zur Mutter gehörenden Choriozytotrophoblasten. Bald schon treten, wie bei jeder zellulären und tissulären Entwicklung, verschiedene, manchmal miteinander kommunizierende Bläschen auf (neurenterischer Kanal, Amnionkanal und sekundärer Dottersack, intra- und extraembryonaler Zölomkanal, Dotterkanal, Nabelbläschen und Urdarm) (➤ Abb. 3.23).

Der kaudokraniale Ernährungsfluss wird über den Haftstiel organisiert. Am Ende der dritten Woche ist die Gastrulation beendet. Die Internalisierungsprozesse der ventralen Keimblätter (Entoderm und Mesoderm) und des dorsalen Blattes (Ektoderm) begin-

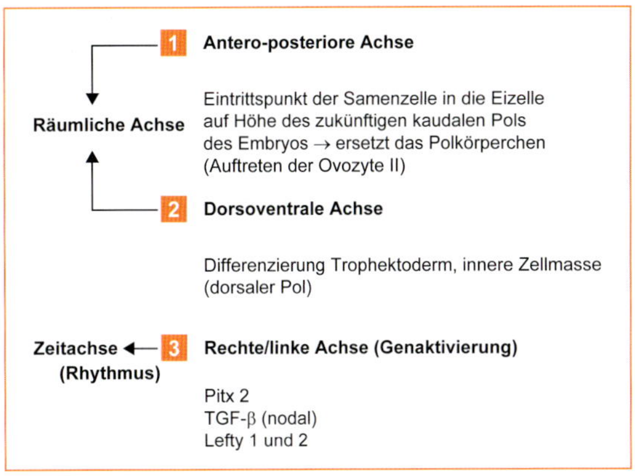

Abb. 3.19 Entstehung der Achsen des Embryos [V492]

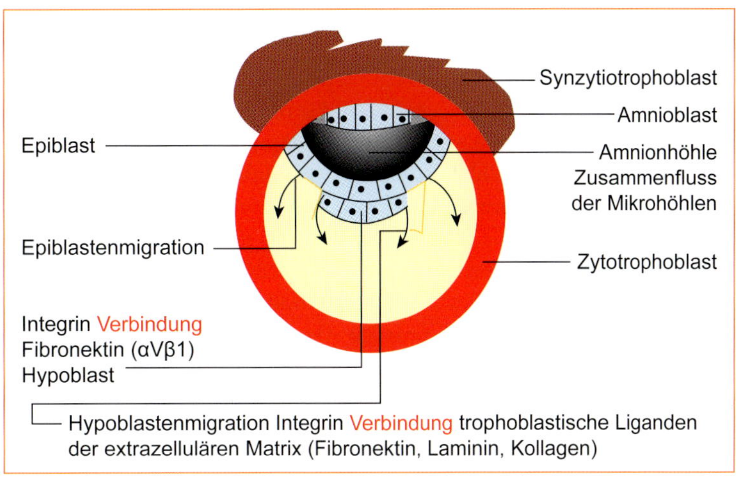

Abb. 3.20 Zellmigration [L138]

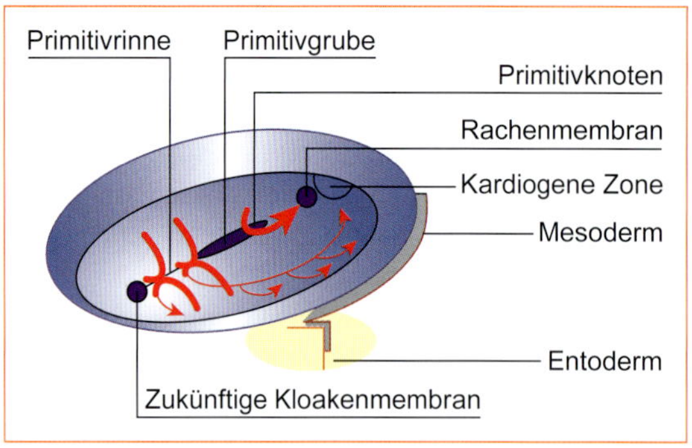

Abb. 3.21 Die dreiblättrige Keimscheibe [L138]

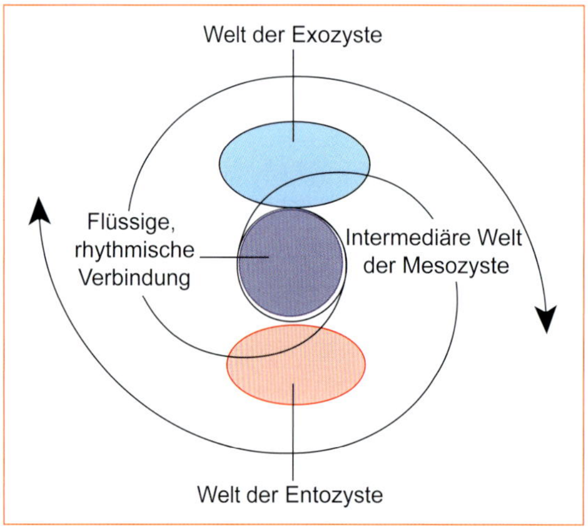

Abb. 3.22 Verbindung zwischen Exozyste und Entozyste [L138]

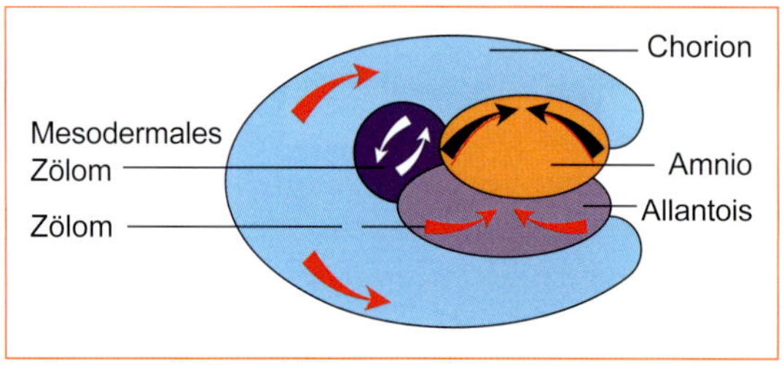

Abb. 3.23 Die fünf Höhlen [L138]

nen im Laufe der vierten Woche durch Einroll- und Faltbewegungen, die im Kapitel über die Organogenese des Herzens einschließlich ihrer anatomisch-funktionellen Auswirkungen im Detail beschrieben werden.

Nachdem wir uns in diesem Abschnitt eingehend mit den Grundlagen befasst haben, werden wir im nächsten Abschnitt sehen, wie die verschiedenen Akteure ihren Platz einnehmen und sich in einem gegenseitigen Wechselspiel organisieren.

3.2 Die embryonale Organisation

Der menschliche Körper verfügt über unterschiedliche strukturelle Organisationsebenen, die untereinander durch verschiedene Interaktionsformen verbunden sind und sich in aufeinanderfolgenden Etappen manifestieren. Diese Ebenen, die als an Größe zunehmende funktionelle Einheiten beschrieben werden, erwerben im Laufe der Zeit morphische, trophische, lagebezogene und kinetische Eigenschaften, die mit der Mittellinie als Bezugssystem verbunden sind. Die einzigartige Manifestation der *Midline* im Inneren der Urmaterie erscheint uns wie ein erneuter Ausdruck der fluiden, im Inneren des Embryos wirkenden Kräfte. Diese Kräfte stellen die von Viktor Schauberger beschriebene ursprüngliche Bewegung (*Original Motion)* dar *(Coats C. Living Energies – Victor Schauberger's brilliant work with natural energy explained. Gateway, 1996)* dar. Sie organisieren sich in zentripetalen und zentrifugalen Spiralen mit spezifischen Rhythmen innerhalb des menschlichen Körpers. Sie sind die Archetypen der Kräfte, die aus den hintersten Winkeln des Universums kommen und damit für die auf der Erde geschaffene Form entscheidend sind. Die belebte Materie ist eine Konzentration Resonanz erzeugender Teilchen, die an einem bestimmten Ort zu einem bestimmten Zeitpunkt stattfindet. Diese Teilchen organisieren sich, ausgehend von einer Leere (*Void*), zu einem Verband spezifischer interaktiver Felder, deren erfassbare physische Resultante, nach unserem heutigen Kenntnisstand, Ausdruck dieser langen morphogenetischen Reifung ist. Im osteopathischen Ansatz versuchen wir, diese einzigartigen und ursprünglichen Spiralen mit Hilfe unserer subtilen Wahrnehmung der Bewegung der im Inneren der konstituierten Gewebe vorhandenen Flüssigkeiten zu erfassen. Die beobachtbare Rhythmik lässt sich mit der langsamen langen Gezeitenbewegung (*Long Tide*) vergleichen. Diese lange Gezeitenwelle entsteht an einem Ort der dynamischen Stille (*Stillness*). Die von einem in Bewegung gesetzten Kreisel ausgehende Energie ist somit die perfekte Illustration dieser Bewegungslosigkeit in der Bewegung. Diese Stille organisiert von der Entstehung der Zellen an ein entlang einer kaudokranialen Achse oszillierendes dynamisches Gleichgewicht. Im Stadium der zweiblättrigen Keimscheibe unterstützt sie über die Flüssigkeiten die interaktive Stoffwechselfunktion der Gewebe mit dem Ziel der molekularen und bioelektrischen Expansion, die in einem Wechselspiel im Inneren der Zelle, zwischen den Zellen und zwischen der Zelle und der extrazellulären Matrix besteht. Sie induziert durch einen ihr eigenen dynamischen Impuls die Ausbildung einer primitiven Fal-

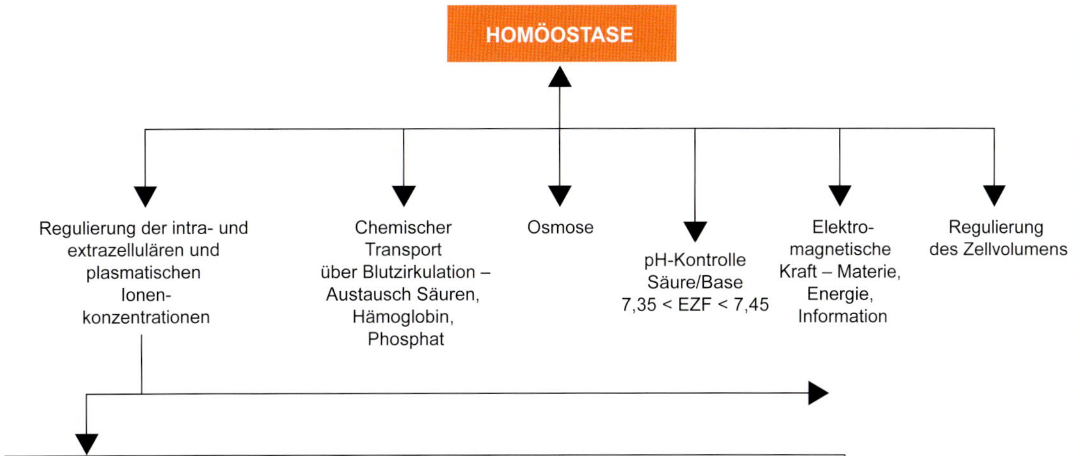

Elektrolyte in den Körperflüssigkeiten	intrazellulär (mmol)	extrazellulär (mmol)	Plasma (mmol)
Na^+	10	145	142
K^+	135	4	4
Ca^{2+}	10^{-4}	2	2,5
Mg^{2+}	40	1	2
Cl^-	0	115	103
HCO^{3-}	10	26	25
Proteine	50	0	16
XPO-4	140	7	9

Abb. 3.24 Harmonische Elektrolytenkonzentration [V492]

te. Diese primäre Rinne ist eine anatomische Struktur, aber auch Träger der ursprünglichen Polarität des befruchteten Eis. Sie stellt eine mit der Embryonalentwicklung untrennbar verbundene Stoffwechselfunktion dar und organisiert jene Symmetrieachse, um die sich die organisch-viszerale Asymmetrie entwickeln kann. Aufgrund seiner Polarität ist der Primitivstreifen für die Entstehung der räumlichen Orientierung zukünftiger Reaktionen von größter Bedeutung. Nach unserem heutigen Verständnis des in Entstehung befindlichen Systems ist der rhythmische, interaktive und oszillierende Aspekt (R. E. Becker spricht von einem *Rythmic balanced Interchange*) zu beiden Seiten des an der Mittellinie liegenden Primitivstreifens ein Leitmotiv, das auch im Rahmen unseres praktischen Ansatzes, den wir auf der Suche nach der Gesundheit anzuwenden versuchen, nichts von seiner Relevanz einbüßt. Das Leben als Ausdruck der Vitalität drückt sich permanent durch diese rhythmische, oszillierende und wunderbar ausgeglichene Fluktuation interaktiver Austauschprozesse aus, die vom Organ bis zur Zelle zu einer Bewegung zwischen Mobilität und Motilität führt. Aus dieser Perspektive erscheint uns Bewegung als eine kreative intime Intention des Lebensatems, der jede Existenz, jedes Geschöpf untersteht.

Diese verschiedenen Ebenen der zellulären, tissulären, organischen und systemischen Interferenzen und Interaktionen, die sich meist zu einfachen geometrischen Formen vereinen, werden durch das Gesetz der Homöostase gelenkt (➤ Abb. 3.24), das von W. B. Cannon (1871–1945) beschrieben wurde und dessen drei große Prinzipien wie folgt lauten:

1. Ernährungsgleichgewicht aller chemischen Verbindungen,
2. optimale Temperatur,
3. optimaler Druck, Schaffung von Hohlräumen.

Durch ein intelligentes Gleichgewicht zwischen den beiden erstgenannten Prinzipien erfolgt die zelluläre, tissuläre und organische Entwicklung, ausgehend vom Antrum folliculi über das dritte Prinzip. Es bilden sich Hohlräume, Bläschen, Orte des intrazellulären Austauschs, der Osmolarität (Ioneninhalt) und der Polarisierung der Zelle (Elektrizität, Luminanz, Elektromagnetismus, Vibration). Hier geht der Form der Raum voraus. Im Bereich des Herz-Kreislauf-Systems entsteht die Form zunächst durch Zellen. Diese Zellen differenzieren sich lokal in ein peripheres Drainagesystem mit verschiedenen histologischen Bezügen und sind mit einem zentralen, gleichzeitig entstehenden Netzwerk verbunden, das als Herzgefäß bezeichnet wird. Das Herz ist eine Begegnung zwischen zwei Strömungen, die in der Folge seine Physiologie bestimmen. Diese Strömungen organisieren sich zu funktionellen Anastomosen mit einer sich selbst erhaltenden, globalen und systemischen Perfusionsqualität.

Osmotischer Druck

Somit hängt der genaue Ort der primitiven Herzentwicklung innerhalb der Zölomhöhle teilweise mit dem dort herrschenden geringen osmotischen Druck zusammen. Dieser Druck ermöglicht das sehr schnelle strukturelle und funktionelle Wachstum des Herzens. Ein weiterer Faktor ergibt sich aus der unterschiedlichen Wachstumsgeschwindigkeit zwischen dem Ektoderm bzw. dem intraembryonalen Mesoderm und dem Entoderm. Diese asynchrone Kohärenz der drei Keimblätter führt zu Ausbildung von Krümmungen.

Durch die Differenz des auf die Gefäßwand einwirkenden osmotischen Drucks zwischen dem Blut (hoher Druck) und der Zölomflüssigkeit (geringer Druck) kommt es in dieser Phase zur schrittweisen Dilatation des Herzschlauchs (bulboventrikulärer Abschnitt). Die Kraft, die auf die Membranoberfläche, die Hohlräume oder die Gewebe einwirkt und sich dort gleichmäßig verteilt, scheint einer der Auslöser für die physikalischen, biochemischen, in Kaskaden ablaufenden Reaktionen zu sein. In diesem Sinne können Wülste und Klappen als das Ergebnis dieser auf die Wände einwirkenden Belastungen betrachtet werden. Sie erzeugen eine spezifische Flüssigkeitsdynamik mit einem manchmal beschleunigten, manchmal verlangsamten Zirkulationsrhythmus.

Die Schaffung eines osmotischen, mit der Proteinsynthese verbundenen Druckgradienten ist gleichfalls ein Stimulator der in den verschiedenen Entwicklungsstadien auftretenden physikalischen Phänomene. Die zu beiden Seiten der Membranen vorhandenen Zug- und Druckkräfte gleichen sich zu einer kinetischen Energie aus, die in der Struktur selbst gespeichert wird. Die von der extrazellulären Matrix über die Integrine auf das Zytoskelett übertragenen Zugkräfte regulieren die Gewebeentwicklung durch eine sequenzielle Gen- und bzw. Proteinaktivierung. Das Zytoskelett besteht aus drei Arten von Proteinen: Mikrofilamente, Intermediärfilamente und Mikrotubuli (➤ Abb. 3.25).

Die Mikrotubuli erweisen sich in diesem Zusammenhang als ultrasensible Leitstrukturen und Reaktoren der verschiedenen aufeinanderfolgenden physikalischen Wellen, die durch das umliegende Milieu und seine den Lebensimpuls bestimmenden biologischen Aktivitäten wirken. Die Transkriptionsfaktoren agieren, indem sie sich an spezifischen Stellen (z. B. cDNA, Interleukin-Aktivierung) an der DNA fixieren. Die Aktivierung einer spezifischen Sequenz induziert die Synthese einer mRNA (Messenger-RNA), gefolgt von der Translation der RNA in Proteine. Damit entsteht eine neue Geometrie und eine neue ökonomische Suche nach einem vibratorischen Gleichgewicht zwischen der erforderlichen Energie und der Masse.

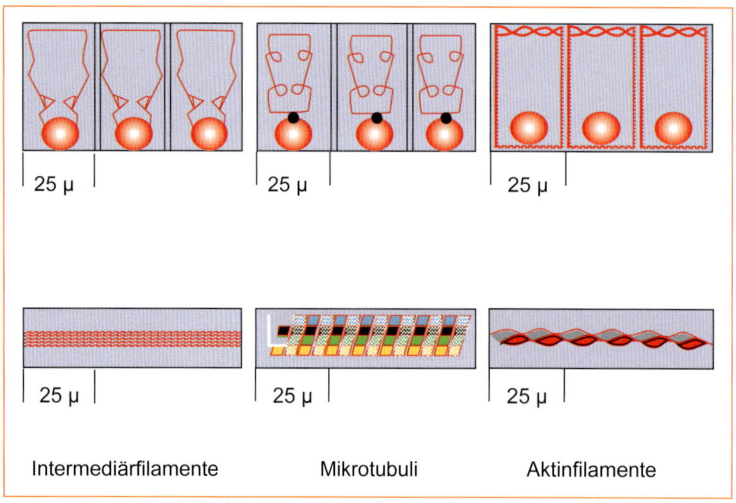

Abb. 3.25 Verschiedene Filamente [L138]

Wellenbewegungen

Dieses neue, auf der Ebene der Zellen, der Gewebe oder der Organe erreichte Gleichgewicht schwingt mit einer spezifischen wahrnehmbaren, auf jeder Ebene messbaren und sich bewegenden Frequenz. Im Rahmen des osteopathischen Konzepts werden meist drei Arten von Wellen beschrieben:

- Der rhythmische kraniale Impuls oder CRI (*Cranial rythmic Impuls*), der auch als *Short Tide* oder *Fast Tide* bezeichnet wird. Er entspricht dem von R. E. Becker beschriebenen CRI. Dabei handelt es sich um die von W. G. Sutherland wahrgenommene Welle, deren eigentliche Entdecker jedoch Traube und Hering sind. Der variable Rhythmus des CRI ist Ausdruck des Erlebens der Person. 8 bis 14 fluide Respirationszyklen (Inhalation/Exhalation) können pro Minute und je nach Position des Patienten beobachtet werden.
- Die fluide Gezeitenwelle oder *Mid Tide* . In R. E. Beckers Beschreibung entspricht sie der *Slow Tide,* ihr Entdecker ist jedoch Mayer. Sie kommt in den Geweben, in den Flüssigkeiten und durch das inhärente Potenzial (*Potency*) zum Ausdruck. Wahrgenommen wird ein Rhythmus von 2,5 Zyklen pro Minute.
- Die lange Gezeitenwelle oder *Long Tide.* Hierbei handelt es sich um eine Aktivität, die mit Hilfe eines Plethysmografen registriert werden kann. Sie wird auch als *Long Slow Tide* bezeichnet. Sie ist die Essenz des Lebensatems (*Breath of Life*). Zu beobachten ist ein Zyklus alle 100 Sekunden. Diese Welle entspricht der Motilität des Protoplasmas und besteht aus einer Inhalationsphase von 50 Sekunden, der eine Exhalationsphase gleicher Dauer nachfolgt.

Diese verschiedenen Wellen drücken die Dynamik des Lebensatems (➤ Abb. 3.26) bei der Formgebung der Gewebe und der sich daraus ergebenden Physiologie aus. Sie bedingen die metabolischen, enzymatischen, hormonellen und ionischen Bewegungen, die eine neue Etappe der Embryonalentwicklung auslösen. Als integrierender Bestandteil oszillatorischer Phänome vom Typ THM, und dennoch davon zu unterscheiden, haben diese Wellen Anteil am Zellstoffwechsel, aber auch an Ausscheidungsphänomenen und an der Gewebeperfusion.

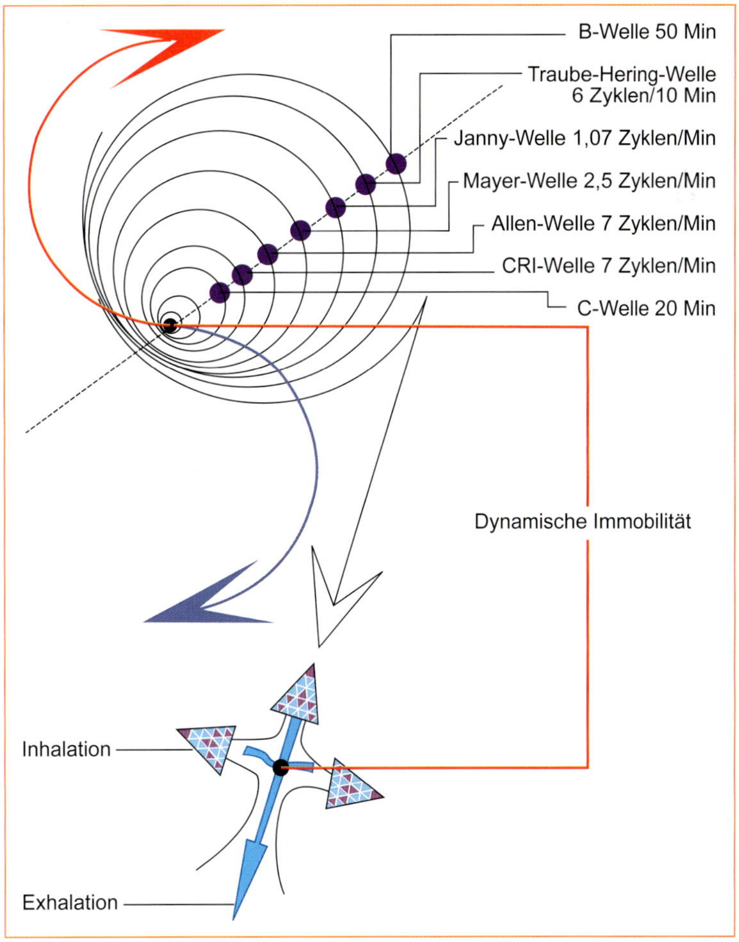

Abb. 3.26 Die Dynamisierung des Atems [L138]

3

Somit erfolgt die Migration des Herzens von kranial nach thorakal als Ausgleich zur Entstehung des Sulcus supranasalis. Dieser bestimmt das Wachstum des von E. Blechschmidt definierten Retentionsfelds, das der Entwicklung des frontalen Großhirnabschnitts entspricht.

Nach Blechschmidt erhöht sich der Wachstumswiderstand in der Richtung, in der sich das innere Gewebe faltet. Der Druckanstieg im Frontalfeld führt zur Ausbildung einer Rinne zwischen dem Gesicht und dem Bulbus cordis. Aus dieser Rinne entsteht später das Zungenbein, ein offener Ring und Konvergenzzentrum der Einroll- und Zugkräfte (Fulcrum) und Ort für die palpatorische Untersuchung. Die sekundäre posteriore Beugung des Kortex führt anterior zur Beugung des Herzens. Es wird durch eine Art Anschlag- oder Prellbockeffekt (Erhöhung der externen lokalen Drücke) in die Zonen mit geringerem Widerstand „gedrückt". Das zeitlich und räumlich mobile Herz bewegt sich in eine Zone, die für seine schlagende Qualität empfänglich ist. Es materialisiert sich letztlich dort, wo sein Schlagen in Resonanz steht mit dem diskontinuierlichen Fließen und Reiben der viskösen Blutflüssigkeit im primären Gefäß. Das Herz ist Ausdruck des lokalen Gewebeaustauschs und des endogenen mütterlichen Rhythmus der Nabelschnur.

Die anfänglich laminare Strömung (> Abb. 3.27) in den kleinen Gefäßen und die zeitgleich stattfindende Agglutination der roten Blutkörperchen erzeugen schließlich eine turbulente Strömung. Diese Strömung erzeugt einen Übergangsrhythmus, der ein Schlagen auslöst und zur Optimierung des Evakuationsbruchs beiträgt. Diese schlagende Bewegung wird durch ein kontraktiles Zellsystem perfektioniert, das zu einem späteren Zeitpunkt automatisiert wird.

Das Herz liegt dem Septum transversum, dem durch die anteriore Faltung der Dura mater entstandenen Mesoblast (Information der *Tide*) auf, unterliegt jedoch auch dem aufsteigenden Druck des Kolons. Harmonie und Homöostase werden nur durch das reziproke Gleichgewicht der Spannungen und Belastungen der Kräfte aufrecht erhalten, die über die physiologisch nicht neutrale Mittellinie zum Ausdruck kommen. Diese Kräfte bewirken in den folgenden Monaten die zelluläre Differenzierung und, zu einem großen Teil, die allgemeine morphologische und räumliche Organisation.

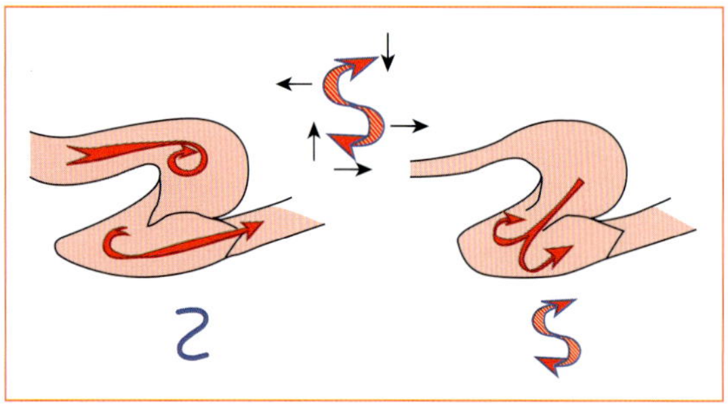

Abb. 3.27 Das Fließen des Blutes [L138]

Diese natürlichen Kräfte, die sich in der Form von Vektoren, Bahnen oder Wellen manifestieren, kommen auch bei der therapeutischen Handlung zum Einsatz. Mit diesen Kräften werden wir uns in den nächsten Kapiteln befassen. Die verschiedenen Parameter, die wir in der embryonalen Biodynamik wiederfinden, sind von folgenden drei Kriterien abhängig:

- dem elektrophysiologischen Austausch zwischen den Zellen,
- der Polarität,
- den Ernährungsströmen.

3.2.1 Der elektrophysiologische Austausch zwischen den Zellen

Die erste elektrische Bewegung findet auf der Oberfläche der Eizelle statt und verhindert, nach der Befruchtung, das Eindringen einer zweiten Samenzelle. Hierfür wird ein Enzym gebildet, das die Rezeptor-Bindungsstelle und die Form der Eizelle verändert. Das ist die erste Phase einer Serie von Selbstregulierungsprozessen, aus denen letztlich ein menschliches Wesen entsteht.

Die Formveränderung der Eizelle spiegelt in ihrem Inneren die Austauschprozesse wider.

Jede Bewegung markiert einen präzisen Punkt des Gesamtgeschehens, eine definitive Vorbereitung der globalen Stoffwechselbewegung, die in den folgenden Phasen eingeleitet wird. Diese Zellbewegungen sind sowohl elektrolytisch als auch metabolisch und mechanisch und damit biodynamisch. Sie organisieren das Protoplasma. Der Begriff des Protoplasmas nimmt im Gesundheitskonzept der frühen osteopathischen Schriften einen wichtigen Platz ein. Diesem Konzept zufolge ist das Protoplasma der Sitz einer Lebenskraft, die Struktur und Funktion verbindet und damit Ausdruck der Gesundheit ist. Es wäre damit der Sitz der *Force vital*, des Geistes. Die Lebenskraft ist demnach Ausdruck einer Aktion, einer Energie, einer Funktion, sodass es gerechtfertigt erscheint, die Funktion der Struktur unterzuordnen. Diese Grundstruktur wird Protoplasma genannt. Der Begriff des Protoplasmas wird in der Folge von A. T. Still weiterentwickelt.

Für Virchow ist die Zelle die Basiseinheit des Lebens. Jenseits aller philosophischen Überlegungen wissen wir heute, dass die Bestandteile der Zelle (Aktinfilamente) ihre Form, ihre Plastizität, ihre Reaktivität, aber auch ihre Mobilität und damit ihren Rhythmus bedingen. Die

Zelle folgt einem Plan, der bereits zum Zeitpunkt der Migration der Polkörperchen festgelegt wird. Diese entstehen im Zuge folgender Stadien:

- Zellteilung, welche die Eizelle zweiter Ordnung hervorbringt. Die unter dem Einfluss der Hormone in die Peritonealhöhle freigesetzte Eizelle organisiert unter dem Einfluss der Schwerkraft ihren animalischen und ihren vegetativen Pol neu, um das Eindringen der Samenzelle am animalischen Pol zu erleichtern. Die geringen Reserven an Eidotter (aus der Leber stammende, im Blut zirkulierende Proteine und Phospholipide werden durch die Follikelzellen, durch Lipide und Gluzide im Interzellularraum aufgefangen) zwingen den Embryo der höheren Säugetiere, für seine eigene Ernährung schnell Anhangstrukturen (Plazenta, Nabelschnur) zu entwickeln. Die Implantation im Uterus kann im 60-Zellen-Stadium erfolgen (➤ Abb. 3.28a–e).
- Zweite Meiose, unmittelbar nach dem Eindringen der Samenzelle (➤ Abb. 3.29a, b sowie ➤ Abb. 3.30).

3

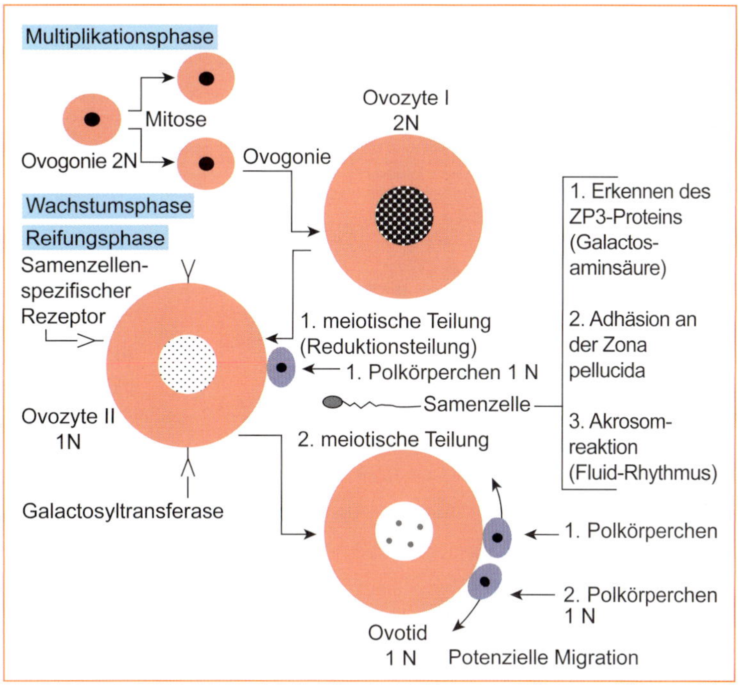

Abb. 3.28a Implantation im Uterus im 60-Zellen-Stadium. Ovogenese [L138]

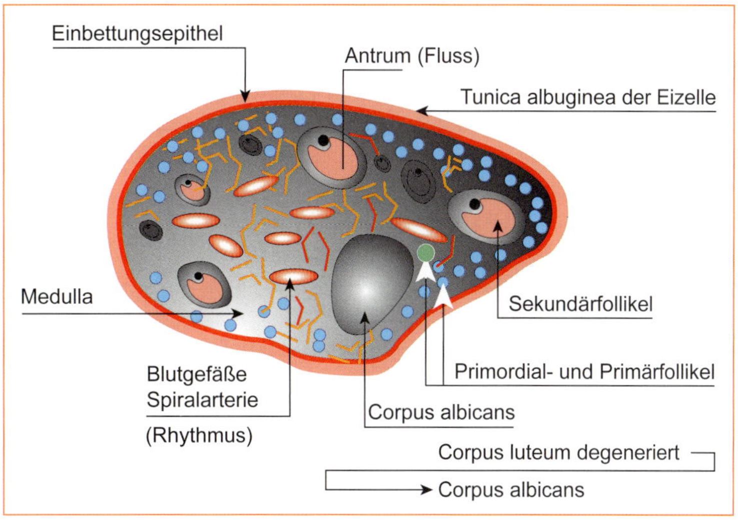

Abb. 3.28b Implantation im Uterus im 60-Zellen-Stadium. Eizelle [L138]

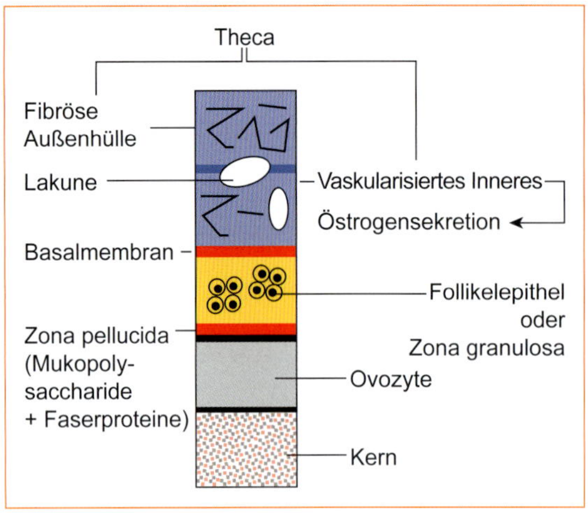

Abb. 3.28c Implantation im Uterus im 60-Zellen-Stadium. Sekundarfollikel. Segmentaler Schnitt [L138]

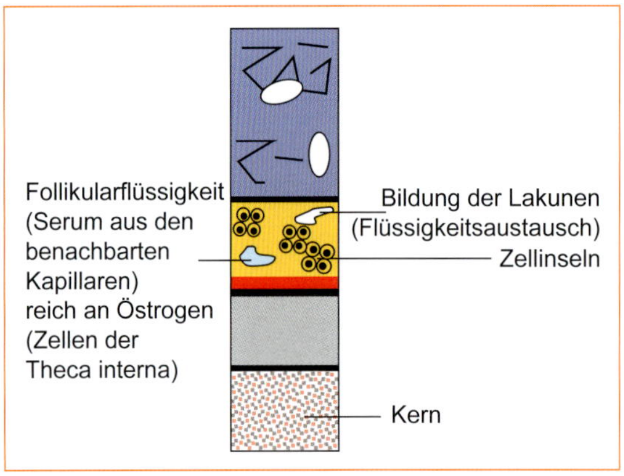

Abb. 3.28d Implantation im Uterus im 60-Zellen-Stadium. Entwickelter Sekundarfollikel. Segmentaler Schnitt [L138]

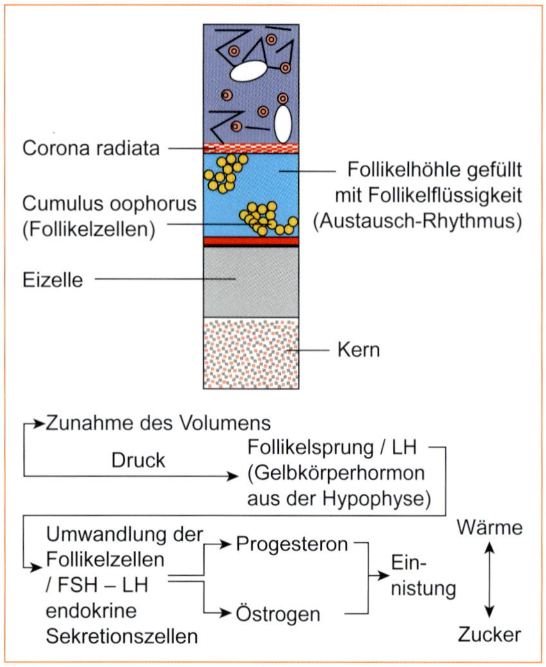

Abb. 3.28e Implantation im Uterus im 60-Zellen-Stadium. Tertiärfollikel. Segmentaler Schnitt [L138]

3.2.2 Die Entstehung der Polarität

Im Endstadium der Ovogenese sind die zellulären Bestandteile der Eizelle im Zytoplasma ungleich verteilt. Durch diese Ungleichheit entsteht Polarität. Es wird vermutet, dass auch andere Faktoren die zelluläre Polarität organisieren:

- die mit Mikrovilli versehene Zytoplasmamembran,
- die Konzentration der Aktinfilamente in den glatten Membranen,
- die Position des von Oscar Hertwig (1849–1922) und seinem Bruder Richard Hertwig (1850–1937) entdeckten Polkörpers, der sich hinsichtlich der Aktinfilamente in einer entgegengesetzten Phase befindet,
- die Position des Zentriolen enthaltenden Zentrosoms,
- die Entstehung des animalischen und des vegetativen Pols in der Eizelle,
- die Polaritätsgene der Eizelle, die durch die maternale mRNA aktiviert werden und auch als maternale Polaritätsgene bezeichnet werden.

Die Polaritätsgene lassen sich wie folgt einteilen:

- Gene für die dorsoventrale Polarität,
- Gene für die anteriore Polarität,
- Gene für die posteriore Polarität,
- Gene für die Extremitäten.

Auch wenn der Ursprung der Polarität immer noch nicht vollständig geklärt werden konnte, wissen wir doch, dass Polarität eine elektrische Entwicklungsachse (positive Ladung, negative Ladung, kranio-kaudal) erzeugt. Daraus entsteht ein zweites Stoffwechselfeld, das eine elektromagnetische Lateralisierung (rechts/links) erzeugt und im rechten Winkel zur ersten Achse steht. Schließlich entsteht noch ein drittes Torsionsfeld.

3.2.3 Die Entstehung der Ernährungsströme

Die Ernährungsströme entstehen über transmembranäre elektrische Phänomene, den Wärmequotienten und das Vakuum-Phänomen.

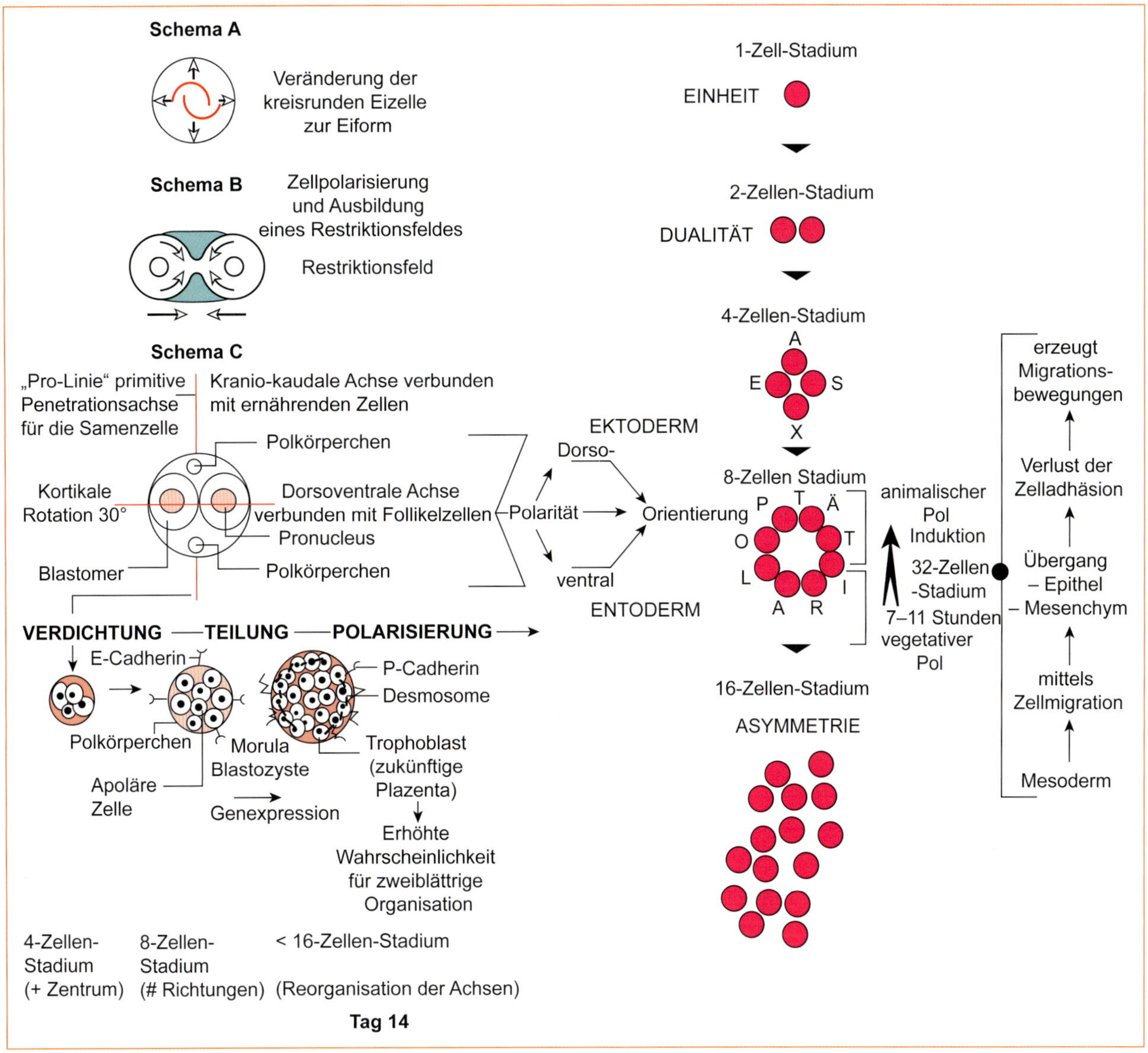

Abb. 3.29a Zweite Meiose. Die meiotische Teilung [L138]

Transmembranäre elektrische Phänomene

Der elektrische Austausch erfolgt über lokale Neurotransmitter, über trophische Faktoren für das sich bildende Gewebe und über Orientierungsfaktoren, welche die räumliche Orientierung durch die Organisation der Zellpolarisierung ermöglichen (Theorie von Sir A. Huxley). Der Austausch erfolgt jedoch auch über ein elektromagnetisches, elektrodynamisches Feld zu beiden Seiten der Zellmembran. Die mit einer Differenz in der Protonenkonzentration verbundene elektrische Energie kann bereits vor der Entstehung des Zentralnervensystems und der motorischen Zentren in chemische und kinetische Energie umgewandelt werden. Die erste Mobilität ist eine membranäre Mobilität. Die quantifizierbaren Verschiebungen betragen für die gesamte Zellmembran zwischen 5 und 10 Sekunden.

Die Eizelle hat eine eigene Dynamik, welche ihr gegenüber den ursprünglichen Strukturen und innerhalb eines dynamischen, wässrigen Milieus ihre Form verleiht. Das Milieu unterstützt die verschiedenen metabolischen Bewegungen, die in aufeinanderfolgenden Sequenzen und in gegenseitiger Abhängigkeit ablaufen und die sich in der endgültigen Form als Illustration von

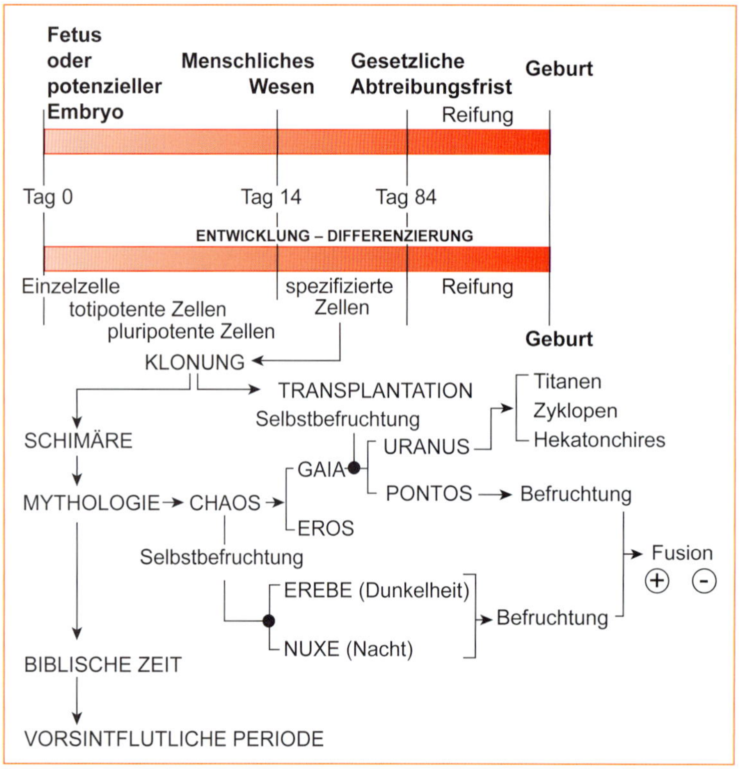

Abb. 3.29b Zweite Meiose. Entwicklung – Differenzierung [L138]

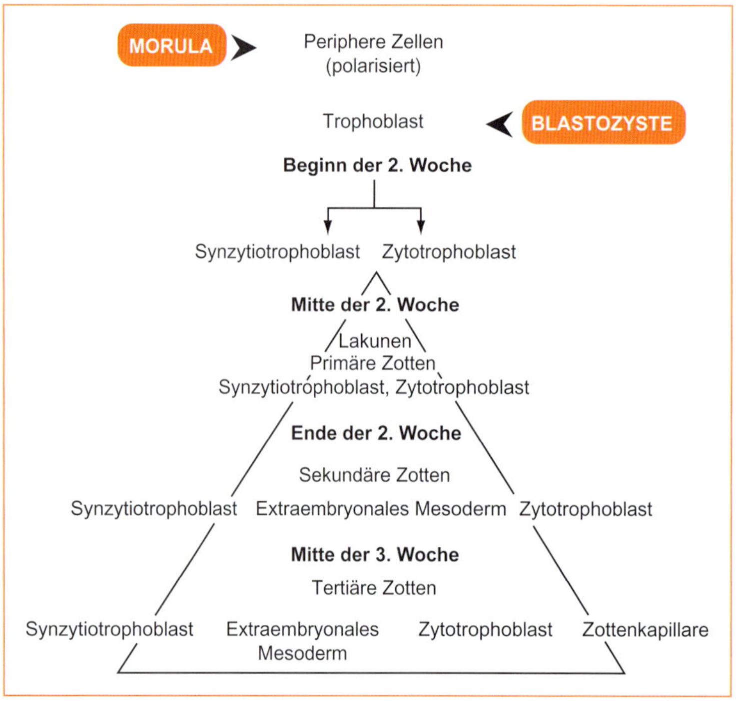

Abb. 3.30 Zeittafel über die Veränderungen der Zotten [V492]

Raum und Zeit widerspiegeln, zwei im Wesen untrennbaren Aspekten jeder Dynamik des Lebendigen.

Die ersten transmembranären Austauschprozesse, die meist durch Gleiten oder Rotation entstehen, finden im dizygoten Stadium statt und erfolgen im Rahmen eines Ernährungsflusses, der von den Ernährungsquellen zu den Hohlräumen führt. Dadurch kommt es zur Ausbildung von Bläschen:

- **Primärer Dottersack.** Er entsteht in der Blastozystenhöhle, wird durch den Zytotrophoblasten begrenzt und innen durch die aus Hypoblastzellen bestehende Heuser-Membran ausgekleidet. So entsteht zunächst der primäre und in der Folge der sekundäre Dottersack.
- **Amnionhöhle** verbunden mit dem Epiblast
- **Chorionhöhle** (extraembryonales Zölom), umgeben von extraembryonalem Mesoblast, der sich zwischen Dottersack und Zytotrophoblast aus dem Epiblast entwickelt.

Das Trophektoderm stellt den aktiven Transport von Flüssigkeiten und Ionenlösungen in den Höhlen sicher. Die Zellen erlangen ab dem 8-Zellen-Stadium eine interne-externe Polarität, die an die Tochterzellen weitergegeben wird. Das ist die erste Manifestation eines Gedächtnisses. Diese Polarität wird durch einen mit zahlreichen Mikrovilli ausgestatteten Pol an der freien Oberfläche jeder Zelle zum Ausdruck gebracht. Die Polarität ermöglicht eine Umorganisation oder Verdichtung, an der die Elemente des Zytoskeletts beteiligt sind. Die differenzielle Adhäsion zwischen den Blastomeren führt zur Entstehung einer trophischen äußeren Zellmasse und einer inneren Zellmasse, dem zukünftigen Embryo. Die den biomechanischen Kräften der Stoffwechselfelder unterworfene Dynamik bewirkt eine innere Stauung. Sie erzeugt eine rhythmische Fluktuation innerhalb der verschiedenen zervikalen, thorakalen und abdominalen Höhlen. Die Organisation der Höhlen lässt Flüssigkeitsseen (Lakunen) entstehen, die dem Austausch dienen. Durch das Wachstum kommt es zur Expansion dieser Zonen und zum Anstieg des parietalen Widerstands. Damit ändern sich die elektrischen Ladungsparameter auf der Membran. Die Modulation des elektrischen Potenzials ist der Beginn eines ersten Rhythmus. Das Volumen der Höhlen kann somit als Vektor oder Träger eines elektrischen Potenzials betrachtet werden. Damit erreicht der Austausch zwischen den Osmolaritätsschwankungen (Proteinkonzentration) und dem instabilen Gleichgewicht der elektrischen Ladungen eine immer bessere Organisation (vgl. Abschnitt über die Starling-Kräfte in: *Guyton AC. Function of the Human Body, 1st Edition. Philadelphia: WB. Saunders; 1959. p. 170–171*).

Wärmequotient

Die thermische Wirkung des luteinisierenden Hormons (LH) begünstigt am 21. Tag die Einnistung der Blastozyste in die gut durchblutete Gebärmutterschleimhaut (Trophoblast, Synzytiotrophoblast, Zytotrophoblast). Die Gebärmutterschleimhaut mit der ihr eigenen rhythmischen Qualität sowie Ödeme, Schleimhaut und Glykogen tragen zur Proliferation der Blastozyste bei, die sich in einem Raum-Zeit-Kontinuum (Embryo, Fetus ...) ausdrückt. Ausgehend von den maternalen Gefäßseen der Chorionzotten entwickelt sich ein mit einem Erneuerungsrhythmus ausgestatteter Blutfluss. Die beobachtete Frequenz liegt bei 3 bis 5 Zyklen pro Minute, wobei die Blutmenge mit dieser Rhythmizität trotz des sich ändernden Umfelds gleich bleibt. Diese pulsierende Gewebeeinheit ist für uns der Archetypus des ersten Herzens. Die Weiterleitung des kardialen Rhythmus, die mit der dritten Woche beginnt, könnte in den ersten Wochen teilweise durch diese materno-fetale Welle erfolgen. Die Implantation der befruchteten Eizelle hängt auch von dem durch den Embryo sezernierten L-Selektin ab. Dieses Protein hat eine anziehende Wirkung auf die an der Innenwand des Uterus vorhandenen Kohlenhydrate (Kontraktionsenergie).

Die Kohlenhydrate sind ihrer Struktur nach (C-H-O) die inneren Glieder dieser langen mnestischen Kette, die uns daran erinnert, dass die befruchtete Eizelle von außen in die Gebärmutter eindringt. Während der Einnistung in die maternalen Gewebe werden die verschiedenen Höhlen komprimiert. Der Kompressionsdruck führt zur Ausbildung einer neuen Zellschicht, dem Mesenchym. Dieses Bindegewebe bildet den Großteil des intra- und extraembryonalen Mesoderms. Die Kompression ist folglich der Informationsträger für die Faszien, aber auch eine wichtige Orientierungshilfe für das therapeutische Handeln, durch das wir die integrierenden elastischen Fähigkeiten des Gewebes gegenüber seiner Umgebung dynamisieren. Die Zunahme der Mitosen beeinflusst den Austausch von Wärme, die in kinetische Energie umgewandelt werden kann (Prinzip der Thermodynamik). Außerhalb der Embryologie fördert diese unerwünschte Energie das Auftreten von Läsionen, die während der klinischen Untersuchung als Wärme wahrgenommen werden. Diese Mobilität basiert auf der Sekretion von Hyaluronsäure, Fibronektin, Lamin und Kollagen durch die Epithelzellen. Vor dem Ende der dritten Woche richtet sich der Embryo an den Achsen und im Verhältnis zum Primitivstreifen aus. Das Lebewesen erhält eine Dimension. Am 28. Tag ist die Faltung des Embryos abgeschlossen.

Vakuumphänomen

Jede Zelle innerhalb eines lebenden Organismus verwendet zur Erfüllung ihrer Aufgaben bei der Proteinsynthese die kodierte Information der DNA-Moleküle,

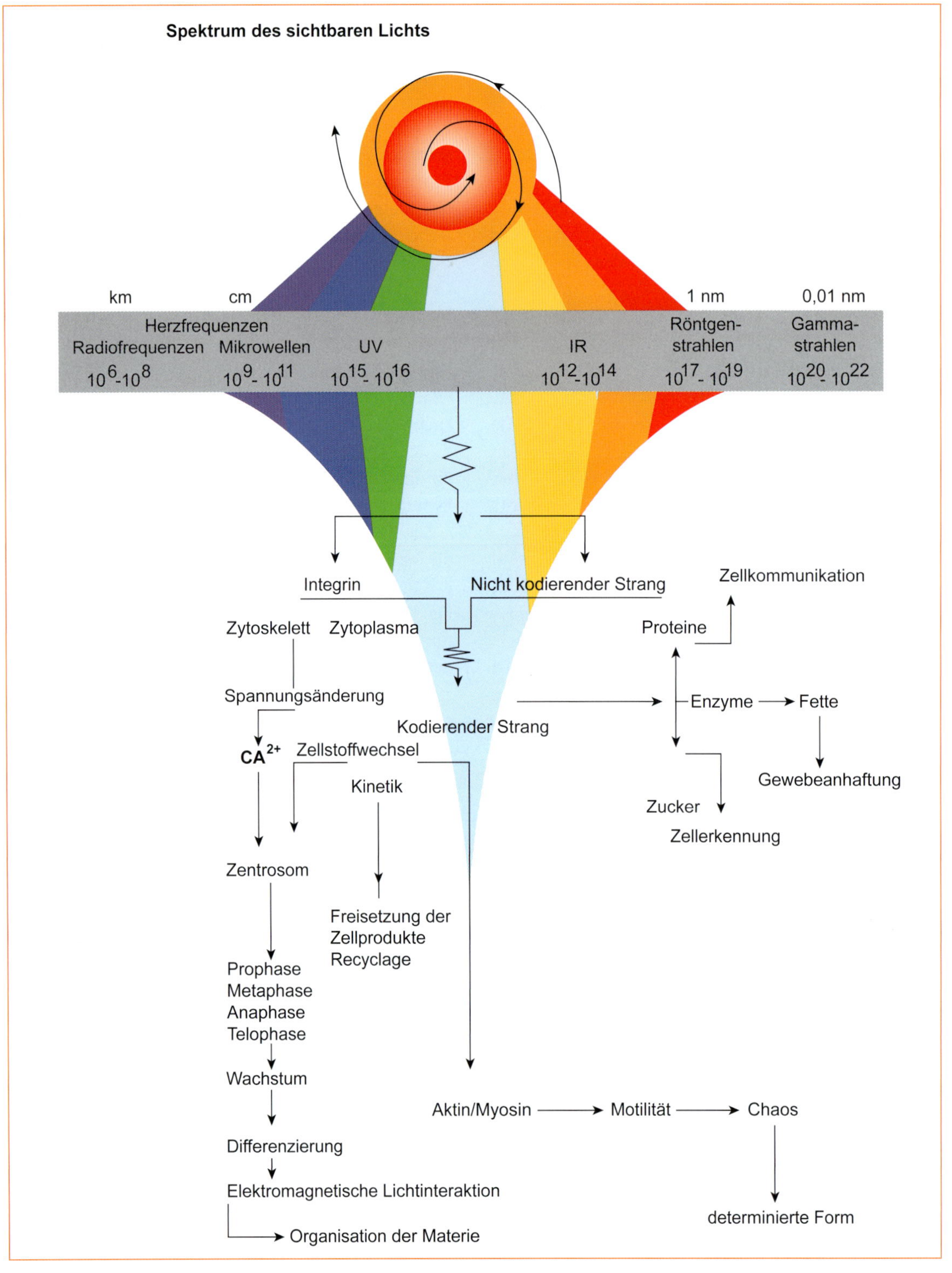

Abb. 3.31 Zellaktivität [L138]

Zusatzinformation zu Abb. 3.31: Frequenz in Hz; nm (Nanometer) = 10^{-9} m violett: 400 nm; indigo: 425 nm; blau: 450 nm; grün: 500 nm; gelb: 550 nm; orange: 600 nm; rot: 700 nm

die 1940 von Avery entdeckt wurden. James Watson und Francis Crick entdeckten am 28.2.1953 ihre Struktur: DNA = Phosphat, Zucker, rechtsdrehend, aromatischer Ring. Die paarweise Anordnung in der molekularen Doppelhelix, bestehend aus regelmäßigen und sich ständig wiederholenden Atomsequenzen, erzeugt für die Zelle einen periodischen Kristall (aperiodisches System nach Schrödinger), eine Antenne, die dank ihrer Anordnung die geringste Vibration wahrnimmt. Diese Sensibilität beschränkt sich auf einen geringen Anteil der kodierenden Stränge, andere Stränge nehmen hingegen stärker die physische oder die chemische Umwelt wahr (➤ Abb. 3.31).

Die Information der Gene und ihre Weitergabe an die Proteine über die Ribonukleinsäure RNA wurde durch François Jakob, André Lwoff und Jacques Monot (Nobelpreis 1965) entdeckt:

- Information des Lichtspektrums von Infrarot bis Ultraviolett,
- superluminare Information der Tachyonen,
- ionische Information der Mineralsalze.

Bei chemischen Reaktionen schafft die relative Verformbarkeit der Proteine in ihrer Struktur mehr oder weniger regelmäßige Hohlräume, welche die verschiedenen Ionenkonzentrationen eng umschließen. Auf anderer Ebene führt die Mitwirkung von spezifischeren intrazellulären Proteinen während der ersten Embryonalstadien zu vermehrter Zellteilung. Dadurch kommt es nicht nur zur Zunahme der globalen Zellmasse, sondern auch zu einer Verringerung der Zellgröße innerhalb der Zona pellucida (polare und apolare Zellen, 8-Zellen-Stadium). In diesem embryonalen Entwicklungsstadium wird die Genexpression real. Durch den unterschiedlichen auf die disparate Anordnung der Zellen der Morula (16-Zellen-Stadium) ausgeübten Druck muss im Bereich der Blastozyste unausweichlich eine Höhle entstehen: die Blastozystenhöhle (➤ Abb. 3.31).

Die peripheren Zellen kommunizieren über die E-Cadherin Synthese im Bereich der Membran mit den desmosomalen Verbindungen. In einem späteren Stadium der Gastrulation bilden sich das Mesoderm (Gewebe, das den Proliferationsunterschied zwischen dem ektodermalen und dem entodermalen Keimblatt ausgleicht) und die Vakuolen schrittweise aus. Letztere entwickeln sich unter anderem zur Pleura- bzw. zur Perikardhöhle. Die beiden Höhlen nähern sich der Mittellinie durch eine nach außen gerichtete Gewebeeinrollung an. Diese Bewegung steht im Gegensatz zu den Neuralleisten, die unter der Wirkung des Ca^{2+}-abhängigen N-Cadherin eine Verdichtung nach innen erfahren. Nach E. Blechschmidt bildet das Mesenchym zwischen den beiden Höhlen ein kreuzförmiges Band. Dieses Band ist Ausgangspunkt der Kardiogenese und bestimmt die endgültige Position des Herzens. Der Leerraum sichert die osmotische Regulation, die Ablagerung von Abbauprodukten, der primären Exsudate, welche in den Raum ein- oder aus ihm herausfließen und damit eine echte primäre Respiration, aber auch eine verstärkte primäre Gewebemobilität bewirken. Tatsächlich begünstigen manche Gewebelakunen die Zellmigration, da sie fähig sind, durch ihre Verformbarkeit und durch den transmembranären Austausch lokale Drücke zu absorbieren.

Das Mesoderm hat die Fähigkeit, Rhythmen, d. h. mit biodynamischen Austauschprozessen verbundene Bewegungen durch Stoffwechselfelder, die nicht gleich null sind, entlang der Zentralachse zu integrieren. Somit erweist es sich als Modulator der auf die entstehenden Gewebe einwirkenden biodynamischen Belastungen – Kontusion, Korrosion, Densation, Detraktion, Dilatation, Distusion, Sog oder Retention (Terminologie nach E. Blechschmidt). Das Mesoderm ist der Vorläufer spezifischer Gewebe. Diese Gewebe erlangen eine spezifische Funktion, ausgehend von einer mesenchymalen zellulären Grundfunktion sowie durch die Migration von Zellen der Neuralleiste, die ihnen ihre latent vorhandene definitive Funktion zuweisen und sie gleichzeitig potenzialisieren. Die Migration beginnt im Neuroektoderm, das über die Chorda dorsalis die primäre embryonale Induktion des Neuralrohrs einleitet.

3.2.4 Rückbildung nicht mehr benötigter Ströme

Die Rückbildung nicht mehr benötigter Ströme erfolgt

- durch Fixierung oder
- Kompression.

In der zweiten Woche kommt es durch Zellproliferationen um den Embryoblasten zur Entwicklung der Blastozyste. Dies führt zu Kompressionen und zur Sezernierung von Flüssigkeit in den neu entstandenen Hohlräumen, was wiederum den Trophoblasten verändert. Die Höhlen werden zu Orten des Austauschs und begünstigen die Weiterleitung der verschiedenen Flüssigkeitsströme. In diesem Stadium ist die Umwandlung des basalen und des apikalen Pols Ausdruck eines Ernährungsflusses (Absorption/Sekretion) zwischen Zytogenese und Apoptose. Neben diesen Expansionszonen entwickeln sich Restriktionszonen, die Auflagepunkte (Pivotpunkte) für die zukünftige Mobilität der Organe des Fetus entstehen lassen. Die schrittweise interne Orientierung des Embryos und des Fetus entlang der durch den Deszensus der Eingeweide gebildeten Achse führt zum Verschluss nicht funktioneller Gefäße. Diese verschiede-

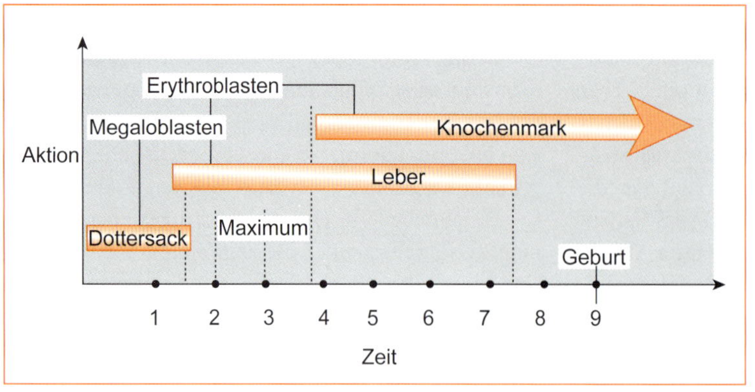

Abb. 3.32 Normale Hämatopoese [L138]

nen Shunts lassen in der Folge die zentrifugale Einheit der Aorta und die zentripetale Arboreszenz der Venen entstehen. Weitere Gefäßveränderungen wirken sich zudem auf den uteroplazentaren Kreislauf aus.

In der dritten Woche vermehren sich die Zellen des Trophoblasten und wandern vom intervillösen Raum in den mütterlichen Kreislauf. Die Trophoblastzellen dringen in die Spiralarterien ein und ersetzen schrittweise die vaskulären Endothelzellen. Das arterielle Gewebe erlangt schrittweise seine Kontraktions- und Dilatationsfähigkeit. Diese Infiltration kommt durch eine optimale Vasodilatation zum Ausdruck, welche sich dem steigenden Bedarf anpasst, der durch die Einnistung und die in Entwicklung befindliche Einheit aus Embryo und Plazenta entsteht. Der damit einhergehende Gewebeabbau begünstigt den Austausch zwischen dem Blut und den Metaboliten des Embryos.

Die Rolle der Leber für die Blutbildung

Um die Zell- und Gewebebewegungen in ihrer Gesamtheit begreifen zu können, müssen wir innerhalb des gleichen Zeitabschnitts die Organphysiologie und die entstehenden Ströme, die sie durchfließen, miteinander in Bezug setzen. Dabei wird uns bewusst, dass die Leber eine immer größere Rolle in der Hämatopoese spielt und dabei das mütterliche Blut und die Aorta als zweiten Ort der Blutbildung ablöst. In der Folge wird die Blutbildung von der Milz und dem Knochenmark (Information der B- und T-Lymphozyten, ➢ Abb. 3.32) übernommen.

Die sich parallel zur Herzaktivität entwickelnde Leber wirkt damit wie ein Filter auf den Blutfluss vor seinem Eintritt ins Herz, sie verlangsamt zudem den plazentaren Blutstrom. Die Leber wird damit zur Plazenta des Herzens (➢ Abb. 3.33).

So wie die Plazenta wird auch die nicht differenzierte mesenchymale Struktur der Leber nicht durch eine Strömung oder einen Druck beeinflusst. Der Abflussrhythmus ist langsam (12 Zyklen pro Minute). Die Entwicklung der Milzmasse aus dem Recessus hepatoenteralis (dem

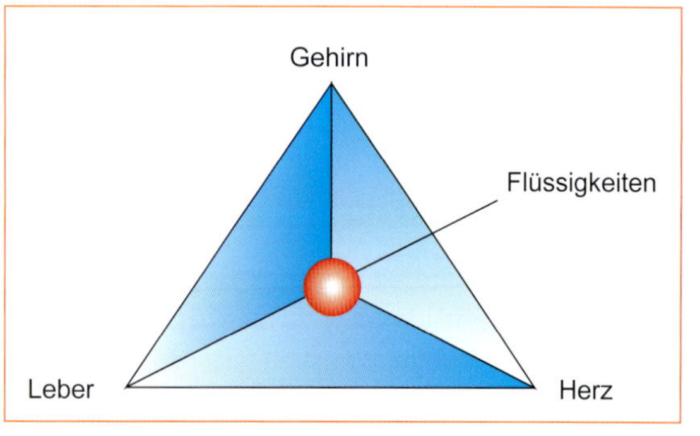

Abb. 3.33 Trilogie Gehirn-Leber-Herz [L138]

zukünftigen linken Recessus hepatolienale) scheint als ein weiteres Element an der Verlangsamung des arteriellen Ausstroms während der pulsierenden Aktivität des Herzens beteiligt zu sein. Dadurch werden die intraperitonealen Gewebe besser mit Sauerstoff versorgt, während der Embryo seine ersten Momente erlebt und sich dabei gewissermaßen in Himalaya-ähnlichen Verhältnissen befindet, da der partielle Sauerstoffdruck sehr gering ist (vergleiche die Geschwindigkeit des Herzrhythmus mit 170 Schlägen/Minute + anpassungsfähiges variables Restvolumen). Die Entwicklung des Herzens stellt ab der vierten Woche eine effiziente intramurale Zirkulation sicher, die innere Ausformung ist mit Ende der siebten Woche (Stadium 6 mit 12 Somiten) abgeschlossen.

Zudem bleiben aus biodynamischer Sicht die Umwelteinflüsse konstant, auch wenn sie erst im Nachhinein auftreten. Zwei widersprüchliche Phänome beeinflussen das entstehende Wesen. Die Wirkung des Milieus neigt dazu, neue Formen zu schaffen, während die Vererbung bestehende Formen zu erhalten versucht. Der Embryo ist diesen einander entgegengesetzten Einflüssen ausgesetzt. Im Verhältnis zwischen Inhalt und Behältnis repräsentiert der Zellkern das Informationsniveau des Erworbenen, eine gewisse Stabilität, während das Zytoplasma die Fähigkeit zur Anpassung an die Neuerungen des Milieus und damit eine gewisse Bewegung darstellt. Aufgrund seiner wasserähnlichen Zusammensetzung und der darin enthaltenen kontraktilen Bestandteile bildet das Zytoplasma die Grundlage des „Lebensatems", des dynamischen Prozesses in den Flüssigkeiten, welche in der Folge die Form hervorbringen. Die Genese der biologischen Formen hängt von mechanischen, biochemischen, elektrophysiologischen Faktoren ab, die über eine spezifische Rhythmik verfügen, in der die embryologische Kinetik der äußere Ausdruck der submikroskopischen metabolischen Bewegungen ist (E. Blechschmidt). Schließlich spiegelt die chemische Reaktion ein lokales Ereignis im räumlichen Wettlauf der verschiedenen Systeme wider. Die chemischen Reaktionen haben eine morphologische Wirkung, beeinflussen die Struktur. Der Begriff Morphologie wurde 1786 von Johann W. von Goethe geprägt. Innerhalb des Zytoplasmas stimulieren die morphogenen Determinanten die spezifischen genetischen Sequenzen. Dadurch entsteht eine aus mehreren Vektoren bestehende Regulation.

Indem wir extrapolieren, erkennen wir, dass sich die molekularen Prozesse in ihren unterschiedlichen Manifestationen gewissermaßen aufgedrängt haben, weil sie für den entstehenden Embryo die beste lokale Simulation jener globalen biologischen Katastrophe darstellen, die ihn hervorgebracht hat und dessen Grundlage der Lebensatem ist.

Bover und Child erklären dies in ihrer Gradiententheorie wie folgt:

- Jede Morphogenese wird lokal durch ein System lokaler Koordinaten gelenkt.
- Im Embryo gibt es biochemische Größen, mit deren Hilfe jeder Punkt innerhalb des Organismus lokalisiert werden kann.
- Die Epigenese (eine 1759 von Caspar Friedrich Wolff aufgestellte Theorie) wird durch die reale, über die globale Intensität des Stoffwechsels definierte Funktion gelenkt, deren Gradient entlang der kranio-kaudalen Achse (Primitivstreifen) nicht null ist.

Kausale Embryologie

In der kausalen Embryologie stellen wir fest, dass es, wie E. Blechschmidt es ausdrückte, eine „entwicklungskinetische Zusammengehörigkeit" gibt: Das Gehirn treibt die Leber an, diese die Lungen, und diese den Thorax. Die Gewebekompressionen wirken auf das Osteon und das Havers-System.

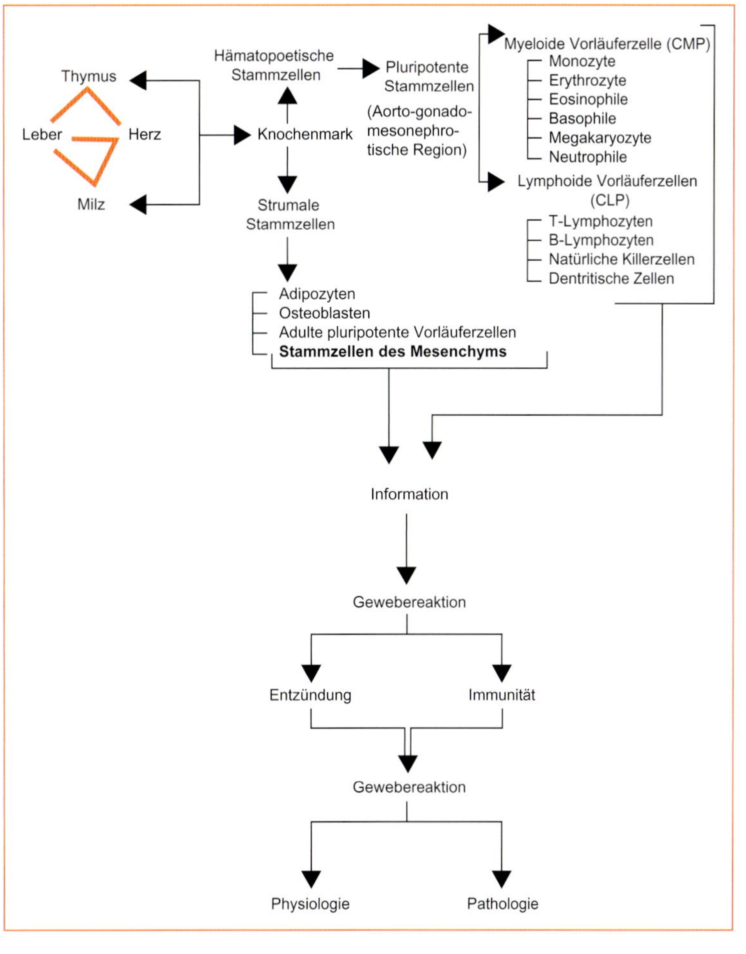

Abb. 3.34 Plazenta des Herzens und Zellevolution [V492]

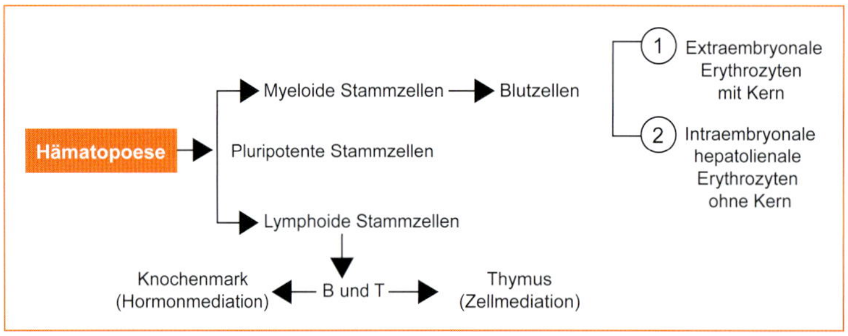

Abb. 3.35a Hämatopoese [V492]

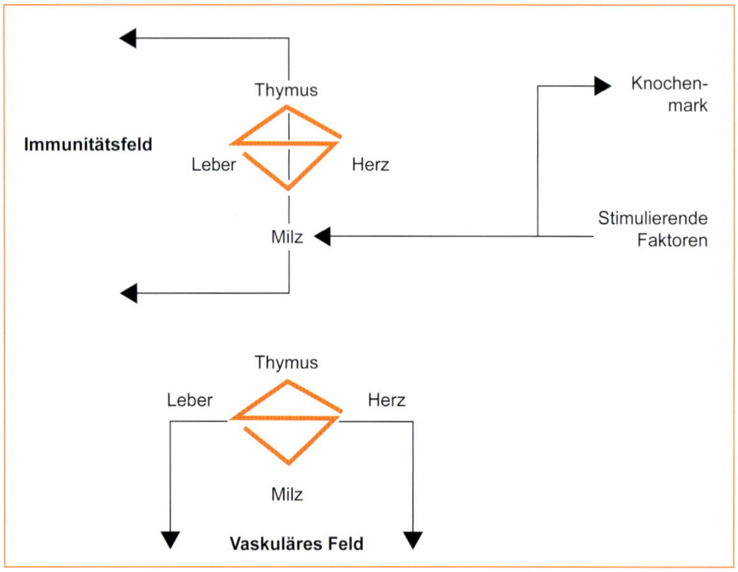

Abb. 3.35b Plazenta des Herzens und Zellevolution [V492]

Nach E. Blechschmidt *(Embryologische Untersuchungen unter funktionellen Gesichtspunkten, S. 368)* kann man bei einem zehn Millimeter langen Embryo erkennen, dass die Rippenanlage topogenetisch mit der Herz-Leber-Masse verbunden ist. Der Thorax ist somit nicht die Wand des Herz-Lungen-Trakts, sondern vor allem ein der Leber beigefügter Apparat. Die Leber ist, wie A. T. Still es ausdrückte, als permanente Plazenta aller belebten Wesen der seitliche Wächter des Herzens (➤ Abb. 3.34 und ➤ Abb. 3. 35a, b).

Die Herzzone erweist sich somit in ihrer Form und ihrer (gelebten und ertragenen) Mobilität als die Resultante der Migrationen der neurosensorischen und metabolischen Systeme. Diese „Zahnrad-Mechanik" erfolgt in den drei Ebenen des Raums, in einem bestimmten Raum-Zeit-Kontinuum.

Sie veranlasst uns dazu, die in Kaskaden ablaufende Synthese der verschiedenen Proteine, welche die grundlegenden Funktionen der DNA des Zellkerns und die primäre Entstehung induzieren, aus organisatorischer Sicht zu betrachten (➤ Abb. 3.36).

Die Synthese der meso- und ektodermalen Proteine ermöglicht die Synthese anderer Wachstumsfaktoren. Durch den PDGF (*Platelet derived Growth Factor*) induziert, löst der EGF (*Epidermal Growth Factor*), welcher wiederum durch die Retinsäure (oxydatives Retinolderivat) reguliert wird, die Synthese des FGF (*Fibroblast Growth Factor*) aus und übt eine starke mitogene Wirkung auf die meso- und ektodermalen Gewebe aus. Dem bFGF (*Basic Fibroblast Growth Factor*) scheint dabei die Rolle des Dirigenten zuzufallen.

Der Wachstumsfaktor PDGF ist nur auf der Oberfläche von Fibroblasten, Gliazellen (die aus den Zellen der Neuralleiste hervorgehen) und glatten Muskelzellen vorhanden, die einen spezifischen Rezeptor, die Tyrosinkinase, aufweisen *(Baillet J. Nortier E. Précis de physiologie humaine. Tome 1, Paris: Edition Ellipses 1991).*

In seiner Entwicklung spiegelt das Herz die verschiedenen Rotationen des Embryos wider. Die Rechtsdrehung der Leber unter dem Diaphragma, welche von der Linksdrehung des Magenfundus abhängt und in Bezug zur Vakuolenbildung des rechten Haftstiels des dorsalen Mesogastriums steht, hält die Linksdrehung des über dem Diaphragma liegenden Herzens aufrecht. Das Herz bildet somit eine Art flüssiges Gelenk zwischen Entoblast und

1 Transmissionsfaktoren (Hox-Gen, Zinkfinger, Helix-Protein)
- intrazelluläre Interaktion bei der Zellteilung
- DNA-Kontrolle bei der Transkription anderer Gene
- Initialisierung der Genexpression

2 Signalmolekül (Wachstumsfaktor)
- zelluläre Interaktion
- Interaktion über den transmembranären Rezeptor
- Interaktion der posterioren Homöodomänen (TGF-B) der anterioren Homöodomänen (FGF)

3 Zelladhäsionsmolekül (kalziumabhängiges Cadherin oder unabhängiges CAM)
- spezifische Interaktion bei der Zellaggregation
- Gewebedifferenzierung

Abb. 3.36 Tabelle der genetischen Kontrollfaktoren bei der Entwicklung des Embryos [V492]

Ektoblast. Es ist ein ständig erneuerter Strömungstauscher, ein „Echo" gegenüber der Peripherie. Allerdings bleibt das Herz bei der Organisation seiner funktionellen Grenzen zwischen Ausstrom- und Einstrombahn sehr eng an die Retinsäurekonzentration gebunden. Diese erreicht in der anterioren Region des Embryos ihre maximale Konzentration (gesichertes Weiterbestehen des Signalproteins). Die Retinsäurekonzentration beeinflusst auch die Expression der untergeordneten Gene, die ihrerseits an der Entwicklung und der Implantation der großen Arterien und Venen an der Herzbasis beteiligt sind.

Die in Folge ablaufenden Abbauprozesse strukturieren die verschiedenen Elemente und stellen durch eine wechselseitige Entwicklungsabhängigkeit ihre Funktionalität her. Diese Entwicklung erfolgt über die Funktion der Zellmigration, sodass sich im Inneren des Embryos Funktionen entwickeln, die sich ständig aktualisieren. Jede während der Organogenese auftretende Veränderung führt zu zufälligen oder auch pathologischen Funktionen in dem Sinn, dass sie nicht der Norm entsprechen. Diese sind jedoch nicht fundamental, da sie das Leben nicht gefährden.

Die akademische Lehre bestätigt unsere Vorahnung hinsichtlich der während der Embryonal- und Fetalphase auftretenden Phänomene und ihrer Manifestation im extrauterinen Leben durch kausale Zusammenhänge. Wenn der lebende Knochen ein System bildet, in dem die Drücke des Milieus durch die „Gegendrücke" der Trabekel aufgehoben werden, können Deformationen an Thorax und Wirbelsäule (z. B. Trichterbrust) als der äußere Ausdruck von Entwicklungsstörungen betrachtet werden. Die äußere Form ist damit Ausdruck der inneren Strukturierung. Die Induktion der Gewebe aufgrund physischer Elemente, wie E. Blechschmidt sie beschrieben hat *(Blechschmidt E. The Beginnings of Human Life. 1977, p. 97–99)*, bezeugt diesen kausalen Zusammenhang.

Aus diesem Blickwinkel betrachtet, kann das Pulsieren des Herzens als das Ergebnis der dynamischen Kompressionen betrachtet werden, die durch die Interaktion entstehender Gewebe erzeugt werden (Hepatisation, Kippen des frontalen Kortex, okzipitozervikale Extension), allerdings nur teilweise. Tatsächlich besitzen die basalen und nodalen Myokardzellen elektrische und mechanische Eigenschaften unterschiedlicher Abstufung, die von den vorausgehenden Prozessen abhängen (Erregbarkeit, Leitfähigkeit, Automatismus, Dehnbarkeit, Kontraktilität) bzw. sich im Hinblick auf die wenig später erforderlichen physiologischen Prozesse ergänzen (➢ Abb. 3.37).

Im Ruhezustand und als Mittelwert ist die Differenz des Transmembran-Potenzials (Ruhepotenzial) von –80 MV (–60 MV für die Nodalzellen und daher weniger stabil) Ausdruck der Enzymaktivität einer asymmetrischen Natrium-Kalium-Pumpe (innen 2 K^+/außen 3 Na^+). Der Verlust von einem oder mehreren Elektronen macht aus dem Atom ein Kation, das im Gegensatz zum Anion über eine positive Ladung verfügt.

Während der Depolarisation führt das Einströmen von Na- bzw. Ca-Ionen zum Ausströmen von K^+, und zwar mit unterschiedlichen Geschwindigkeiten.

Die Variation des elektrischen Gradienten der Membran durch den Zustrom von Kalzium-Ionen macht es möglich, dass dem elektrischen Phänomen der Depolarisation die Kontraktion, ein mechanisches Phänomen, folgt. Die Elektrophysiologen sprechen von einer elektro-mechanischen Kopplung, ohne dabei die mnestische Unterstützung dieser Aktivitäten und die nicht quantifizierten Verschiebungen genauer anzuführen. Die durch die ATPase (Na^+/K^+) erzeugte chemische und elektrische Asymmetrie bewirkt in der Zelle, im Gewebe, einen durch die Zellmembran konditionierten Ionenfluss. Während der Repolarisation herrscht innerhalb der Zelle ein anderer Ionenfluss. Allerdings werden beim Ionenaustausch in dieser Phase sehr viel Energie und Sauerstoff verbraucht. Die kontinuierliche Abfolge dieser Ionenwellen erlaubt es uns, von einer rhythmischen Hin- und Herbewegung variabler Amplitude und Frequenz zu sprechen, deren quantitative Modalitäten erst kürzlich aufgeklärt wurden und im Kapitel über die Motilität des Herzens (➢ Kap. 7) behandelt werden.

Im Ruhezustand und in einem thermisch neutralen Zustand liegt die Herzfrequenz eines normalen Menschen, wenn der Atemrhythmus 25.920 Kontraktionen/24 Stunden beträgt, bei zwischen 60 und 72 Zyklen pro Minute.

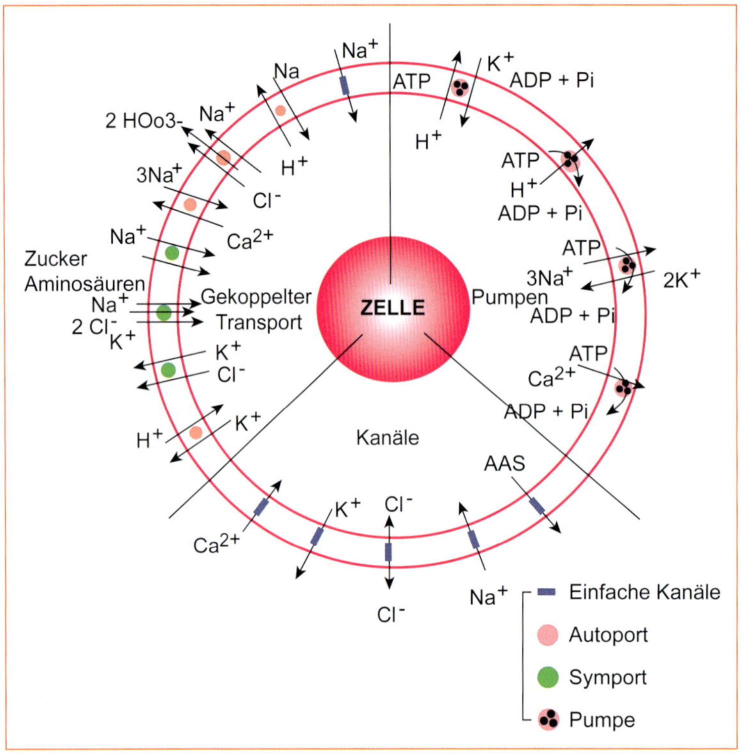

Abb. 3.37 Ionenkanäle und Ionenpumpen. Das Ionenprodukt zwischen dem Innen und dem Außen der Zelle muss gleich sein (Mechanismus nach Gibbs und Donnan). [L138]

Ein Zyklus hätte somit eine Dauer von 920 ms:

- 1/5 für die Vorhofsystole,
- 2/5 für die Kammersystole,
- 2/5 für die Diastole.

Die genaue Betrachtung dieser verschiedenen Prinzipien ermöglicht es uns, etwas in Betracht zu ziehen, was man als den subtilen Ausdruck und im Sinne des erkennenden Bewusstseins mit folgenden Begriffen umschreiben kann:

- metabolische Biodynamik,
- kurative ätherische Energie (das Prana der Hindus, das Ki der Japaner, das Ka der Ägypter, das Pneuma des Galenus). Diese Energie entspricht der lichten Schicht außerhalb des physischen Körpers, die, je nach Kultur, meist als Aura, Farbe der Seele oder des Geistes bezeichnet wird,
- Lebensatem oder, je nach Autor, *Potency*,
- Lebenskraft, die nach Immanuel Kant (1752–1804) und Johann Friedrich Blumenbach (1752–1840) die intrinsische Qualität des Organismus ist. Dieses Merkmal (*Vis essentialis*) ist nur über die Keimzellen übertragbar. Die Lebenskraft führt zur Embryonalentwicklung, die ihrerseits epigenetisch ist.

In seiner Gestaltung und Umsetzung symbolisiert das Wesen den Ausdruck von Raum und Rhythmus. Jedes Segment funktioniert wie ein Ganzes, das selbst wieder,

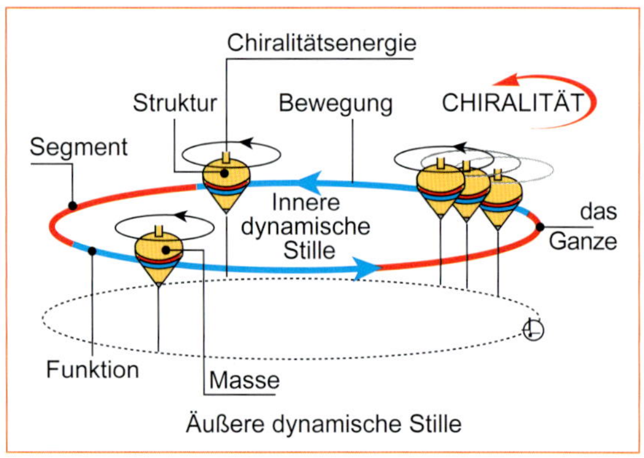

Abb. 3.38 Die primäre Atmung [L138]

und bis in seine kinetische Rhythmizität, Ausdruck des embryologischen Segments ist (➤ Abb. 3.38).

Diese verschiedenen Rhythmen entsprechen den molekularen Mechanismen, aber auch den verschiedenen vektoriellen chemischen und/oder elektromagnetischen Kräften die, ausgehend von einfachen Elementen, die Entstehung von komplexeren dynamischen Reaktionen ermöglichen, auf die im Folgenden näher eingegangen wird. In gleicher Weise ist die durch die dynamische Stille und im Bezug auf eine durch ein Fulcrum materialisierte Achse erzeugte Chiralität der wichtigste Ausdruck der Immobilität in der Bewegung und der Bewegung in der Immobilität. Damit kann die Embryologie aus einer dynamischen

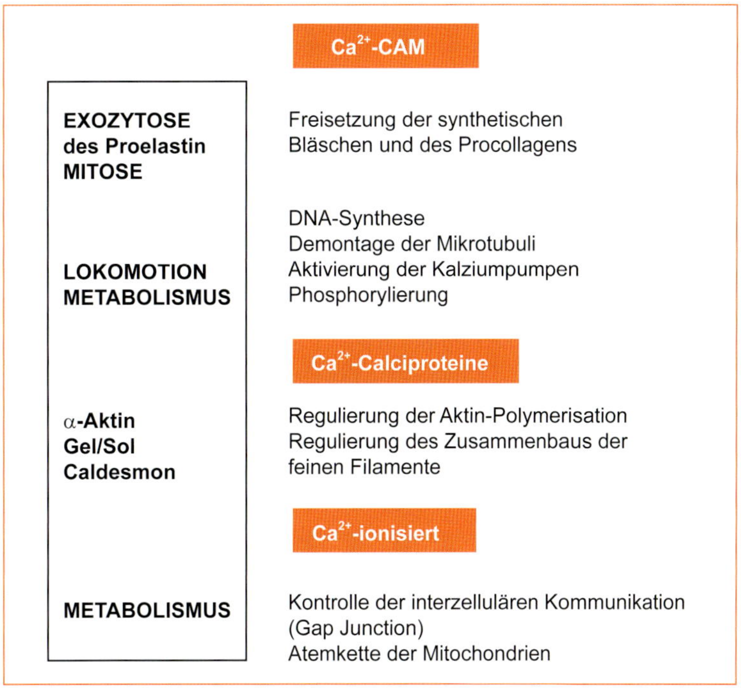

Abb. 3.39 Ca^{2+} – CAM [V492]

Sicht betrachtet werden, die im Folgenden genauer dargestellt wird.

3.3 Biodynamische Embryologie und Biokinetik

Angesichts der Vielzahl wissenschaftlicher Forschungsarbeiten beschränken wir uns in diesem Abschnitt auf eine kurze Beschreibung der Phänomene, die uns aus osteopathischer Sicht am wesentlichsten erscheinen. Im Rahmen dieses Ansatzes werden wir auf die grundlegenden Parameter der Entwicklung des Organismus und die mikroskopischen und makroskopischen Aspekte der Bewegung eingehen. Diese zeugen von einer echten Dynamik der elementaren Basisstrukturen und ihrem Ausdruck in Form von Motilität und Mobilität. Aktuelle Studien entkräften oder bestätigen unser heutiges Wissen. In der Embryogenese beruhen die Migration großer Zellmassen und ihre präzise Verschiebung auf verschiedenen, meist in gegenseitiger Abhängigkeit stehenden Substanzen. Diese führen zum Auftreten emergierender Eigenschaften, der Selbstorganisation, der Abhängigkeit von Magnetfeldern und verschiedenen Kräften. Sie wirken auf der Grundlage einer bestimmten Form des primitiven Gedächtnisses, von einem lokalen Raster zu einem systemischen Modell. Diese molekulare Chemie bestimmt zwei Hauptfunktionen der Zelle und eine dritte Funktion auf der Gewebeebene:

- die im Wesentlichen auf Gluziden basierende Zellerkennung,
- die von der Proteinstruktur abhängige Zellkommunikation,
- die von der Fettzufuhr abhängige Gewebefusion.

Diese dritte Funktion, die nicht direkt mit der Aktivität des genetischen Codes bei der Ausarbeitung seiner Derivate verbunden ist, liefert die Fusionsfähigkeit, die zur funktionellen Optimierung der im Werden befindlichen Strukturen führt. Diese verschiedenen chemischen Reaktionen unterliegen oft der Aktivierung bestimmter Proteine, die das Eindringen der verschiedenen Faktoren während der Endozytose und der Genaktivität begünstigen.

Dies bedeutet, dass die am Adhäsionsphänomen Zelle-Zelle-Matrix beteiligten Moleküle auf der Oberfläche der Zellen Teil des morphogenetischen Codes sind (➤ Abb. 3.39).

Die extrazelluläre Matrix besteht im Wesentlichen aus fibrösen Proteinen, die in feuchtem Polysaccharidgel eingebettet sind. Die Basalmembran der Muskelzellen bestimmt ihrerseits die Zellpolarität, beeinflusst den Zellstoffwechsel, organisiert die Proteine und ist an der Zellmigration beteiligt. Wenn eine Zelle sich unter dem Einfluss molekularer, membranärer Verbindungen zu verschieben beginnt, verformt sich der Zellkortex. Diese Verformung der Zelle ist vorübergehend, da die Zelle während der induzierten Molekülkaskaden die Erinnerung an ihre Form beibehält.

Zelladhäsion

Die zellulären Adhäsionsmoleküle (CAM) (> Abb. 3.40) beeinflussen durch ihre Konzentration die Verbindungsgeschwindigkeit zwischen den Zellen.

Sie sind an den Interaktionen zwischen den Zellen, an der Morphogenese und der Innervation des Herzens beteiligt. Ihre Präsenz innerhalb des menschlichen Herzens ist proportional zur Entwicklung des Organs und wird durch Faktoren wie die Innervation und die Hypertrophie des Myokards moduliert. Cadherine gehören zu den Substanzen, die für die Zellorganisation des Körpers und die Ausbildung der Organe verantwortlich sind. Die „Reexpression" von Cadherin auf der Ebene der migrierenden Membranen bezeichnet das Ende der laufenden Zellmigration; das Gleiche gilt auch für die neuronalen Cadherine. Die Adhäsionsmoleküle der Nervenzellen (N-CAM) spielen bei der dynamischen Bildung des Perikardschlauchs eine Rolle.

Die Cadherin-Expression setzt sich während der Differenzierung der Myokardozyten fort und ist an der Bildung des Myokards, nicht aber des Endokards beteiligt. Diese Tatsache ist für uns ein Hinweis darauf, dass das N-Cadherin ein essenzielles morphoregulatives Molekül bei der Organogenese des Herzens ist.

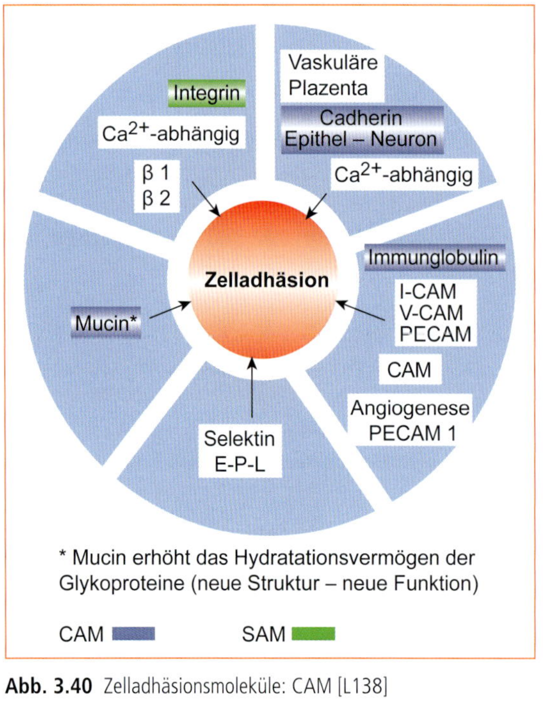

Abb. 3.40 Zelladhäsionsmoleküle: CAM [L138]

Der spiralförmige Aspekt der Triskelione (Proteinkette eines N-CAM), der in der Mikrografie erkennbar ist, bestätigt den spiralförmigen Ausdruck einer „Vorlage" als dynamische Resultante einer Belastung. Er bestätigt auch die Induktionsbeziehung zwischen dem neuroektodermalen Gewebe und dem sich ausbildenden Herzen.

Eine andere Gruppe dieser Verankerungs- und Organisationsproteine sind die Fibronektine. Diese Proteine sind für die Zelladhäsion verantwortlich und spielen eine grundlegende Rolle bei der Organisation des biologischen Milieus, da sie die Zellen an ihrem Platz halten und ihre Migration lenken. Auch hier ist die Quantität der Fibronektine proportional zur Intensität des Zellmigration. Die Transformation der miteinander verbundenen Zellen des Epithels in mobile mesenchymatöse Massen ist für die Bildung spezifischer Gewebe von entscheidender Bedeutung. Die räumliche Organisation des Bindegewebes durch die Sekretion von FGF (*Fibroblast Growth Factor*) lenkt das Blutgefäßnetz, das die faszialen und vaskulären Hüllen in einer Wechselwirkung von Struktur und Funktion verbindet, und ist abhängig vom allgegenwärtigen Integrinprotein, das auch in den Gefäßwänden zu finden und mit dem Fibroblastenwachstumsfaktor (FGF) verbunden ist.

Arterien und Nerven

Die Fibronektinkonzentration, welche die Grundlage für die Zellverschiebung bildet, ist umgekehrt proportional zur N-CAM-Konzentration auf der Zelloberfläche. In ihrer ekto- und mesodermalen Expression bilden die N-CAM die erste Verknüpfung in der Organogenese des Gehirns und des Herzens. Sie gehen den neurologischen und endokrinen Bahnen voraus, welche die Herzaktivität bedingen. Auch hier ist es wieder die für die Zelladhäsion verantwortliche Proteinsynthese, die eine grundlegende Rolle bei der Organisation des Gefäßsystems spielt. Die N-CAM sind auch an der Entwicklung des Nervensystems beteiligt. Auch wenn wir den Entwicklungsweg des venösen Systems außerhalb der Lokalisierung der verschiedenen Austauschbläschen noch nicht in allen Details verstehen, wissen wir heute, aufgrund jüngster universitärer Studien über die Arterien, dass ein gemeinsames Entwicklungsmuster dazu führt, dass die Bahnen der kleinen Arterien die Nervenbahnen nachahmen. Diese in der fortschreitenden Entwicklung vorhandene Synergie wird von dem Ausdruck der chemischen Botschaften unterstützt, die für das Arteriolensystem bestimmt sind. Der vaskuläre endotheliale Wachstumsfaktor (VEGF) wird sezerniert durch die Schwannzellen, die aus der zervikalen und dorsalen Neuralleiste stammen (Isolierung der Zellen in der Dorsalregion des Neuralrohrs). Sie stehen unter dem Einfluss morphogener Moleküle (WNT und BMP). Der VEGF haftet den Arterienzellen an und bewirkt ihre Teilung und Differenzierung. Die Entwicklung des arteriellen Gewebes erfolgt in der Richtung der größten Konzentration des endothelialen Faktors. In der Folge legen sich, wieder unter dem Einfluss der Nerven, Muskelzellen um die Arterien. Kleine Wülste oder periphere Druckpumpen bewirken die Fortbewegung des flüssigen, sich entwickelnden Blutgewebes. Die laminare Strömung in den kleinen Gefäßen wird durch die Anhäufung roter Blutkörperchen und unter dem Einfluss der peripheren Herzklappen teilweise turbulent. Diese turbulenten Strömungen gleichen einem Echo der zentralen Aktivität.

Die Zufuhr von Sauerstoff und anderen Substanzen in die umliegenden Gewebe stimuliert das lokale Wachstum, von dem auch das Nervengewebe profitiert. Die derart stimulierte Längenausdehnung der Axone projiziert sich auf die kontraktilen Zellen. Aus dieser Dichotomie entsteht die Variabilität im Lumen der Gefäßwände. Dieser erstaunliche Mechanismus der Angiogenese kann allerdings durch das Angiostatin und das Endostatin, Substanzen die 1974 und 1977 entdeckt wurden, gehemmt werden. Wenn die Adhäsion auf molekularer Ebene die dynamische Manifestation der Interaktionsphänome ist, so ist das parallel dazu entstehende arterio-venöse Netzwerk der lokale Ausdruck der intensiven metabolischen Aktivität, wobei sich die neuroektodermalen und mesenchymatösen Gewebe gegenseitig beeinflussen.

Aktin und Aktin-Bindung

Die an bestimmten Orten erfolgte Induktion lässt ein sehr präzises Programm ablaufen, dessen erste Ansätze als Grundlage für die Bildung der nachfolgenden Strukturen dienen. Zu den chemischen Reaktionen kommen elektrische Phänomene, die innerhalb der verschiedenen Substrate langfristig eine Polarisierung bewirken (Reduzierung der elektromotorischen Kraft). Diese elektrolytische Aktivität ermöglicht über die Schaffung von Kreisläufen eine Strukturierung und über den Ausgleich des Stoffwechsels die Entstehung einer Form, die sich durch eine spezifische Funktion ausdrückt. Die Interaktionen zwischen den verschiedenen Fibronektinen, den Komponenten der extrazellulären Matrix und den sich bewegenden Zellen sind nunmehr wohl definiert und inszenieren diese biodynamische Embryologie.

Die Rezeptoren passen sich in ihrer Vielfalt an die Induktionen und an die motorische Qualität der Elemente an. Andere Rezeptoren (CAM) mit höherer Affinität ermöglichen eine größere Stabilität der Zellmigration. Allerdings wird hier ein Selektionsmodus verwendet, der sich vom Schlüssel-Schloss-Modell unterscheidet, so etwa durch die unter gleichzeitiger Verbrennung von ATP ablaufende Verschiebung des Kinesins auf den Tubulinaggregaten, die durch die asymmetrische Anordnung der Tubulinfilamente entsteht. Diese Belastungen werden moduliert durch die Bindung von Aktin, ein für das Zellskelett essenzielles Protein, und durch die Aktivität der Lamellipodien und Filopodien, die eine sensorielle Funktion erfüllen. Durch diesen Vorgang wird letztlich die Migrationsrichtung bestimmt. Die Zellen können sich nur durch Veränderungen in ihrer Organisation fortbewegen, durch Änderungen in der Anordnung der Aktinfilamente, die durch ein *Actin binding Protein* (ABP) entweder gebündelt oder vernetzt werden. Das ABP organisiert die unregelmäßigen Aktinanhäufungen im Bereich des Zellkortex zu einem dreidimensionalen Netz. Allerdings enthalten Filopodien, Adhäsionsblättchen und die Z-Streifen der Muskelzellen das gleiche Protein, Alpha-Aktinin.

Alpha-Aktinin wird damit zum Proteinkontinuum zwischen den verschiedenen Etappen des embryonalen Lebens, die von der Organogenese des Herzens zu einer spezifischen, mit der räumlichen Anordnung des Proteins verknüpften Funktion führen und sich von der Stammzelle zum Myokardiozyten weiterentwickeln. Dank seiner mechanischen Eigenschaften ermöglicht das Aktin den Zellstoffwechsel und folglich, über die Herzkontraktion, den Stoffwechsel im Organismus.

Induktionssignale

Die Suche nach den Mechanismen der Embryogenese bestätigt zudem, über einen anderen Weg, die Existenz von morphogenetischen Feldern, die Informations- und Differenzierungsgradienten unterworfen sind. Die Molekularbiologie konnte bereits in den 80er Jahren vier Gruppen von so genannten Homöobox-Genen (Hox-Genen) isolieren, die für die embryonale Kartografie und somit für die Implantation zukünftiger Organe an der Vorder- und Hinterseite des Körpers verantwortlich sind. Die genaue Position der homöotischen Gene (Hox-Cluster) auf den Chromosomen bestimmt ihren Expressionsort. Sie wirken auf die untergeordneten Gene in den Mesodermzellen. Deren Wachstum scheint direkt mit der Proteinproduktion durch die Dottersackzellen verbunden zu sein, die wiederum auf die Gene der Ektodermzellen einwirken. Die Induktion des Mesoderms durch das Ektoderm kann nur über die Weitergabe verschiedener Faktoren der Dottersackzellen erfolgen. Diese Weitergabe erfolgt in Pyramidenform, wobei jedes

Element das Teilgedächtnis des Ganzen darstellt. Die sequenzielle Aktivierung der Homöobox-Gene im Laufe der Morphogenese wird vermutlich durch Wachstumsfaktoren wie etwa die Retinsäure sichergestellt. Die Kernrezeptoren der Retinsäure, eines Vitamin A Derivats, sind auch an der Bildung der Membranen beteiligt. Sie sind zudem Indikatoren für die Zellpositionierung. Diese Induktionssignale findet man auch im Herzen in der Form unterschiedlicher Normalisierungsmechanismen wieder, wie wir im Kapitel über die Organogenese des Herzens noch sehen werden. Wir werden zu diesen Induktionssignalen allerdings keine vollständige Liste aufstellen, sondern überlassen es dem Leser, diesen Themenbereich selbst weiter zu vertiefen.

Dynamische Verbindungen

Zudem kann man sich, dank der Entdeckung des Trabekelnetzes, heute auch vorstellen, dass es im Zytoplasma eine strukturelle und funktionelle Einheit zwischen den verschiedenen Elementen gibt. Neben den intrazellulären Verschiebungen entsteht auch eine membranäre Mobilität. Intermediärfilamente (das Desmin der Myozyten, das Vimentin der Mesenchymzellen) sichern die dynamische Verbindung zwischen der Zelle und den extrazellulären Strukturen. Während des Wachstums führt die Zelldifferenzierung zu einer Spezialisierung, wodurch die Zellen, als Antwort auf externe Signale, ihre Chemie verändern und unterschiedliche Funktionen erhalten. Diese Zellspezifizierung wird aufrechterhalten, auch wenn die Einflüsse verschwunden sind, die ihre Differenzierung lenken. Dieses Phänomen wird als Gedächtnis bezeichnet. „Die endgültige Form ist Ausdruck einer langen Entwicklungsgeschichte, an die sich die Zellen erinnern“ *(Alberts B. Biologie moléculaire de la Cellule. Edition Flammarion: 1998).*

Den eigentlichen Gestalter dieser Dynamik muss man im Inneren der Zelle suchen. Das Zentrosom gilt heute als das Zellorganell zur Strukturierung der Zelle und ihres Zytoskeletts. Das Zentrosom bestimmt die Form, die Polarität und die Bewegungen der Zellen. Die bereits 1857 beschriebenen brownschen Bewegungen sind von der sequenziellen Aktivierung der sich ständig bewegenden Moleküle abhängig. Meist handelt es sich dabei um polarisierte Strukturproteine, die Energie (ATP) verbrauchen. Die Kinetik der Aktin-Myosin-Bindung des Zytoskeletts gleicht in erstaunlicher Weise der Kinetik des Muskels. Hinzu kommt, dass die verschmolzenen (Mikrotubuli von α- und β-Tubulin), polarisierten (postiv-negativ) GTP-/GDP-Strukturen (Guanosintriphosphat, Guanosindiphosphat) eine dynamische vor- und zurückverlaufende, sich verlängernde und verkürzende Instabilität organisieren. Genau dieses kinetische Modell finden wir im Zentrum der Herzbewegung zwischen den beiden Extremposition von Systole und Diastole wieder. Die Systole stellt dabei die aktuelle Position, die Diastole die frühere Position dar.

Die klassische Austreibungsfunktion der Flüssigkeiten wird durch die externe rechtsdrehende Bewegung des Herzens festgelegt. Seine Strukturierung erfolgt durch die interne linksdrehende Bewegung. Der Herzzyklus ist somit der alternierende Ausdruck seiner Struktur und seiner Funktion. Nach E. Blechschmidt unterscheidet sich die primäre embryonale Funktion von der erworbenen Funktion.

Primäre und erworbene Funktion

Die primäre embryonale Funktion schafft eine Struktur, diese bewirkt eine Funktion, die eine zweite Struktur erzeugt, aus der sich die erworbene, definitive aber evolutive Funktion ergibt. In ihrer Entwicklung von der primären zur aktuellen Form ist die Form der alternierende Ausdruck einer exzentrischen und einer konzentrischen Informationsphase, welche die Anpassungsfähigkeit des Organismus an die Peripherie widerspiegelt. Wenn die Rolle des embryonalen Herzens darin besteht, einen freien Fluss von Informationen über Form und Struktur und deren exzentrische Verteilung entlang der Zentralachse sicherzustellen, dann besteht seine erworbene Rolle unserer Meinung nach darin, das periphere Blut zu sammeln. Deshalb ziehen wir es vor, die Diastole (Ausdehnung der Kammern) als den Ausdruck der Herzfunktion zu betrachten. Die Systole (Zusammenziehen der Kammern) ist nur teilweise das Ergebnis des Unterschieds zwischen den intramuralen und den umliegenden Drücken, die entlang der Achse des „Descensus viscerum“ zum Ausdruck kommen. Die Muskelkontraktion könnte somit als die Resultante eines langen Strukturierungsprozesses angesehen werden. Aus Gründen, die wir nicht nachvollziehen können, zogen die uns unterrichtenden Physiologen die visuelle Analyse der Phänomene vor, mit denen sie im Zusammenhang mit dem Herzmuskel konfrontiert waren. Aus Respekt vor unseren Lehrern haben wir uns entschieden, die gleiche konventionelle Terminologie zu verwenden.

Molekulare Signale als elektromagnetisches Phänomen

Die verschiedenen Beobachtungen bestätigen die elektromagnetische Natur des molekularen Signals. Das so geschaffene elektromagnetische Feld kann die Flüssigkeiten zu einer effektiven Kondensierung ordnen, sodass eine Struktur entsteht. Dieses Prinzip ist integraler Bestandteil der biodynamischen embryologischen Prinzipien und der Selbstkorrektur- und Behandlungsmechanismen (Tixotropismus). Die Informationsweitergabe erfolgt über die polarisierten und mit geladenen Molekülen verbundenen Wasserdipole. Die Asymmetrie der O-H-Verbindungen erzeugt einen dipolaren elektrischen Moment, eine elektro-chemische Asymmetrie, die wir auch auf der transmembranären (+/−) Ebene wiederfinden. Die Differenz von geringer elektrischer Intensität (60 Mikrovolt) polarisiert das Zytoplasma positiv (oder rechtsdrehend), im Gegensatz zur Außenfläche der Membran, die negativ (oder linksdrehend) polarisiert wird. Diese Parameter können sich im zeitlichen Verlauf ändern und zu Vorläufern kardiovaskulärer Erkrankungen werden. Die Phänomene der Osmolarität werden durch die Polarisierung der im Wettbewerb befindlichen Elemente zu elektromagnetischen, meist rechtsdrehenden Reaktionen. Die elektrischen Austauschprozesse sind lokale Neurotransmitter-Faktoren, aber auch trophische Faktoren für das Gewebe (die geringe elektrische Stimulierung der roten Blutkörperchen kann zu ihrer Umwandlung in Blasteme, d. h. nicht differenziertes embryonales Gewebe führen). Die Elektrophysiologie wird direkt und vornehmlich durch die Kalziumoszillationen beeinflusst. Auch wenn die zelluläre Motilität durch den in Strömungen organisierten Ionen- und osmotischen Austausch erfolgt, bleibt sie doch eine lokale, basale Aktivität, die bestimmte Mechanismen der physiologischen Kinetik sowie spezifische Analogien andeutet, auf die wir im Weiteren noch zurückkommen werden.

Die kontraktile Aktivität des Zentrosoms und seine Orientierung in eine bestimmte Richtung über die Expression oder Nicht-Expression bestimmter Gene bewirkt bei den Zellen eine bestimmte rhythmische Kinetik, die an ihre Nachkommen als charakteristische Eigenschaften des Gewebes, aus dem sie hervorgegangen sind, weitervererbt wird.

Gewebe-Erinnerung

Dieses getreu weitergegebene Erbe beinhaltet eine bestimmte Form der Erinnerung gegenüber der ursprünglichen morphologischen Botschaft (*Blue Print*). Die Motilität organisiert sich mit Bezug auf diese Erinnerung, der die Mechanismen der Organentwicklung zugrunde liegen, die ihrerseits auf die lenkenden Effekte bestimmter Substanzen zurückzuführen sind und durch die elektro-ionische Aktivität erhalten werden. Dies zeigt uns, wie unausweichlich das Prinzip des Stoffwechsels (Gesamtheit der chemischen Veränderungen, die innerhalb des Organismus dazu dienen, seinen Bedarf an Energie, Bildung, Erhaltung, Reparatur der Gewebe und Entstehung bestimmter Substanzen zu decken) für die dynamische Embryologie ist. Diese Einsicht bedeutet aber auch, dass sich die Wissenschaft des Lebenden nicht mehr mit einer Beschreibung der lebenswichtigen Organe und der komplexen, das Leben gestaltenden Systeme zufriedengeben kann. Es ist Aufgabe der Biologie, sich der vielfältigen und zahllosen Faktoren unterliegenden Wechselwirkungen anzunehmen, die als Dynamik des Phasenwechsels, als kollektives, wechselseitig abhängiges kinetisches Verhalten erscheinen. Hieraus bezieht der lebende Organismus seine Ordnung und seine scheinbare Stabilität. So ist es möglich, von einer zufälligen Bewegung zu einer vorbestimmten und in ihrer Abfolge beobachtbaren Funktion zu gelangen, die analysierbar ist – zumindest teilweise, denn unsere Wahrnehmung dieser Phänomene unterliegt ja auch unseren persönlichen Begrenzungen.

Dies gilt auch für die Beurteilung der blastischen (= Führungslinien), tissulären, organischen und systemischen (= Mittellinie) Kraftlinien. Wenn wir uns dieser Linien im Laufe einer Behandlung bewusst werden, zeigen sie uns ein elektromechanisches Potenzial zur Umsetzung eines zellulären, tissulären, organischen oder systemischen Stroms. Dieser Strom wird zur Manifestation spezifischer molekularer Aktivierungen und Transkriptionsfaktoren, Ausdruck einer zellulären Abstammung und von Regulationsgenen. Unser übertriebenes Bedürfnis nach Intellektualisierung versucht diesem Prozess sein Wesen zu entreißen und im Sinne wahrhaft paradiesischer Zustände, einem Adam gleich, alles zu benennen. Dadurch versuchen wir relative, dynamische Strukturen auf Linien zu reduzieren, die mehr Raum erfordern, als wir ihnen oftmals zu geben in der Lage sind!

Von der Totipotenz der Zelle (vom befruchteten Ei zur Morula) entwickeln wir uns zu einer Pluripotenz. Diese erste Entscheidung der Zelllinie führt durch die Veränderung der Funktion zu einem differenzierten Gewebe und zu einer Veränderung seiner Umgebung: der Blastozyste. Aus dieser entstehen zwei Zelllinien, Epiblast und Hypoblast, aus denen sich wiederum fünf „dermale" Strukturen ableiten.

Somit entsteht aus einem einheitlichen Ganzen (befruchtetes Ei) zunächst eine Blastozyste, dann zwei „Blasten" (Epiblast und Hypoblast), welche schließlich zu fünf „Dermen" werden:

- „Notoderm": struktureller Organisationsplan, Gleichgewichtspunkt: Nucleus pulposus von Th 9 und seine lemniskale Beziehung zum Sphenoid,

- Ektoderm Organisationsplan der flüssigen Elektrizität, Gleichgewichtspunkt: Sutherland-Fulcrum (Falx cerebri, Tentorium cerebelli, Falx cerebelli),
- Mesoderm: Organisationsplan der elektrischen Flüssigkeit, Gleichgewichtspunkt: Herz, das Aufhängungsfulcrum par excellence
- Entoderm: Organisationsplan für den Stoffwechsel, innere Organisation, Gleichgewichtspunkt: Milz,
- Zusätzlich: die extraembryonalen Derivate und die Plazenta als Gleichgewichtspunkt.

Die enge Abhängigkeit dieser Derivate vom epiblastischen Gewebe sollte dabei nicht vernachlässigt werden. Selbst die Chorda dorsalis enthält entodermale Anteile.

Die komplexe Vernetzung der Gewebe macht eine schwierige und trennende Klassifikation notwendig, wobei jeder für seine eigene Praxis diese nach eigenem Interesse weiterentwickeln kann.

In diesem Zusammenhang sollten wir nicht vergessen, dass die strukturierenden Linien spezifische Rhythmen ausdrücken. Über die *Midlines* wird der Atem des Lebens animiert (W. G. Sutherlands *Breath of Life*).

Unsere Interpretation liegt dabei mehr auf qualitativer Ebene (im Sinne von Harmonie, Spannung, Dichte, Temperatur, Motilität, Vibration, *Potency,* Lumineszenz, Inspiration/Expiration) als auf quantitativer Ebene. Schließlich sind wir auf der Suche nach dem Raum dazwischen (*Space between*), der Ausdruck der Gesundheit selbst ist.

Die Mittellinie

Die organischen, tissulären oder zellulären Veränderungen schließen auch den Ausdruck einer Funktion (quantische Mittellinie nach Sills) ein, der über der einfachen organischen Form steht. Diese drückt sich nicht an einem Ort, sondern in einem Raum aus. Ihre Vitalität entspricht der einer im zeitlichen Sinn endlosen Spirale, die in Bezug zu einer dynamischen Mittellinie von Inhalation und Exhalation steht. Jede Lebensform ist universell organisiert und unterstützt diese außergewöhnliche Homogenität, die wir manchmal wahrnehmen. Jede Veränderung in dieser Ausdrucksebene führt zur Wahrnehmung von chaotischen, entarteten, jenseits der orthogonalen Strukturachsen und der spiralförmigen Funktionsachsen zugrunde liegenden Achsen.

Diese verschiedenen Ebenen bedingen eine Erinnerung an die ersten Momente sowohl im Sinne der Bewegung (Motilität/Mobilität) als auch im Sinne eines Auflagepunkts (Fulcrum), verbunden mit einer Zeitabhängigkeit. Diese verschiedenen Parameter werden somit für die Kenntnisse räumlicher (3D) Tatsachen und deren zeitlichen Nebenerscheinungen (4D) für die von uns angestrebte therapeutische Anwendung von wesentlicher Bedeutung sein.

Die Tatsache, dass wir bei Behandlungen chronischer Störungen auf die unterbewusste Erinnerung der Organogenese zurückgreifen, zeigt, dass diese Vorgehensweise für die „moderne" osteopathische Praxis von fundamentaler Bedeutung ist. Ausgehend von einem Gleichgewichtspunkt (*Balance Point*) stellen wir in den Geweben ein Gleichgewicht (*Release*) her und geben der Struktur die Möglichkeit, ihre Motilität und Mobilität gegenüber einer Geschichte wiederzuerlangen, die durch die Inhibition des Prozesses geprägt ist. Die neu gefundene Freiheit garantiert die aktualisierte Funktion. Die Reharmonisierung der embryologischen Muster (*Patterns*) folgt dem oft gehörten Rat dass man *in the right place, at the right time,* also am richtigen Ort zur richtigen Zeit und, damit verbunden, im richtigen Tempo ansetzen muss.

Die Gewebefunktion ist Ausdruck dieser langen Strukturierung. Ihr mnestischer Charakter wird unterbewusst durch die chemischen neurohormonellen Mediatorsubstanzen erhalten, die während der Behandlung neu aktiviert werden.

Im nächsten Kapitel untersuchen wir diese spezifische Dynamik in Bezug auf das Herz.

KAPITEL

4 Die Organogenese des Herzens

Die Entwicklungsgeschichte des Herzmuskels zeichnet sich durch die Komplexität der zu unterschiedlichen Zeiten und an unterschiedlichen Orten stattfindenden morphogenetischen Ereignisse aus, und das, obwohl dieser Muskel im Hinblick auf seinen Phänotyp einem Skelettmuskel durchaus ähnlich ist.

Diese Ereignisse lassen ein mit Hohlräumen ausgestattetes Organ entstehen, das erste funktionelle Organ des Embryos (*Cor primum vivens*) „Dort finden wir die erste Bewegung des Lebens im Embryo und wir stellen uns die Frage: Was ist das Leben? Was ist das Herz?" *(Still AT. in: The Journal of Osteopathy. May 1904 p. 193–194)*. Die Unterteilung des Herzens in verschiedene Kammern ist hinsichtlich der Tatsache, dass es sich um eine mit Klappen ausgestattete Druckpumpe handelt, von entscheidender Bedeutung. Diese Pumpe ist zudem Hinweis dafür, dass es notwendig ist, die Rhythmusdifferenz zwischen dem abdominalen und dem kranialen Abschnitt des Fetus und die variablen Drücke in der Brusthöhle zu integrieren (➤ Abb. 4.1).

Während des kontinuierlichen Prozesses der Organogenese des Herzens wird die Embryonalentwicklung durch die Abfolge unterschiedlicher, manchmal nur kurzzeitig auftretender Signale aufrechterhalten. Diese Entwicklung erfolgt in Kaskaden, die durch verschiedene Faktoren ausgelöst werden. Jüngste Analysen zur Entstehung des Herz-Kreislauf-Systems konnten nachweisen, dass der Ausdruck spezifischer Programme, welche die Differenzierung, das Wachstum, die Migration, die Spezifizierung und die Apoptose der Zellen bestimmen, von unterschiedlichen Transkriptionsfaktoren abhängig ist.

Transkriptionsfaktoren

Zwei große Gruppen von Reizen bestimmen auf den verschiedenen Ebenen der Implantation, der Lokalisation und der Verantwortung für die Transkription das evolutive Muster:

- Aus chemischer Sicht werden heute neben den Faktoren, die die molekularen Kaskadenreaktionen auslösen (NKx, GATA, HAND, IRx usw.) auch andere Gene (T-Box, Pitx usw.) mit der Kardiogenese in Verbindung gebracht. Bemerkenswert ist dabei, dass Gene wie T-Box-5 auch in den Extremitätenknospen des Embryos anzutreffen sind. (Dadurch kann möglicherweise über die Induktion ein Zusammenhang zwischen Genetik und Physiopathologie hergestellt werden, welche die von Patienten beschriebenen Schmerzen erklären könnte.) Ebenso interessant ist die Tatsache, dass eine geringe Menge an Myokardvorläuferzellen auch im Mesoderm des Pharynx zu finden sind. Rezeptoren (ALK) für die knochenmorphogenetischen Proteine (BMP), einer Untergruppe der transformierenden Wachstumsfaktoren (TGF), werden während der Entwicklungsphase des Herzens ständig ausgedrückt.
- Aus mechanischer Sicht sind die Flüssigkeiten durch ihre Druck- und Viskoseeigenschaften an der Entstehung eines fluiden, aus zwei unterschiedlichen Strömungen und vier (oder auch fünf und mehr) Kammern bestehenden Herzens beteiligt. Hydraulische Kräfte werden heute aufgrund der in den perfundierenden Flüssigkeiten enthaltenen Dynamik immer mehr als ein zusätzliches epigenetisches Element betrachtet.

Chemische und mechanische Stimulation

Das Entstehen des Herzens als Druckpumpe wird damit durch ein Konzept ersetzt, das sich durch die beiden in wechselseitiger Abhängigkeit stehenden chemischen und mechanischen Stimulationswege ausdrückt. Dieses neue Konzept wird durch die Organisation eines doppelten Stroms konkret dargestellt, der eine existenzielle Dualität zwischen der lokalen, aus Arterien und Venen bestehenden Welt, und einer dritten, ebenfalls rhythmischen flüssigen regionalen Welt aufweist. Seine konkrete Umsetzung ist eng mit der Retinsäurekonzentration (Vitamin A Derivat) verbunden, die bei der Angiogenese eine herausragende Rolle spielt. Diese verschiedenen Kräfte beeinflussen nicht nur die aufeinanderfolgenden Drehungen des zukünftigen Herzens und die verschiedenen Phasen der Herzschleife, die parallel zur Einrollbewegung des Darms stattfinden, sondern auch die Ausbildung der Knospen für das Endokard und die Septen. Sie führen zu einer organischen entodermalen Asymmetrie. Aus der Sicht des splanchnischen Mesoderms weist das Herz zwei hämodynamische Funktionsfelder auf:

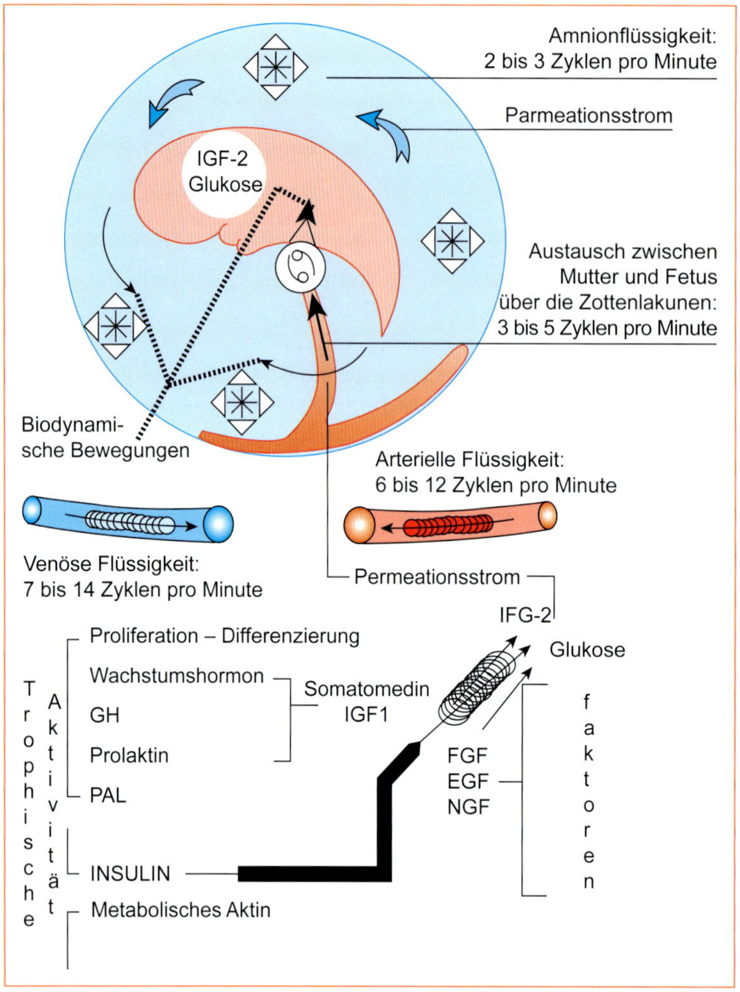

Abb. 4.1 Einflussfaktoren [L138]

- ein anteriores und arterielles Feld und
- ein posteriores und venöses Feld.

Jede Etappe dieses Prozesses erweist sich als ein zusätzlicher, kontrollierter und unerlässlicher Schritt. So betrachtet erscheint uns, auch aufgrund der zahlreichen Wechselwirkungen auf der Stoffwechselebene, eine Trennung zwischen den vaskulären und kardialen embryonalen Achsen problematisch. Wir wollen deshalb eine globalere und dynamischere Sicht dieser Genese vorstellen, die sich auch in unserer Praxis widerspiegelt.

Nachdem wir in allgemeiner Form gesehen haben, wie sich das kinetische Gedächtnis der Zellen in Bewegung setzt, gehen wir im Folgenden auf die spezifische Organogenese des Herz-Kreislauf-Systems ein. Dabei befassen wir uns speziell mit der mnestischen Qualität der Weitergabe der biodynamischen Informationen, welche die Form entstehen lassen. Die erste Aufgabe dieses Systems besteht in der Tat darin, materielle Formen zu schaffen, das heißt Hohlräume, in denen das Blut aufgenommen werden kann, sowie „Rohrleitungen", die das Blut verteilen. (➤ Abb. 4.2).

Die asymmetrische räumliche Orientierung der Organe im Körper – vom konzeptuellen Wesen zum vesikulären, sphärischen bis hin zum räumlichen, dreidimensionalen Wesen – erfolgt einerseits durch die sequenzielle Aktivierung der Lateralitätsgene (Lefty, Pitx2) zu spezifischen Transkriptionen, die das Programm zur Aufrechterhaltung der sich entwickelnden Symmetrie hemmen, andererseits durch die embryonale Entwicklung eines zentralen Gefäßes, des Herzens, einer zellulären, Blut bildenden mesodermalen Konzentration, „Wunder des Menschen und Geheimnis des Lebens, das wir mit dem Auge der reinsten Vernunft nur unzureichend in der Brust wahrnehmen können." *(Still AT. in: The Journal of Osteopathy. May 1904 p. 44)* Seine Entwicklung innerhalb des Embryos erfordert grundlegende Bedingungen, die mit der Differenzierungszeit der Keimblätter und mit dem Raum zusammenhängen. Der Raum definiert sich über die embryonale Entwicklungs-

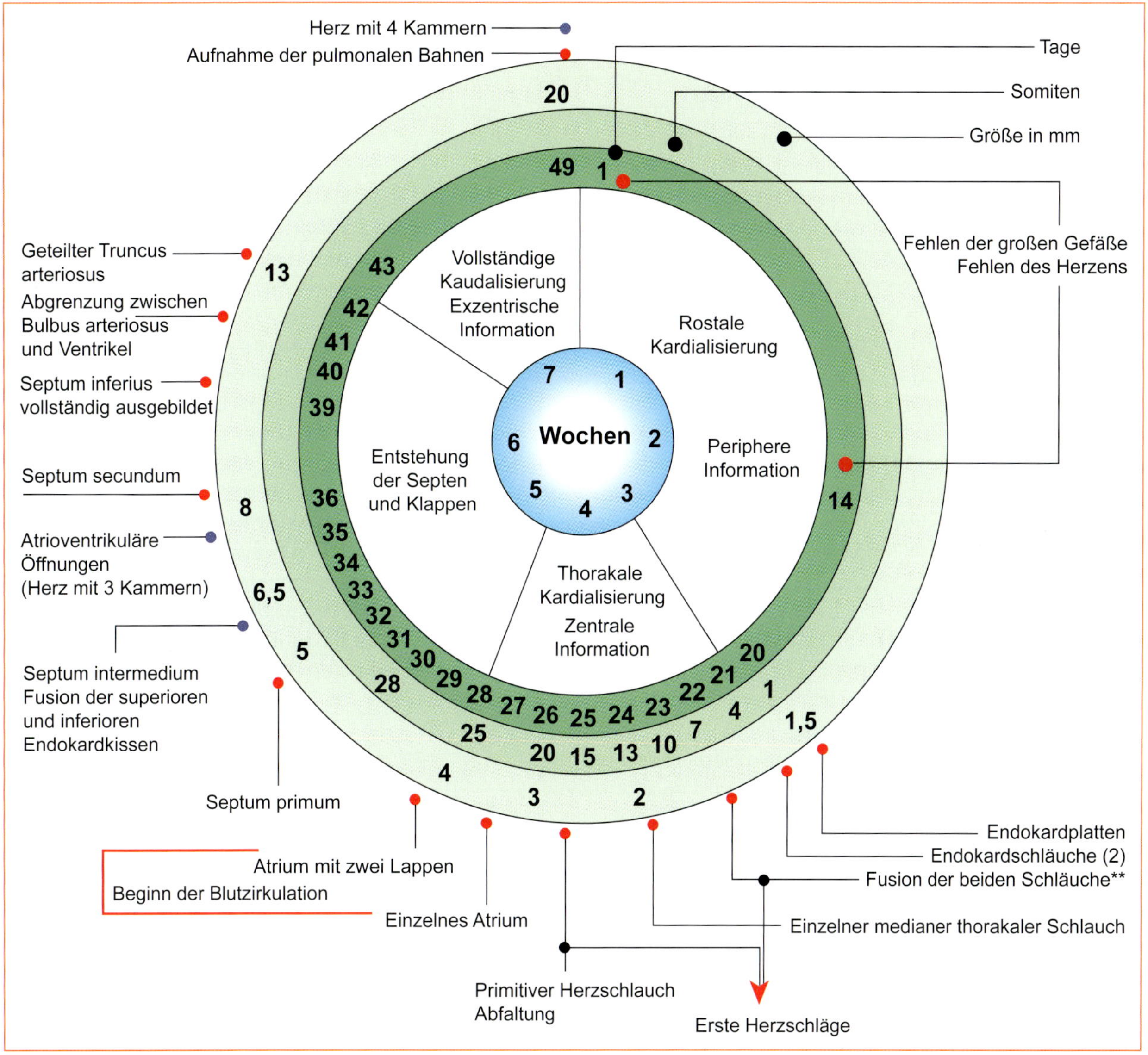

Abb. 4.2 Kardiogenese [L138]

Zusatzinformation zu Abb. 4.2: ** Fusion der beiden Schläuche durch die Abfaltung des Embryos und beginnende Besiedlung des Herzschlauchs durch das splanchnopleurale Mesoderm, aus dem das Myokard und die Herzgallerte hervorgehen. Besiedlung des Myokards durch Mesothelzellen und Entstehung des Epikards.

achse. Er wird durch die Ausbildung einer Keimscheibe und die Kondensierung der Zellen der Neuralleiste und der Neuralrinne materialisiert. Diese Zellen werden in der modernen Embryologie als das vierte, aus dem neurektodermalen Stoffwechselfeld hervorgehende Keimblatt bezeichnet. Die Keimblätter organisieren über den präzisen zeitlichen Verlauf der Induktion das Körperschema. Damit wird die Keimscheibe zum Sitz zahlreicher Veränderungen, die durch ein höheres Potenzial zur Proliferation und Reproduktion der Zellen zum Ausdruck kommen. Innerhalb der sich ausbildenden Gefäßsysteme ist das Herz somit lediglich der Ort für einen hohen Spezifikationsgrad des Gefäßsystems, welches mit der Entstehung des intraembryonalen Mesoblasten während der Gastrulation verbunden ist. Die Morphogenese des Herzens umfasst intrinsische Interaktionen auf zellulärer und molekularer Ebene, die innerhalb einer sich fortentwickelnden mechanischen und hydraulischen Funktion stattfinden, sowie extrinsische Interaktionen mit den sich entwickelnden Organen.

Primitive Blutzellen

Das vaskuläre Gedächtnis des Embryos strukturiert sich zunächst über die Uskow-Keime (Protoplasmahaufen mit zahlreichen Kernen, welche die Form zylindrischer knotiger Stränge annehmen, zunächst isoliert auftreten und dann zu einem kontinuierlichen Netz verschmelzen). Diese primitiven Blutzellen entstehen aus einem entodermalen Wulst im Bereich des Dottersacks. In der Folge gleiten sie zwischen die Splanchnopleura und das Entoderm. In diesem frühen Stadium sind die Zellen vom Mesoderm unabhängig, es wird ihnen wenig später eine vollständige Umhüllung bieten (massive Stränge der mesodermalen Remak- und Kölliker-Zellen). Diese Zellen sammeln sich zu den Wolff-Inseln (Blutinseln), die zunächst an Länge zunehmen, sich dann seitlich verzweigen und miteinander zu einem vaskulären Netzwerk verbinden *(Testut L. Traité d'anatomie humaine. Tome IV, p. 1172)*. Sie stehen unter dem Einfluss des vaskulären endothelialen Wachstumsfaktors (VEGF), der 1983 an der Harvard Universität von Harold Vorak entdeckt wurde. Der Ausdruck dieses Faktors, der auch als vaskulärer Permeabilitätsfaktor (VPF) bezeichnet wird, erfolgt während der embryonalen Entwicklung und der Entwicklung der Plazenta. Seine Aktivität bewirkt die Extravasation von Fibrogen und Fibronektin. Das Fibronektin verändert die Zusammensetzung der extrazellulären Matrix für die Angiogenese (> Abb. 4.3).

Die Sekretion wird durch ein Protein reguliert, das teilweise durch die X-Granula der Thrombozyten sezerniert wird und von Lawler 1978 als Thrombospondin (VEGF-Hemmer) bezeichnet wurde. Diese mnestische vaskuläre Fähigkeit wird über die Hämangioblasten in drei Stadien organisiert:

- Dottersackstadium von der 3. Woche zum 2. Monat,
- Allantois-Stadium vom 2. zum 7. Monat,
- Pränatales Stadium vom 8. zum 9. Monat.

Die Zellen besiedeln auch die Somatopleura, ein Hinweise auf die primäre Somitenorganisation und die räumliche Bewegung des Embryos. In diesen trophischen Nischen wurde der gemeinsame Vorfahre der hämatopoetischen und endothelialen Zellen aufgespürt. Er steht unter dem Einfluss von Wachstumsfaktoren (VEGF), den c-kit-Liganden (der Ligand eines Rezeptors ist ein Molekül, das speziell durch den betreffenden Rezeptor erkannt wird. Liganden können endogen oder exogen sein). Allerdings können die Zellen des Blastems keinen Herzmuskel bilden (*Kennedy et al. A Common Precursor for Primitive Erythropoiesis and Definitive Hematopoiesis. Nature 1997;346:488–493*). Wahrscheinlich handelt es sich um ein Potenzial, das im Laufe der Evolution zugunsten einer wettbewerbsfähigeren Zelllinie aufgegeben wurde, um eine andere genetische Familie zu bilden.

Die vollständige Aufrichtung des Herzens erfolgt postnatal in den ersten sieben Lebensjahren. Der Herzspitzenstoß wird bis zum Alter von 7 Jahren auf der linken Seite im vierten Interkostalraum wahrgenommen, anschließend im linken fünften Interkostalraum. Position und Struktur des Herzens entwickeln sich bis zum Tod ständig weiter.

4.1 Das Dottersackstadium

In der zweiten Woche erfolgt innerhalb des Embryoblasten die Differenzierung zwischen Ektoblast und Entoblast. In dieser Phase arrodiert der Synzytiotrophoblast die Blutgefäße des Endometriums. Mütterliches Blut strömt in die Lakunen ein und verlässt sie wieder, dadurch entsteht die erste Zirkulation, der primitive uteroplazentare Kreislauf. Dieser stellt die erste Verbindung

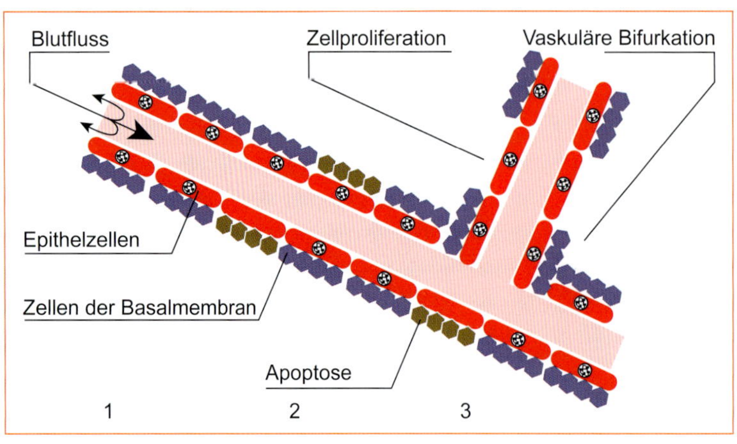

Abb. 4.3 Angiogenese [L138]

eines flüssigen Gewebes zwischen der Mutter und dem Embryo her, über die eine elektrische, physiologische, mechanische und emotionale Informationsübertragung stattfindet. Der erste Austausch zwischen Embryo und Mutter entsteht. Informationen des mütterlichen Blutes (Plasma und Serum), das in den Lakunen ein- und ausfließt, werden auf diesem Weg weitergeleitet. Zudem besteht eine fasziale Kontinuität zwischen dem extraembryonalen und dem intraembryonalen Mesoderm. Ab dem 20. Tag ist dieser physikalisch-chemische Austausch für die Entwicklung des Embryos nicht mehr ausreichend, sodass es zum Aufbau eines neuen Ernährungssystems kommt. Die qualitative Transformation (Entwicklung) und die qualitative Evolution (Wachstum) begleiten den Embryo von einem Stadium frei beweglicher Zellen bis zur Organisation von koordinierten untereinander verbundenen Systemen.

Das aus dem ungleichen Wachstum zwischen Ektoblast und Endoblast hervorgehende mesoblastische Gewebe lenkt die Stoffwechselprodukte entlang begrenzender Gewebe (Phänomen der Parmeation und der Permeation) von einer Schicht zur anderen.

Die Entstehung des Herzrhythmus

Zu Beginn der dritten Woche nehmen im extraembryonalen Mesoblast des Dottersacks, des Haftstiels und des Chorions die Vaskulogenese (*Primium vasorum*) und die Angiogenese (Ausbildung der sekundären Blutgefäße) ihren Anfang. Die Umgestaltung der Gefäßstruktur des mütterlichen Uterus beginnt um die zweite oder dritte Schwangerschaftswoche. Zu diesem Zeitpunkt wandern die außerhalb der Zotten liegenden invasiven Trophoblastzellen von den Verankerungszotten der Plazenta ab und besiedeln die Tunica interna der Blutgefäße. Die Endothelschicht der Arterien wird schrittweise eingenommen, gleichzeitig beginnt die Zerstörung der glatten Muskelzellen (GMZ). Die Arterien verlieren langsam die Kontraktions- und Oszillationsfähigkeit ihres Durchmessers. In einem späteren Stadium erreichen die Arterien ihre maximale Ausdehnung, sodass ein kontinuierlicher Fluss ohne Schlagbewegungen entstehen kann. Innerhalb dieses Zeitraums entwickelt das Herz des Embryos einen Rhythmus. Man könnte also sagen, dass die Mutter drei Wochen braucht, um den pulsierenden Rhythmus auf das Herz des Embryos zu übertragen. Somit kann der Gesang des Herzens beginnen. Die Gefäßanatomie des Embryos wird von den ersten Lebensmomenten an strukturiert. Die Entstehung eines ersten Gefäßnetzes ist für die Entwicklung des sekundären Herz-Kreislauf-Systems entscheidend. Aus dem extraembryonalen Mesoblast, der aus der Verbindung zwischen Epiblast und Zytotrophoblast entsteht, formen die Angioblasten (Mesenchymzellen) die Wolffschen und Panderschen Blutinseln, in denen sich Hohlräume auszubilden beginnen. Da der so geschaffene Leerraum die Mobilität begünstigt, siedeln sich die Zellen um diese Höhlen an und differenzieren sich an der Peripherie zu Endothelzellen und im Zentrum zu den Hämozytoblasten. Die Blutbildung beginnt in der fünften Woche. Dabei wird der Hämangioblast zum ersten Botschafter des Herz-Kreislauf-Systems. Die Differenzierung der Blutzellen aus den Stammzellen wird durch das Thymus-Protein, ein c-myc-Genprodukt, reguliert. Die Thymusanlage der dritten und vierten Schlundtasche wird selbst wieder durch Zellen aus den Wolffschen und Panderschen Inseln besiedelt.

In der Folge kommt es durch Sprossung der Endothelzellen zur Aggregation der Blutinseln. Die wiederholte Stimulierung der Zellmembran aktiviert spezifische Rezeptoren (Akt). Es kommt zu einer progressiven Migration der Endothelzellen. Diese freien Zellen formieren sich zu Gruppen. Dieser Zusammenschluss induziert wiederum die Bildung endothelialer Zellrohre: primordiale Gefäße. Die ventro-dorsale Organisation des Dottersackflusses, die mit der Entwicklung des Chordomesoblasts verbunden ist, wird durch die kaudokraniale Zirkulationsachse des Allantois ersetzt. Diese überlagert die Entwicklung des Ektoblasts, aus dem sich das Neuralrohr entwickelt. Die A. mesenterica superior könnte damit als Ergebnis der am Ende des zweiten Monats erfolgenden Regression des rechten omphalo-mesenterischen Flusses, die Umbilikalvene als ein Relikt des ab dem achten Monat sich zurückbildenden Allantoisflusses bezeichnet werden.

Um die Mitte der 3. Woche wandert der aus dem Epiblasten stammende intraembryonale Mesoblast aus der hinteren Hälfte der zweiblättrigen Keimscheibe vom Primärstreifen nach kranial und lateral zur Membrana buccopharyngea (➤ Abb. 4.4 und ➤ Abb. 4.5).

Vor der Rachenmembran verbindet sich der Mesoblast mit den Mesoblasten der anderen Seite. Diese Verbindung begrenzt die kardiogene Zone und die Perikardhöhle, welche durch einige Fasern des lateralen Hypoglossusbündels und dann durch Zervikalnerven besiedelt wird. An dieser Stelle entsteht ein Ort der Rhythmizität. Der Rhythmus ist das Ergebnis einer Ausgleichsfunktion zwischen dem exogenen arteriellen Rhythmus der Mutter und dem integrierten Rhythmus des Embryos. Letzterer entsteht durch den Einschluss der Amnionflüssigkeit in den Hirnbläschen durch den Verschluss des anterioren und posterioren Neuroporus (vierte Woche) und hängt vielleicht auch mit der besonderen Beschaffenheit der Wände der verschiedenen primitiven Gefäße und der dort befindlichen Rezeptoren zusammen.

Langsame Rhythmen wurden unter anderem durch das Phänomen der Traube-Hering-Mayer-Oszillation beobachtet und beschrieben. Dieses Phänomen kann auch im Kranium beobachtet werden. Der gemeinsame Ursprung der Gewebe erlaubt es uns, die Frage nach einer eventuell vorhandenen gemeinsamen rhythmogenen Gewebeaktivität zu stellen. Auch wenn wir auf diese Frage keine definitive Antwort geben können, ist sie doch eine der großen Herausforderungen für die Osteopathie des 3. Jahrtausends, selbst wenn wir den Motor zum heutigen Zeitpunkt noch nicht entdeckt haben. Der chaotische Charakter dieser Rhythmizität wird im Nachfolgenden untersucht.

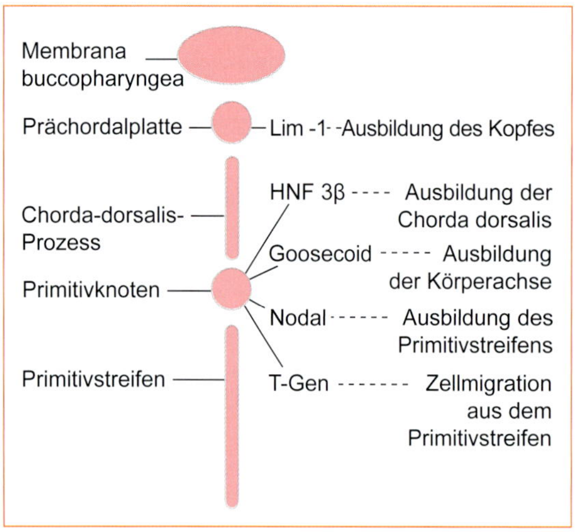

Abb. 4.4 Die genetischen Faktoren des Primitivstreifens [L138]

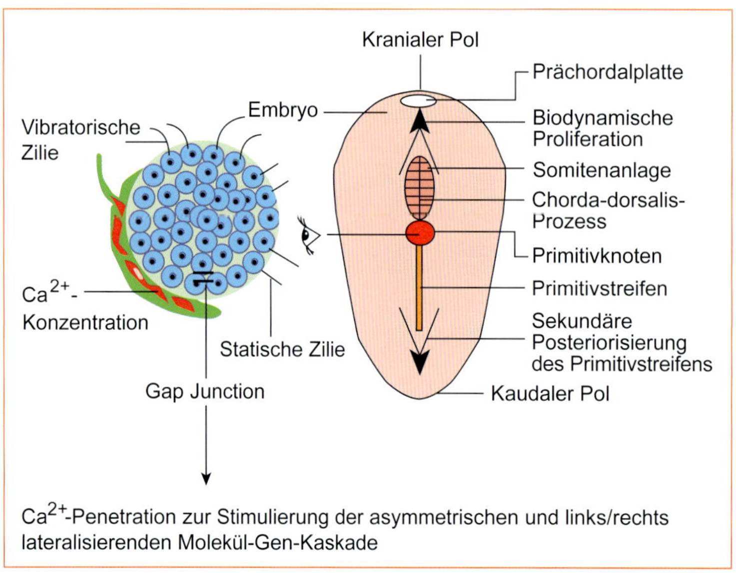

Abb. 4.5 Primitivknoten [L138]

Die Spaltung der Lamina lateralis durch das intraembryonale Zölom, aus dem die zukünftige Perikard-, Pleura- und Peritonealhöhle entstehen, führt auch hier zur Ausbildung einer Splanchnopleura, dem späteren äußeren Blatt des Perikards. Während dieser Phase wandern die Mesenchymzellen der Splanchnopleura nach kranial um die vier letzten Somiten herum und zur Parachordalplatte. Ihre Differenzierung in gefäß- und blutbildende Zellen führt zur Entstehung eines hufeisenförmigen Gefäßplexus (➤ Abb. 4.6). Er wird von myokardialen und epikardialen Zellhaufen bedeckt, die durch die Herzgallerte getrennt werden.

Die Lymphgefäße entstehen später. Im Laufe der 5. Woche aktivieren Wachstumsfaktoren im Bereich der Splanchnopleura die Prozesse der Vaskulogenese und der Angiogenese. Diese Zellhaufen vereinen sich langsam und bilden einen dritten Gefäßtypus aus: das lymphatische System. Es besteht aus sechs Lymphsäckchen:

- Saccus lymphaticus jugularis (paarig),
- Saccus lymphaticus retroperitonealis,
- Cisterna chyli (Th12-L1),
- Saccus lymphaticus posterior (paarig).

Der Verschluss dieser Säckchen führt in der Folge zu einer medianen Verästelung des Rückflusses, der in das venöse Feld der linken Vena subclavia einmündet. Erneut agiert die Lymphe für das Herz als Relaisstation, als Informant über die tiefen, mit dem Inneren des Körpers verbundenen Stoffwechselfelder. Dieses Echo aus dem Inneren organisiert sich durch eine spezielle, dem Gewebe eigene Rhythmizität.

Die erste Rotation des Herzen

Die kontinuierliche Abschnürung des Dottersacks und das rapide Wachstum des sich entwickelnden Nervensystems führen zur ersten kranioventralen Rotation der kardiogenen Zone. Die Herzanlage wird 180 Grad um eine transversale Achse kranialen Ursprungs gedreht. Das Herz wird damit ein thorakales Organ. Durch die Einstülpung des Ektoderms nähern sich die beiden Äste des Herzschlauchs einander an, die Endothelschläuche verschmelzen und bilden einen gemeinsamen Herzschlauch. Die leichte Rechtsdrehung in diesem Stadium der Entwicklung ist der erste Schritt (Primum) der morphologischen Lateralisierung des Embryos. Ab diesem Zeitpunkt wird das von außen scheinbar symmetrische Wesen in seinem Inneren asymmetrisch. Die Verschmelzung der beiden primitiven Herzschläuche findet bei den Embryos aller Wirbeltiere statt. Ein Forscherteam der Universität von San Francisco in Kalifornien konnte aufzeigen, dass für die normale Verbindung der beiden Anteile des primitiven Herzschlauchs das Molekül Sphingosin-1-Phosphat erforderlich ist. Die Sphingosin-sensiblen Rezeptoren sind auf die Mittellinienregion konzentriert, auf welche die beiden primitiven Schläuche zuwandern sollen. Dadurch entsteht ein dynamisches Stoffwechselfeld der Anziehung. Auch in diesem Fall scheint der Begriff des generierten bioelektrischen Felds (spezifischer Rezeptor + spezifisches Molekül) entscheidend. Dieses Feld lässt in der Organogenese Kraftbahnen entstehen, obwohl es sich um ein Fettmolekül handelt, das durch enzymatisch ausgelöste chemische Reaktionen entsteht. Die Anhaftung und Verschmelzung der beiden Schläuche erfolgt parallel zur Verbindung der beiden Neuralleisten. Die Vereinigung der beiden Neuralleisten bedarf der Synthese eines „Führungsmoleküls", eines Proteins mit dem Namen Slit.

Wieder hängt ein Mechanismus hinsichtlich seiner Sekretion von den Zellen der Mittellinie des Embryos ab, der Trennlinie der beiden endgültigen Körperhälften. Für die Fetopathologen stellt diese Linie aufgrund der dort stattfindenden Sekretion und Diffusion chemi-

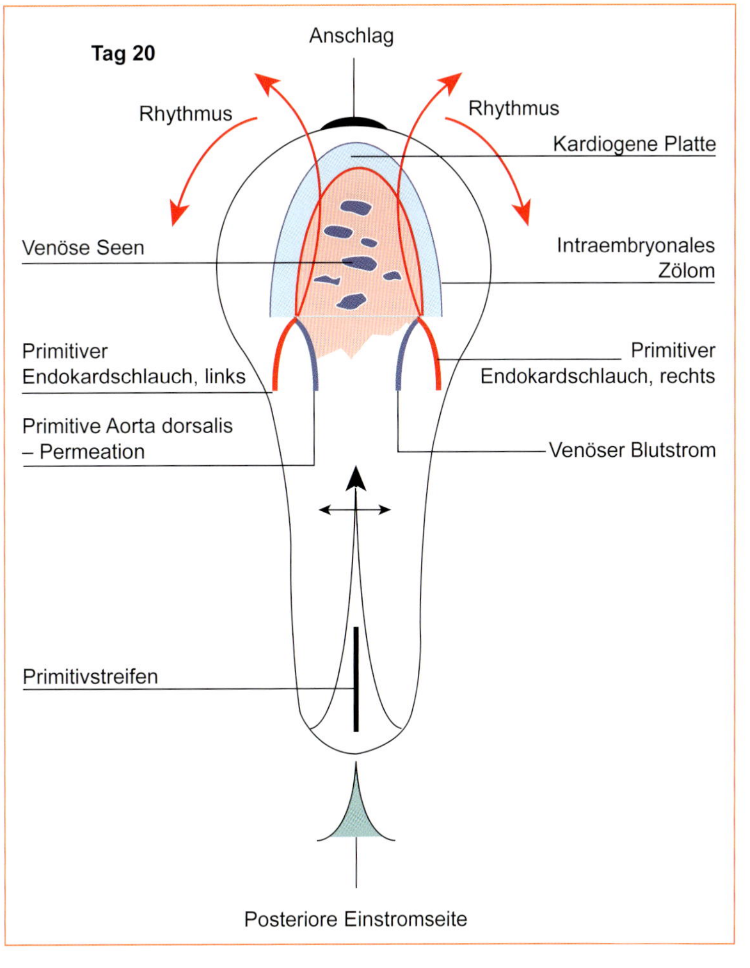

Abb. 4.6 Dreiblätterige Keimscheibe, dorsale Ansicht [L138]

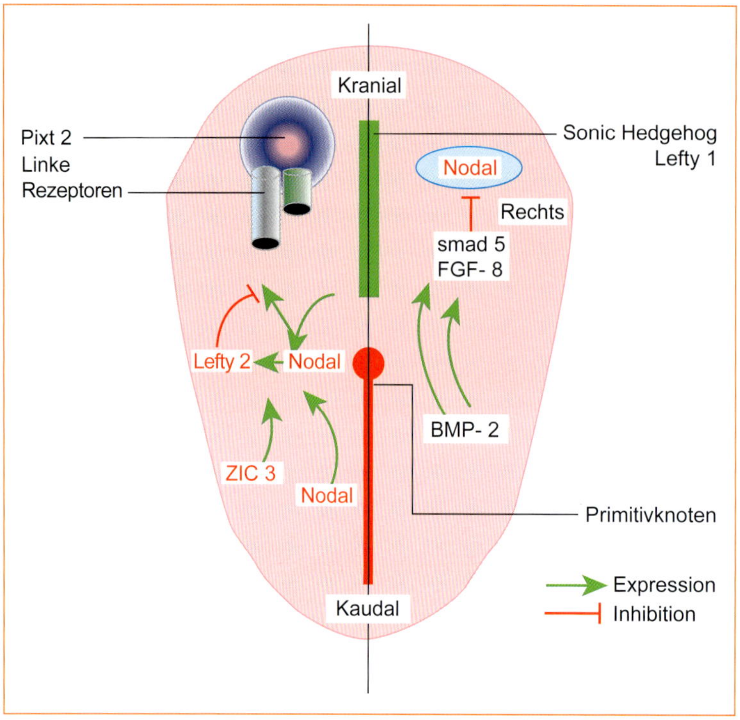

Abb. 4.7 Vereinfachte Darstellung einer Molekülkaskade [L138]

scher Substanzen (Lefty 1, *Sonic Hedgehog*) eine Barriere für die Moleküle der jeweiligen Embryohälfte dar, die sogar einen morphogenetischen Prozess blockieren kann.

Im Inneren dieser Mittellinie bildet der Primitivknoten ein weiteres wichtiges, zu einem sehr frühen Zeitpunkt auftretendes morphologisches Feld (➤ Abb. 4.7).

Die Ausprägung der Asymmetrie

Der Primitivknoten besteht aus einem ventralen und einem dorsalen Epithel. Als morphogene Zone greift er bereits vor dem Auftreten jeglicher embryologisch-organischen Asymmetrie ein. Die Zellen, die den Boden dieser winzigen Vertiefung auskleiden, besitzen eine vibrierende Monozilie, die sowohl auf der ventralen, dem Dottersack zugewandten Seite, als auch auf der Amnionseite vorhanden ist. Dort findet eine intensive Stoffwechselaktivität statt. Diese löst eine Reaktionskaskade aus, an der verschiedene Gene und die entsprechenden Rückkoppelungsprozesse beteiligt sind. Das Gen Chordin (Vertebratengen) verhindert die Ventralisierung, während BMP-4 für die Differenzierung der ventralen Strukturen zuständig ist. Den Histologen waren die Zilienzellen schon seit langem bekannt, sie wurden jedoch vernachlässigt, weil man ihre Aufgabe im Embryonalstadium (Photorezeptor, Chemorezeptor, Mechanorezeptor) noch nicht klären konnte. Die Zilien stellen eine maximale elektromagnetische Instabilität dar. Diese vibrierenden Zilien sind nur in den Zonen zukünftiger organischer Asymmetrie zu finden (➤ Abb. 4.8 und ➤ Abb. 4.9). Diese Monozilien führen verschiedenen Quellen zufolge sowohl eine spiralförmige rechtsgerichtete als auch eine linksdrehende Bewegung aus. Letztere scheint die linksdrehende Motilität der periembryonalen Flüssigkeit an der Dorsalseite zu erzeugen.

Diese Bewegung erzeugt einen nodalen Fluss. Die sequenzielle Aktivierung der Flüssigkeit ist das Ergebnis

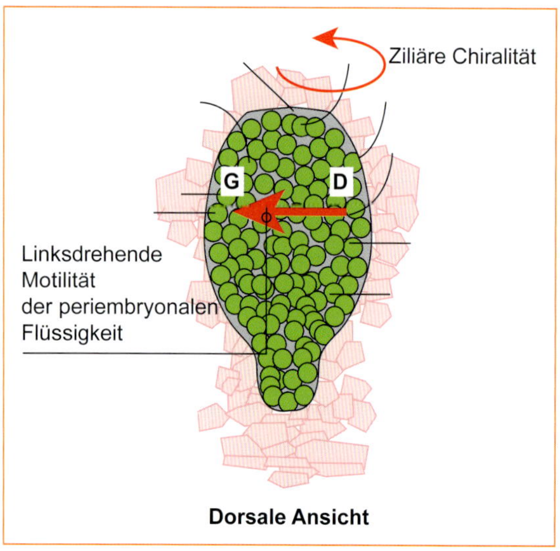

Abb. 4.8a Die vibrierende Zilie. Dorsale Ansicht [L138]

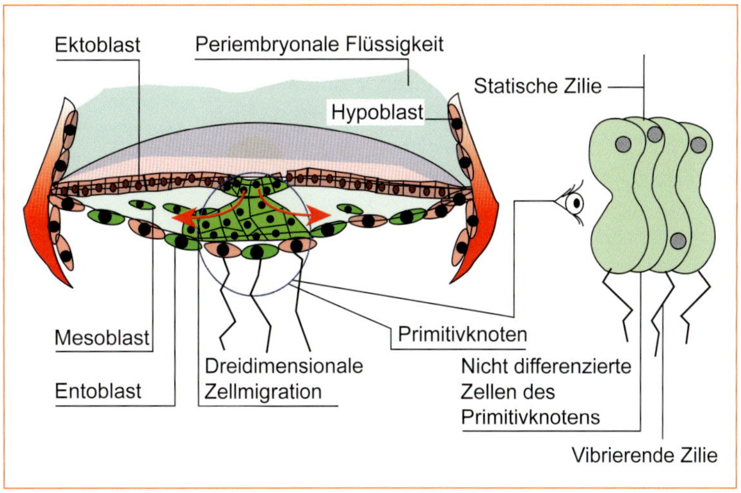

Abb. 4.8b Die vibrierende Zilie. Transversal-posterore Ansicht [L138]

von Dynein genetischen Ursprungs, von molekularen Motoren, welche die chemische Energie in Bewegung umwandeln, von chemischen linksdrehenden Markerprodukten, von ziliarem Kinesin oder Aktin/Myosin. Sie führt zur Agglomeration molekularer Signale, die eine Konzentrationserhöhung des Proteins Nodal begünstigen. Andere Proteinfaktoren wie ZIC (*Zinc Finger Protein*) oder BMP (*Bone morphogenetic Protein*) stimulieren ebenfalls die Freisetzung des Proteins Nodal (aber auch die Regulierung der Dorsalregion des Gehirns, der Neuralleisten, der Chorda spinalis, des paraxialen Mesenchyms, der Epidermis, der Randzone der neurologi-

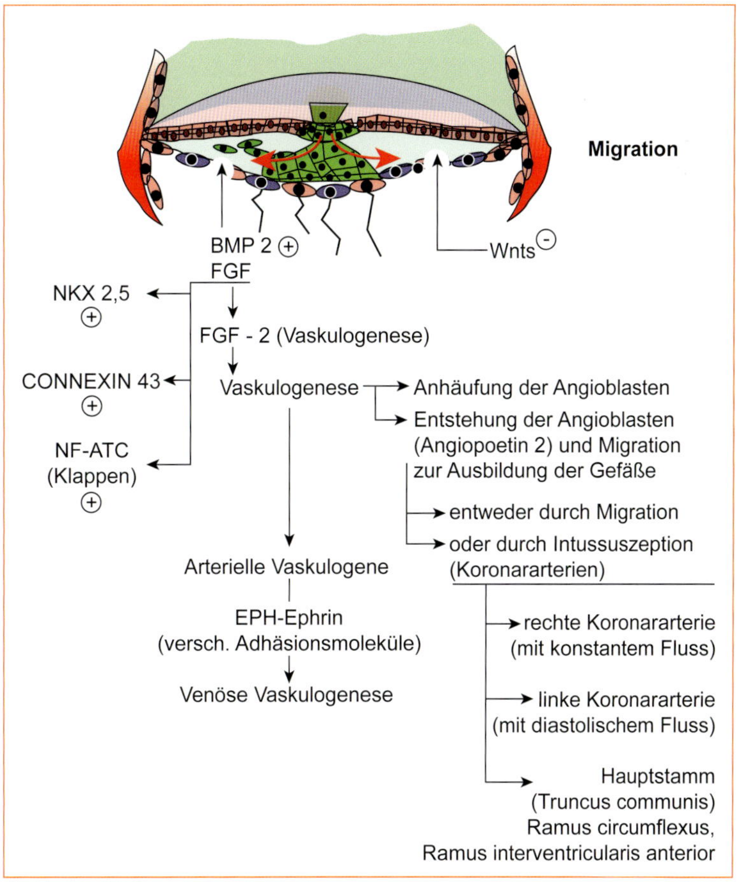

Abb. 4.9 Die mesodermale Induktion [L138]

schen Retina und des distalen Abschnitts der Lungenentwicklung). Für Michael Levin vom Forsyth Institut in Boston kommt es bereits sehr frühzeitig zum Bruch der Symmetrie, lange vor dem Auftreten der nodalen Zilien. Tatsächlich werden bei Wirbeltierembryos bereits bei den ersten Zellteilungen die Ionen asymmetrisch verteilt. Die unregelmäßige Verteilung der atomaren Ladung erzeugt ein elektrisches Feld, das die Ionen auf der einen oder anderen Seite des Embryos anordnet. Damit stellt sich die Frage, ob die asymmetrische Bewegung das mnestische Gegenstück zum Penetrationspunkt der Eizelle durch die Samenzelle, der mütterlichen Proteinaktivität in der und um die Eizelle ist. Manche Vorläufergene aktivieren zum Zeitpunkt der Bildung des jeweiligen Organs durch andere Gene eine Aktivierungskaskade für die organische Asymmetrie.

Michael Levin erkannte gemeinsam mit Mark Mercola von der Harvard Medical School die Bedeutung der Gap Junctions für die Lateralisierung nach links und rechts. Sie betrachteten die iatrogene Aktivität bestimmter pharmazeutischer Produkte und zeigten damit die Rolle des Transmembranproteins H^+/K^+-ATPase beim Ionentransport auf. Der Austausch findet zwischen einem austretenden Kalium-Ion und einem eintretenden Wasserstoffion auf zellulärer Ebene statt. Dies bedeutet, dass die Rechts-links-Symmetrie bereits vor der normalen Zilienaktivierung entsteht. Sie entspricht dem Entstehen eines Ionengradienten auf der Ebene der Ionenkanäle. Sie entsteht sehr frühzeitig durch die Verwendung der restlichen Proteine der Eizelle, der Aminosäuren und der Messenger-Ribonukleinsäure (mRNA) , derer sich die Zellen bedienen, um neue Proteine zu bilden. Bei den allerersten Zellteilungen (4-Zellen-Stadium) konzentriert sich die mRNA auf der rechten Seite des zukünftigen Embryos. Das ist der Beginn der Asymmetrie. Die Präsenz des Ionenkanals Plycystin-2 ist ebenfalls notwendig, um diesen lateralisierenden Asymmetrieeffekt erzielen zu können. Dadurch wird eine Asymmetrie organisiert, die das Kalzium-Ion am linken Rand des Primitivknotens konzentriert und die Proliferation der Wachstumsfaktoren (GF) begünstigt (➤ Abb. 4.10).

Andere Substanzen, wie der Botenstoff Serotonin, könnten ebenfalls an der Entstehung eines asymmetrischen Links-rechts-Musters beteiligt sein und dann aktiv werden, wenn die Achsen entstehen, die für das Erkennen von kaudal-kranial und dorsal-ventral verantwortlich sind. In der Folge erweist sich das Entstehen von natürlichen endogenen elektrischen Feldern für die Lateralisierungsmuster rechts/links bei lebenden Organismen als entscheidend. Sie bedingen die rhythmische Aktivität der Zilienzellen, ob sie nun links-lateralisierend für den nodalen Fluss sind oder statisch *(Tabin CJ, Vogan KJ. Harvard Medical School, bzw. Ostadal B et al. Development of Cardial Sensitivity to Oxygen Deficiency. Physiol. Rev. 1999;70[3]:635–659)*. Andere Studien *(Supp et al. Nature Edition 1999;389:963–66)* konnten die mRNA-Expression von Dynein (Ird-mRNA) innerhalb der verschiedenen Ziliarepithelien beim Erwachsenen (Eustachische Röhre) nachweisen. Somit können wir feststellen, dass die molekulare und die ionische Asymmetrie der organischen Asymmetrie im Embryo vorausgeht.

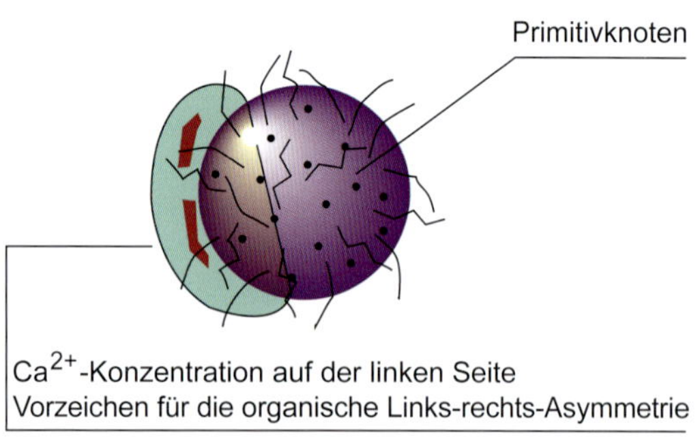

Abb. 4.10 Ionenkonzentration [L138]

Könnte diese Ionenaktivierung der Zilien der Motor für die Fluktuation des Liquor cerebrospinalis oder zumindest einer der Motoren des osteopathischen Konzepts sein?

Ein weiterer wichtiger Aspekt ist die Tatsache, dass die Freisetzung des Proteins Nodal durch den „Feedback-Mechanismus", die negative Rückkopplung von Lefty-2 reguliert wird. Die Stimulierung des Proteins Nodal und seine Wirkung auf die Proteinproduktion von Lefty-1 und *Sonic Hedgehog* blockiert die Verbreitung des Proteins Nodal innerhalb der rechten Embryohälfte. Das privilegierte Ziel dieser primären molekularen Kaskade ist das Gen Pitx-2. Seine bevorzugte Aktivierung erzeugt eine weitere Proteinkaskade, die wiederum morphologische Prozesse der Organlateralisierung im Embryo zur Folge hat. Die „Links-Präferenz" erfolgt somit teilweise durch die Inhibition des Proteins Nodal auf der rechten Seite (Standardseite) mithilfe zweier Moleküle (Smad-5 und FGF-8), die durch die Expression des Proteins BMP-2 am Primitivknoten entstehen. Ein anderes Gen, DNAH-11, ist ebenfalls an der richtigen Positionierung der Organe beim Menschen beteiligt.

Somit ersetzt die oberste entscheidungsgesteuerte Perfektion die richtungsgebende Originalität *(Tabin CJ, Vogan KJ. A two cilia model for vertebrate left-right axis specification. Genes and developement 2003;[17]:1–6)*.

Entstehungsorte der Organe und Gefäße

Vor dem Primitivknoten bilden sich die Neuralleisten aus, deren Zellen sich schrittweise differenzieren, wobei einige zur Entstehung des spezifischen Herzgewebes beim Embryo führen. Die Zellen der kardialen Neuralleiste liegen zwischen den kephalen und trunkulären Leisten. Sie sind nicht ersetzbar. Die Migration der Zellen der Neuralleiste aus den Neuralfalten erfolgt über eine kranio-kaudale Welle, die durch in der extrazellulären Matrix vorhandene Moleküle wie das Fibronektin und die Glykosaminoglykane gesteuert wird.

Diese Zellen wandern in den 3., 4. und 6. Schlundbogen ein und ziehen im Mesenchym unter dem Ektoblast bis zu ihren jeweiligen Zielorten. Damit liefern aus der kranialen Neuralleiste stammende Zellen eine Stütze für das Endothel des Aortenbogens, bilden das Septum aorticopulmonale, den glatten Muskel der Tunica media der großen aus dem Aortenbogen stammenden Gefäße und besiedeln das trunkuläre Feld. Vergessen wir dabei nicht, dass das Septum aorticopulmonale – ebenso wie die Neuronen und die Gliastrukturen der parasympathischen Ganglien der Hirnnerven IX und X, die sensiblen Ganglien der Hirnnerven IX und X, die Pia mater und die Arachnoidea – aus der kranialen Region stammen, während die Dura mater aus dem paraxialen Mesoblast hervorgeht. Zum gleichen Zeitpunkt interagieren die ektomesenchymalen Zellen mit dem Entoderm der Schlundtasche und bilden die Anlagen für Thymus, Schilddrüse und Nebenschilddrüse.

Neben bestimmten intrinsischen Faktoren (Anordnung der Mikrotubuli, asymmetrische Position der Aktinpakete, Druck der Herzgallerte, Veränderungen der Zellform) tragen auch regionale und lokale Faktoren zu den Chiralitätsbewegungen des entstehenden Herzens bei.

In dem Stadium, in dem das Herz nur aus einem Herzschlauch besteht, ist es überein Mesokard mit dem Pharynx verbunden. Das dorsale Mesokard degeneriert jedoch zu einem späteren Zeitpunkt. Die Aktivierung dieses Apoptose-Prozesses führt ab dem 23. Tag an der posterioren Anhaftung des dorsalen Mesokards zur Bildung von Vakuolen. Wieder ist es eine Leere, die in Bezug auf die sich entwickelnde Struktur neue Funktionen entstehen lässt:

- Metabolismus, Degeneration, Absorption der Stoffe,
- Leere zur Schaffung eines hochfrequenten rhythmogenen pulsierenden Systems,
- erhöhte Bewegungsfreiheit.

Der differenzierte Herzschlauch passt seine vaskulären Pole (afferenter Sinus venosus und efferenter Arterienstamm) an. Diese Pole richten sich auf, nähern sich einander an und lassen dadurch den Abschnitt des primären Ventrikels entstehen. Dieser Abschnitt des Herzschlauchs kann somit als ein Gleichgewichtspunkt, ein Fulcrum bezeichnet werden. Es kennzeichnet eine Faltachse, um die und durch die sich eine Bewegung, eine Aufrichtungs- und Reorganisationsdynamik der Einstrom- und Ausstrombahnen der veno-arteriellen Pole zu organisieren beginnt. Aus diesen Faltungen entstehen die beiden perikardialen Sinus. Der Sinus venosus (Einstrombahn) und der Arterienstamm (Ausstrombahn) liegen hinter dem primitiven Ventrikel, sodass das fibröse Skelett (Anuli fibrosi cordis) in der gleichen funktionellen Ebene ausgerichtet bleibt (> Abb. 4.11 und > Abb. 4.12).

Die fortschreitende Linksdrehung des Urdarms bewegt, vor allem durch seinen ösophagealen Anteil, den Herzschlauch in eine Linkstranslation. Die Schilddrüse ist kaudal über die Lamina thymo-thyreo-pericardiaca mit dem Herzen verbunden. Die Hormone T3 und T4 modulieren die Herzaktivität. Nur das laterale Mesokard (Kölliker-Zellen), welches mit dem posterioren, in der Splanchnopleura liegenden Anteil des Herzens verbunden ist, bildet jene Bahn aus, der die Gefäße folgen, um das Blut des Embryos zum Herzen zurückzuführen.

Diese erste Verbindung zwischen der kardiogenen Platte und dem Vorderdarm führt zur Interaktion zwischen Mesoderm und Mesenchym, deren Bedeutung sich auch in der Entstehung der Leberanlage widerspiegelt.

Die Gefäße haben also nicht den gleichen Ursprung wie das Herz; je nach Lokalisierung lassen sich folgende Komponenten unterscheiden:

- Komponenten des kranialen und paraxialen Mesoderms aus der Region der Ohrplakode (Porta arteriosa),
- Derivate der kranialen Neuralleisten zwischen dem mittleren Abschnitt der Ohrplakode und dem kaudalen Anteil des dritten Somiten für die Austreibungsgefäße des Herzens (worin möglicherweise ein Zusammenhang mit dem Tinnitus zu sehen ist),
- Komponenten aus dem Mesoderm des Körpers, mit Ausnahme des prächordalen Mesoderms.

Die Wände der Blutgefäße stammen überwiegend aus einem lokalen Mesoderm, welches sich mit dem Endothel der großen Gefäße verbindet, oder aus dem Mesenchym der Neuralleiste für den Kopf und die Aortenbögen.

Die Angiogenese hängt also von lokalen Faktoren ab, aber auch von Wachstumsfaktoren wie etwa den Wachstumsfaktoren der Fibroblasten (FGF). Sie beeinflussen den Organismus, der sich sowohl qualitativ als auch quantitativ stark entwickelt. Die Angiogenese wird auch durch die Aktivierung bestimmter Integrine (a v b 3, a v b 5),

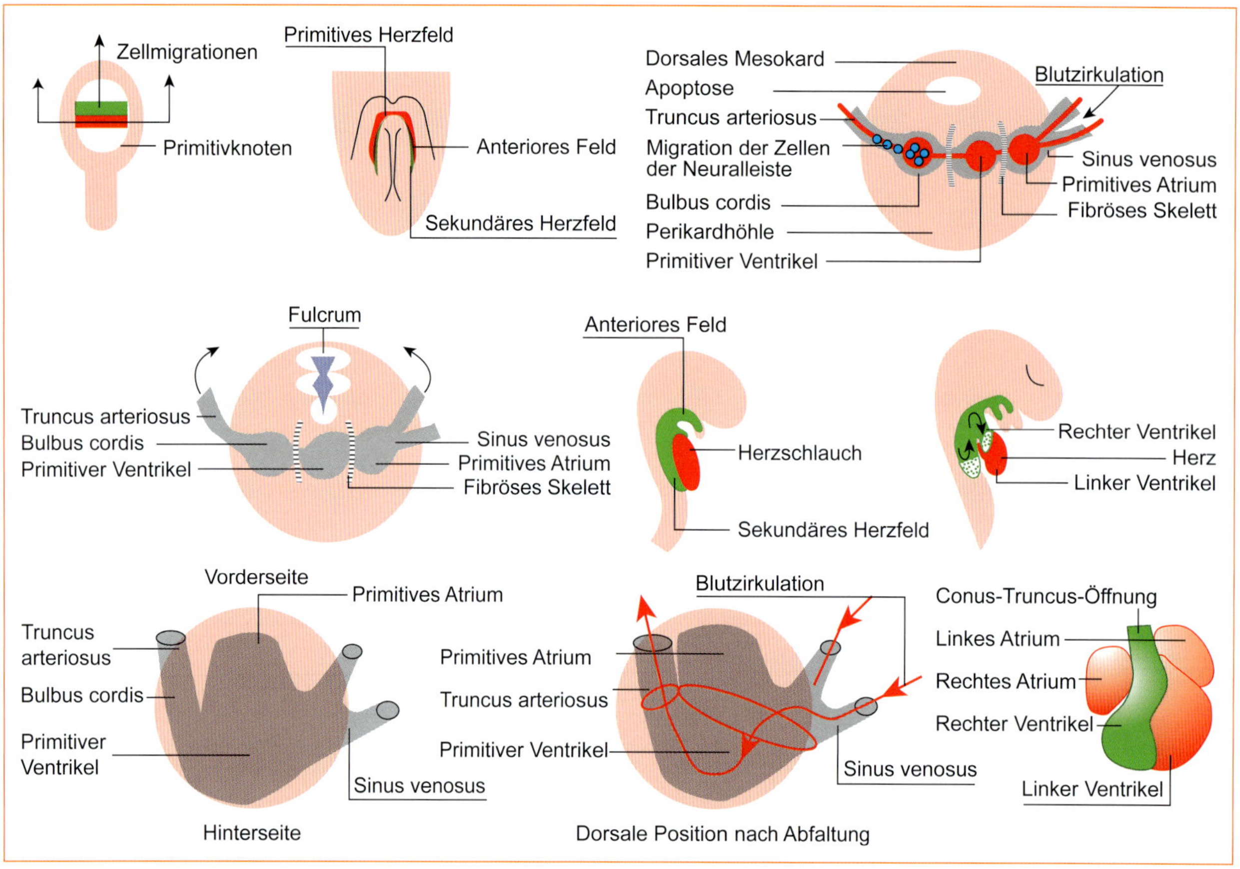

Abb. 4.11 Die Abfaltung des Endokardschlauchs [L138]

Zusatzinformation zu Abb. 4.11: Anmerkung: ausgehend von verschiedenen kranio-kaudalen Lokalisationen im Primitivknoten organisieren sich die auswandernden Mesodermzellen zu komplementären Herzfeldern. Ihre unterschiedlich gelenkte Entwicklung führt zur Abfaltung des Endokardschlauchs, der in der Folge von anderen Zellen kolonisiert wird.

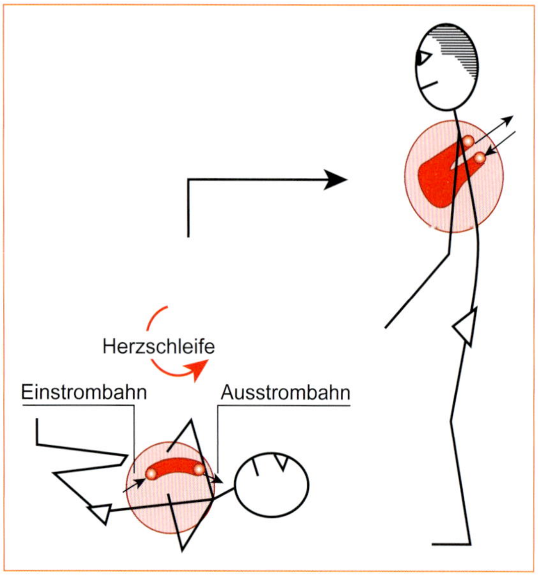

Abb. 4.12 Orientierung der vaskulären Ströme [L138]

aber auch durch Immunoglobuline (PECAM – *Platelet/ endothelial cell adhesiv Molecule)* in Gang gesetzt.

Stimulatoren der Angiogenese

- **Peptid-Wachstumsfaktoren**
  - Vascular endothelial Growth Factor, dt. vaskulärer endothelialer Wachstumsfaktor (VEGF-Aa,b, -Bb, -Cb, -D, -E, -F)
  - Placenta Growth Factor, dt. Plazenta-Wachstumsfaktor (PIGF)
  - Angiopoietin-1 (Ang-1)
  - Angiopoietin-2 (Ang-2) – Modulator bei Anwesenheit der angiogenetischen Aktivität 1
  - DEL-1
  - Acid Fibroblast Growth Factor, dt. saurer Fibroblasten-Wachstumsfaktor (FGF-1)
  - Basic Fibroblast Growth Factor, dt. basischer Fibroblasten Wachstumsfaktor (FGF-2)
  - Platelet-derived Growth Factor, dt. Blutplättchen-Wachstumsfaktor (PDGF)
  - Transforming Growth Factor, dt. transformierender Wachstumsfaktor (TGF-a, -b)
  - Hepatocyte Growth Factor, dt. Hepatozyten Wachtsumsfaktor (HGF)
  - Granulocyte Colony stimulating Factor, dt. Granulozytenkolonie-stimulierender Faktor (6-CSF)
  - Insulin-like Growth Factor, dt. insulinähnlicher Wachstumsfaktor (IGF-I)
- **Multifunktionale Signalstoffe (Zytokine) des Immunsystems**
  - Tumor Necrosis Factor, dt. Tumornekrosefaktor (TNF-α), niedrige Dosis
  - Monocyte chemoattractant Protein-1, dt. Monozytenattraktions Protein (MCP-1)
- **CXC-Chemokine**
  - Interleukin-8 (Il-8)
  - Leptin
  - Midline
- **Enzyme**
  - Endothelial Growth Factor, dt. endothelialer Wachstumsfaktor (EGF)
  - Platelet-derived Growth Factor, dt. Blutplättchen-Wachstumsfaktor (PDGF)
  - (Palladium ECGF, Thymidin-Phosphorylase)
  - Vascular endothelial Growth Factor, dt. vaskulärer endothelialer Wachtsumsfaktor (VEGF) oder Vascular Permeability Factor, dt. vaskulärer Permeabilitätsfaktor (VPF)
  - Pleintroplin
- **Angiogenin (Homolog der Ribonukleose A)**
- **Hormone**
  - Östrogene
  - Prostaglandin E1-E2
  - Follistatin
  - Proliferin
- **Oligosaccharide**
  - Hyaluronan-Oligosaccaride
  - Ganglioside

Vgl. *Augustin HG. Vascular morphogenesis in the ovary. Baillieres Best Pract Clin Obstet Gynaecol. 2000;14:867–882*

Inhibitoren der Angiogenese

- **Peptide und proteolytische Peptid-Wachstumsfaktoren**
  - Angiopoietin-2 (Ang-2) in Abwesenheit der angiogenetischen Aktivität
  - Angiostatin
  - Endostatin
  - Prolaktin-Fragment kDa 16
  - Laminin-Peptide
  - Fibronektin-Peptide
- **Hemmer der Enzymaktivität**
  - Tissue Metalloproteinase Inhibitors, dt. Hemmer der Metalloproteinase des Gewebes (TIMP-1, -2, -3, -4)
  - Plasminogen Activator Inhibitors, dt. Hemmer des Plasminogen-Aktivators (PAI-1, -2)
  - Multifunktionaler Signalstoff (Zytokin) des Immunsystems
  - Tumor Necrosis Factor (TNF-α), hohe Dosis
  - Interferon
  - Interleukin-12
- **CXC – Chemokine**
  - Placete Factor, dt. Plättchenfaktor (PF-4)
  - Interferon-Gamma-induktibles Protein-10 (IP-10)
  - GRO-Beta
- **Extrazelluläre Moleküle der Matrix**
  - Trombospondin
- **Hormone/Metaboliten**
  - Methoxyestradiol (2-ME)
  - Protein-Proliferin-Konnex
- **Oligosaccharide**
  - Hyaluronsäure, mit hohem Molekulargewicht

Vgl. *Augustin HG. Vascular morphogenesis in the ovary. Baillieres Best Pract Clin Obstet Gynaecol. 2000;14:867–882*

Das Herzgewebe

Durch die kontinuierliche Sprossung der extraembryonalen Gefäße kommt es zu einer Verbindung mit dem intraembryonalen System:

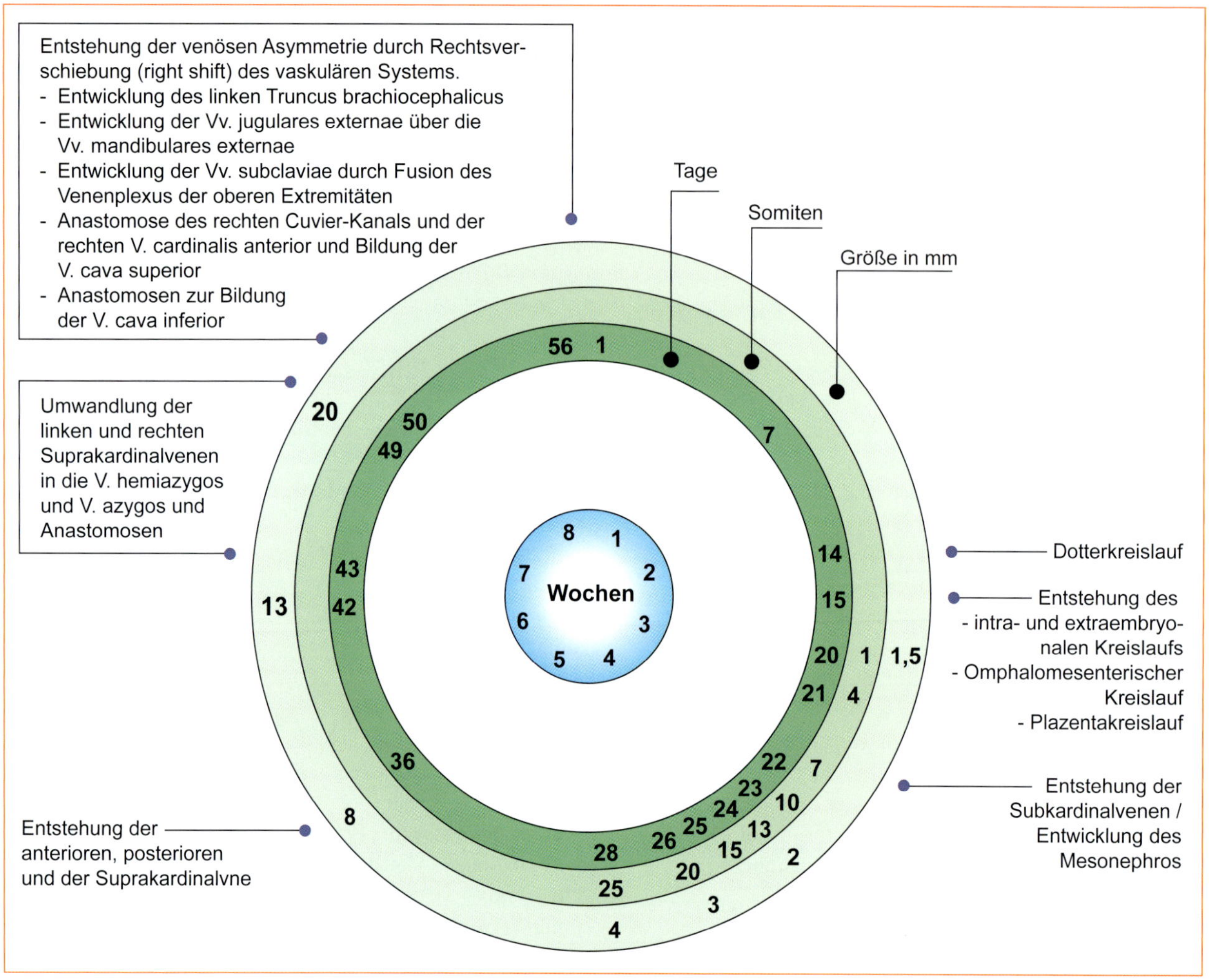

Abb. 4.13 Das venöse System [L138]

- die A. omphalomesenterica des Dotterkreislaufs wird über eine zentrale segmentale Arterie mit der Aorta dorsalis verbunden,
- die A. umbilicalis des Plazentakreislaufs wird über eine dorsale segmentale Arterie verbunden,
- die Aorta dorsalis verbindet sich mit dem Endokardschlauch und bildet den arteriellen Entwicklungspol des Herzens,
- die extraembryonalen Dottersack- und Nabelvenen münden sekundär in den Sinus venosus, den unteren Anteil des Herzschlauchs, ein (➤ Abb. 4.13),
- die Vv. cardinales anterior und posterior umschließen als intraembryonaler Kreislauf die genannten Gefäße und münden über die V. cardinalis communis (Ductus cuvieri) in den Sinus venosus.

Die anfänglich paarig und symmetrisch angeordneten arteriellen und venösen Entwicklungspole des Herzens lösen sich langsam in unpaarige Hauptstämme auf. Dabei entstehen funktionellere Anastomosen, die zu einer Rechtsverschiebung im Bereich Leber-Vena cava und zu einer Linksverschiebung des Aortasystems beitragen. Das Arteriolensystem entsteht im Zentrum des mesenchymalen Gewebes, während das venöse System an der Peripherie der Gewebe angesiedelt wird. Durch die Krümmung des Herzschlauchs in Richtung Perikardhöhle kommt es zu einer Einstülpung des Hohlraums.

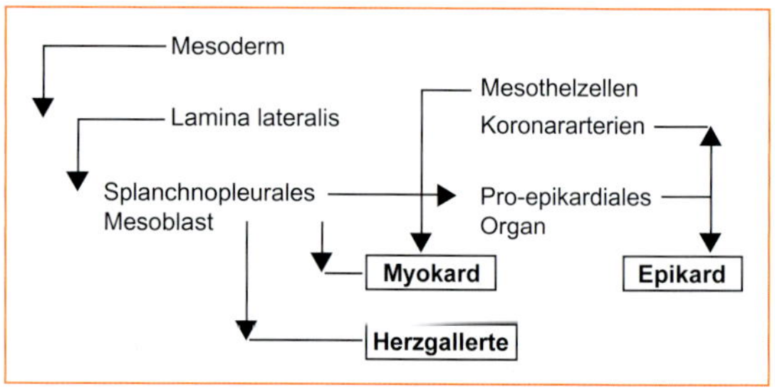

Abb. 4.14 Die Strukturen und ihre Gewebe [V492]

Das das endotheliale Herz umgebende Mesoderm der Splanchnopleura (➤ Abb. 4.14) differenziert sich in drei Gewebe, deren zelluläre Konzentration folgende histologische Unterteilung erlaubt:

- Die Herzgallerte, eine dicke Grundmembran zwischen dem Endothel des primitiven Herzschlauchs und dem Myokard, ist nur in der bulboventrikulären Region vorhanden. Sie schiebt sich in den Endokardkanal und lässt ein primitives Klappensystem für die Vorwärtsbewegung des Bluts entstehen.
- Das Myoepikard lässt durch Induktion der Endokardzellen aus den Epithelzellen Mesenchymzellen entstehen; sie wandern in die Herzgallerte ein (TGF-3) und finden sich im Bereich der primitiven Klappen wieder.
- Das Perikard teilt sich über die anteriore Dura mater einen gemeinsamen kranialen Ursprung mit dem Septum transversum; Bildung des pro-epikardialen Organs, aus dem teilweise die Koronararterien hervorgehen.

Vom Gefäß zum Organ

Die Dichte der Strukturen und ihre Transformation werden, ebenso wie die bereits erwähnte Aktivität von Zellen, Enzymen, Proteinen, Gluziden und Lipiden, zu physiologischen Funktionen. Dabei entwickelt das Gewebe mit der geringsten Oberflächenspannung das Gewebe mit der größten Oberflächenspannung (Ausgleich nach dem Prinzip der Tensegrity). Drei Tage waren notwendig, um durch die schrittweise intraembryonale Differenzierung der Zellen die Form des Herzens entstehen zu lassen, eine vierteilige Struktur, die aus der Vereinigung eines doppelten Gefäßes hervorgegangen ist.

Vom äußersten venösen Pol bis zum arteriellen Pol lässt sich der Herzschlauch in fünf Abschnitte unterteilen:

- Sinus venosus,
- primitiver Vorhof,
- primitiver Ventrikel, zukünftige linke Herzkammer,
- Bulbus cordis, zukünftige rechte Herzkammer,
- Conotruncus, gemeinsamer Stamm aus der Aorta ventralis und der A. pulmonalis.

Der Herzschlauch wird kranial durch die Anastomosen der entstehenden Aortenbögen und kaudal durch den Sinus venosus fixiert, der noch im Mesenchym des Septum transversum verborgen liegt. Durch das starke Wachstum des bulboventrikulären Anteils innerhalb des verfügbaren perikardialen Raums neigt sich der Herzschlauch:

- in der Sagittalebene durch eine Krümmung in ventraler und kaudaler Richtung. Dabei wird der kraniale Anteil nach rechts verschoben, während der kaudale Anteil nach links abweicht,
- in der Frontalebene, sodass der Bulbus cordis rechts neben dem primitiven Ventrikel zu liegen kommt.

Durch diese Krümmung oder relative Senkung wird der bulboventrikuläre Abschnitt gewölbt, er beugt sich nach vorne und nach rechts. Durch die Kombination dieser beiden Bewegungen entsteht die kardiale Drehung. Während der Herzentwicklung dieser ersten Wochen weist der mediane Anteil der Herzschleife die größte Mobilität auf. Diese intensive, lokal begrenzte Aktivität bewirkt teilweise die Entstehung eines fibrösen Sacks, der die so entstehenden mechanischen Kräfte integriert und verteilt. Er umschließt die kontraktile Muskelmasse und bietet ihr eine aseptische Schutzhülle. Die fasziale Architektur des Perikardnetzes bedingt die Physiologie des Herzens:

- die Leitung der elektro-physiologischen Aktivitäten,
- die Befestigung der Herzkammern und der Herzklappen,
- die Aufrechterhaltung einer dynamischen und verformbaren Stabilität.

Die beiden zukünftigen Ventrikel werfen das Blut in Richtung ihres Ursprungs aus:

- der linke Ventrikel (primitiver Ventrikel) in die Aorta ascendens, nach rechts,
- der rechte Ventrikel (Bulbus cordis) in die A. pulmonalis, nach links.

Die Unterteilung des Proenzephalons in ein Telenzephalon und ein Dienzephalon führt zu einem erhöhten Versorgungsbedarf. Durch die nachfolgende Beugebewegung des Kortex wird die Versorgung des kranialen Pols zur Priorität der Ernährungsachse. Das Gefäß Herz entwickelt sich, es wird zum Organ Herz, der zentralen Masse, des Rhythmen integrierenden Gefäßsystems.

Die Zerebralisierung des Embryos über den Blutzustrom führt nach E. Blechschmidt zur Kardialisierung und zur Hepatisierung, aber auch zur Organogenese der Milz und zur Entstehung eines vaskulären Dreiecks. Zu Beginn der vierten Woche treten die ersten Kontraktionen auf. Die Kontraktion des Herzens ist das Ergebnis seiner Dilatation und der unterschiedlichen Drücke, die auf seine Wände einwirken. Die Pulmonalvenen tauchen in Höhe des primitiven Vorhofs auf und verbinden das entstehende Lungensystem. Der embryonale Kreislauf etabliert sich um den 28. Tag.

4.2 Das Allantois-Stadium

Zu Beginn des zweiten Monats wird das Septum transversum durch die Entstehung von Herz und Leber komprimiert; das Septum erhält einen Rhythmus. Das Diaphragmagewebe wird zunehmend feiner und blasser und differenziert sich durch die Verankerung der Zentralsehne des Diaphragmas. Die Differenzierung der Muskelfasern erfolgt hinsichtlich der peripheren Anteile des Centrum tendineum während der Entwicklung des Thorax und der Entstehung der sehnig-fibrösen Diaphragmaschenkel. Die Leberknospe liegt weit oben auf zervikaler Ebene, vom Herzen aus gesehen dorsal. Beim fünf Wochen alten Embryo liegt sie bereits unter dem Herzen.

Herz und Leber scheinen der Motor des biodynamischen „Descensus" der Organe aus der Zervikalregion zu sein. Das Absenken des Verdauungssystems hängt mit der Zerebralisierung zusammen und findet parallel zur Neuralisierung des Diaphragmas durch das vierte Zervikalsegment und den N. phrenicus statt. In der fünften Woche wird der für das Herz bestimmte Blutfluss im Sinne der Chiralität, der Asymmetrie, und durch die Veränderung der primären Anordnung der Herzkammern neu verteilt. Der Sinus venosus wird nach rechts verschoben und bildet die Hinterwand des rechten Vorhofs. Diese Verschiebung verändert die Anordnung der Venen:

- die linken Nabel- und Dottervenen, die linke posteriore Kardinalvene sowie die rechte Nabelvene verschwinden,
- die von der rechten anterioren Kardinalvene und dem Ductus cuvieri gebildete V. cava superior leitet das Blut über den Truncus innominatus aus der linken anterioren Kardinalvene ab,
- der linke Ductus cuvieri wird zum Sinus coronarius und die rechte posteriore Kardinalvene zur V. azygos,
- die rechte Dottervene bildet die V. cava inferior oberhalb der Leber.

Während seiner Beugung, die oft als ein Zusammendrücken der S-Schleife dargestellt wird, richtet der Herzschlauch den arteriellen Pol durch Sprossung und Septierung neu aus. Dadurch entstehen Turbulenzen, die den spiralen Aspekt des Blutstroms vom venösen zum arteriellen Endpunkt unterstützen. All diese strukturellen Veränderungen führen auch zu einem potenziellen Anstieg der Strömungsgeschwindigkeit des Blutes und damit der Herzschläge. Das Herz scheint sich über eine Abfolge verschiedener Schleifen, die der diastolischen Bewegung des Herzens eines Erwachsenen entsprechen, zu organisieren und zu strukturieren. Die Diastole ist damit eine Wiederholung des Strukturierungsvorgangs des embryonalen Herzens. Während der vierten und fünften Woche führen die Faltung und die Verschiebung des Herzschlauchs zu folgenden Bewegungen:

- in der Sagittalebene wird der primitive Vorhof hinter die primitive Herzkammer bewegt, der Sinus venosus folgt dieser Bewegung,
- in der Frontalebene wird der Bulbus cordis rechts neben die primitive Herzkammer verschoben.

Die exzentrische Verlängerung zwischen der Herzhöhle und dem einströmenden Blut begünstigt eine spiralförmige Abstrombewegung des Blutes in die verschiedenen Kammern (➤ Abb. 4.15).

Die Gewebe von Thymusdrüse und Herz sind durch eine reziproke Induktion biochemisch miteinander verbunden. Dieser Umstand war bereits den alten Anatomen bekannt, für die „die Thymusdrüse der Wächter des Herzens" war. Die Bildung des myokardialen Connexins (CX 43) erfolgt auf Ebene der Thyrozyten in der infraapikalen Region. Das Connexin findet man auch in der Leber wieder, wo es mit den Epithelzellen, den Fibroblasten der Glissonschen Kapsel und den Hepathozyten in Verbindung gebracht wird. Der Ausdruck des Myokard-Connexins erfolgt nicht nur räumlich, sondern auch zeitlich, da sie auch nach der Postpartum-Periode auftritt. Die Verbindung zwischen den beiden Drüsen erfolgt zunächst über die Proteinproduktion, in der Folge durch die fasziale Lamina thymo-thyreo-pericardiaca. Diese Bindege-

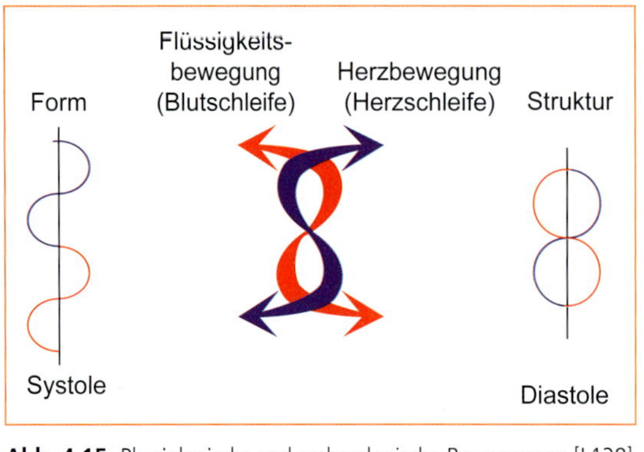

Abb. 4.15 Physiologische und embryologische Bewegungen [L138]

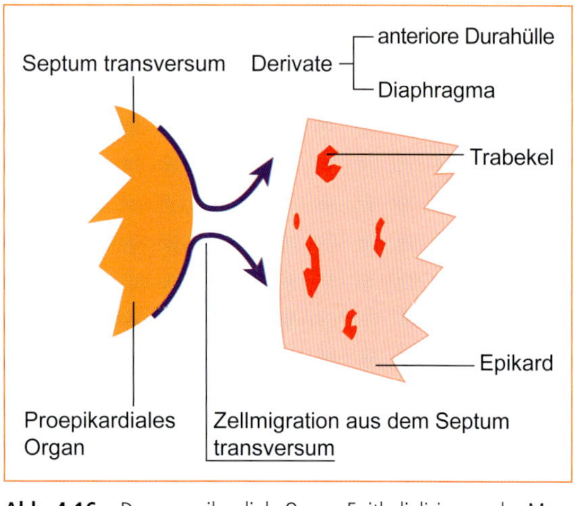

Abb. 4.16a Das proepikardiale Organ. Epithelialisierung des Myokards [L138]

Zusatzinformation zu Abb. 4.16a: Migration der Epithelzellen vom proepikardialen Organ (PEO) zum Epikard. Durch Aktivierung des vaskulären zellulären Adhäsionsmoleküls VCAM-1 und α4-Integrin.

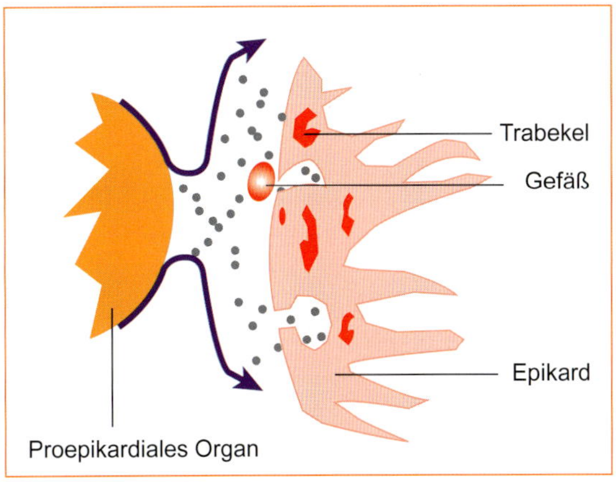

Abb. 4.16b Das proepikardiale Organ. Gewebetransition [L138]

Zusatzinformation zu Abb. 4.16b: Migration der proepikaridalen Zellen in den subepikardialen Raum und Interposition im Myokard. Durch diese mesenchymo-epitheliale Transition entstehen das Koronarepithel, der glatte Gefäßmuskel, die Perizyten. Diese Transition sowie die Bildung der Trabekel sind vom Faktor FOG-2 (Friend of Gata) abhängig.

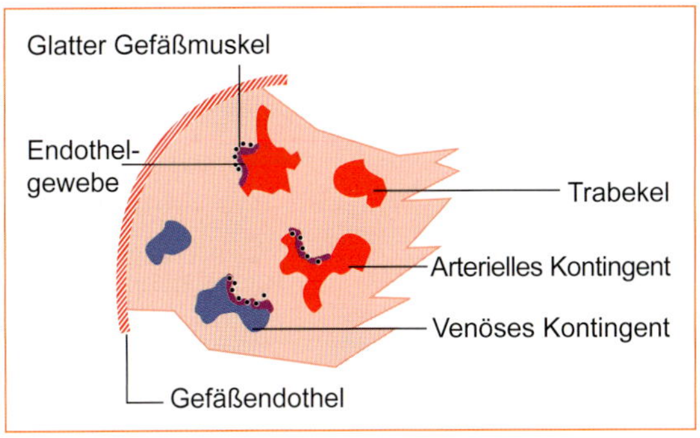

Abb. 4.16c Das proepikardiale Organ. Querschnitt durch die Myokardwand [L138]

Zusatzinformation zu Abb. 4.16c: Die Verdichtung der Trabekel führt zur Reifung des intramyokardialens Netzes der Konornargefäße.

websplatte wird Teil einer faszialen Einheit, welche die Organe der Zervikalregion umhüllt:

- anterior über die am Os hyoid aufgehängte Lamina praetrachealis,
- posterior über die an der Schädelbasis aufgehängte Fascia:buccopharyngea.

Die fasziale Einheit erstreckt sich in den Thorax und verbindet sich dort mit der Fascia pericardiaca, die wiederum mit dem Diaphragma verschmilzt (➤ Abb. 4.16a–c).

Während der Migration des Herzschlauchs von kranial nach thorakal senkt sich das Mesenchymgewebe des Oropharynx mit dem Septum transversum ab. Dieses Gewebe entwickelt sich auch in der Leber und im Pankreas und behält dabei seine Verbindung zum zukünftigen Diaphragma aufrecht, welches zudem muskuläre Elemente der Somiten Th6-L3 enthält (HNO-Probleme und Leber-Pankreas-Funktion).

Bei der Entstehung der Herzschleife (➤ Abb. 4.17) verschiebt sich die Öffnung, die den Conus vom Bulbus cordis trennt (Ostium bulbi), nach links und dreht sich dabei um 90 Grad gegen den Uhrzeigersinn.

Diese Rotation erzeugt im Conus cordis einen Verdrehungseffekt, der sich auch auf den Ernährungsfluss auswirkt. Am 30. Tag treten in der Wand des Conotruncus vier endokardiale Leisten auf, die sich aufgrund der Rotation des Conus und der relativen Stabilität des Truncus in gegenläufige Spiralen organisieren. Diese Leisten verschmelzen und bilden das Truncusseptum. Der nun medial liegende Truncus arteriosus, distaler Anteil des Bulbus cordis, ist auch der Ort, an dem sich jene Wülste ausbilden, die später das Septum aorticopulmonale bilden. Durch die Verschiebung des rechten oberen Wulstes nach distal und links und des unteren linken Wulstes nach rechts entsteht im Septum eine Spiralform. Die Septen sind somit die Materialisierung der beiden Strömungen, die einer zentrifugalen Kraft innerhalb eines gemeinsamen Kanals unterworfen sind. Ihre internen Merkmale, die durch ihren gegenseitigen Kontakt moduliert werden, erzeugen die Septierung. In der Folge entwickelt sich das Septum aorticopulmonale nach kaudal und verschmilzt mit dem Truncusseptum. Nach der Fusion der beiden Septen dreht sich der Truncus gegen den Uhrzeigersinn und erzeugt damit die aorticopulmonale Einrollbewegung der beiden Trunci.

Die conotrunkalen Leisten verschwinden, übrig bleibt nur die „spiralförmige Lamina“ des von den alten Anatomen beschriebenen Septum distale. Durch die Umschließung des Conotruncus kommt es zur Trennung des primitiven Vorhofs in einen linken und rechten Vorhof. Seine Drehungen und seine vollständige Absorption führen dazu, dass die Aorta oberhalb des linken Ventrikels zu liegen kommt und die A. pulmonalis unterhalb des rechten Ventrikels. Dadurch entsteht das Verankerungskreuz der großen Gefäße nach Benninghoff (physiologische spiralförmige Kreuzung der Gefäße an der Basis, wobei die A.

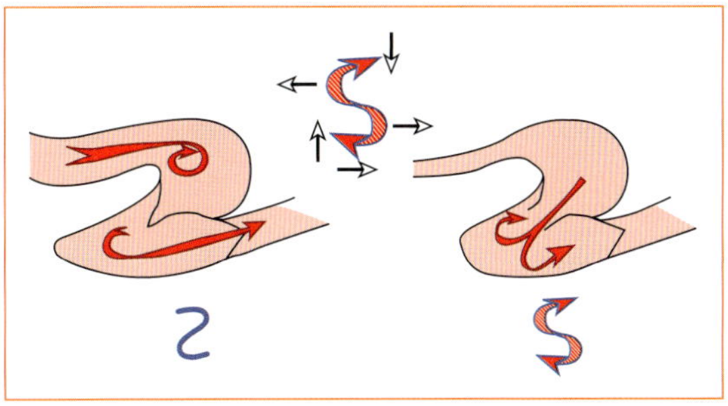

Abb. 4.17 Die Herzschleife [L138]

pulmonalis die Aorta anterior kreuzt). Die normale Morphologie der großen arteriellen Gefäße ist von diesen Retraktions- und Rotationsphänomenen des Truncus arteriosus abhängig. Die genannten Etappen sind für die Morphogenese dieses Schlauchs mit vier Kammern wesentlich, ihre Trennung ist für die Funktion von grundlegender Bedeutung. Manche Sequenzen sind Ausdruck der elektrorheologischen Eigenschaften der Flüssigkeiten.

Aufgrund der Viskoelastizität der Blutkörperchen kommen bestimmte physikalische Prinzipien wie etwa die laminare und turbulente Strömung von Flüssigkeiten zur Anwendung. Wenn die Viskosität mit der Scherverzähung zunimmt, spricht man von Dilatanz. Steigt die Geschwindigkeit, entsteht ein dilatantes Fluid. Die Viskosität des Vollbluts ist variabel und hängt hauptsächlich von folgenden Parametern ab:

- Temperatur,
- Schergeschwindigkeit (*Shear Stress*) gegenüber Aggregationsbelastung (gilt heute als ein Indikator für Gesundheit),
- Hämatokrit (Anteil der zellulären Bestandteile am Volumen des Vollbluts).

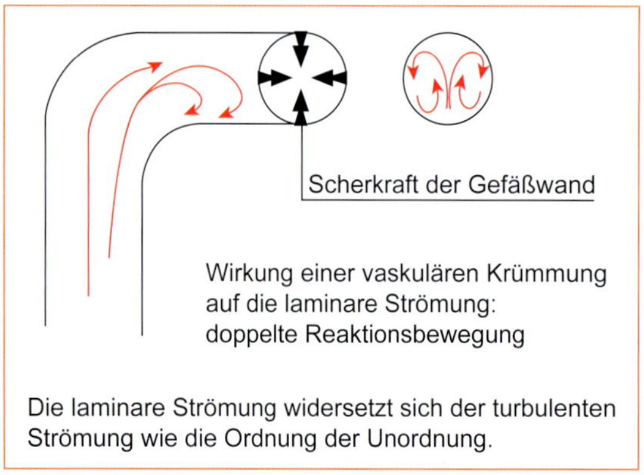

Abb. 4.18a Organisation des Blutstroms. Wirkung einer vaskulären Krümmung [L138]

Wir müssen das Blut somit als ein flüssiges Gewebe betrachten, das den Scherkräften und den schnellen Drehungen der Blutkörperchen um sich selbst ausgesetzt ist. Die Plastizität der schnell „entkernten" roten Blutkörperchen erklärt diese Dynamik innerhalb der Gefäße, sie ist im Zentrum und an der Peripherie unterschiedlich (➤ Abb. 4.18a, b).

Die durch eine motorische Kraft angetriebene Zirkulation des Blutes durch den Embryo und das Herz ist eine laminare Strömung (Gleitbewegung von Flüssigkeitsschichten gegeneinander ohne Austausch von Partikeln). Das laminare Strömungsverhalten wird durch die Viskosität bestimmt. „Es kann [daher] nicht ausgeschlossen werden, dass das Strombett des Herzens und der Gefäße zumindest teilweise in der Entwicklung seiner Gestalt vom Druck und den Scherkräften der viskösen Strömung beeinflusst wird." *(Hindrichsen KV. Die Strombahnen im embryonalen Herzen. In: ders. [Hrsg.]. Humanembryologie. Berlin – Heidelberg: Springer, 1993. S. 259).*

Strömungen

Die Stromfäden konnten durch Markierung von Flüssigkeitsteilchen direkt sichtbar gemacht werden. Das Torsionsmuster der Blutströmung steht in Abhängigkeit zum Entwicklungsstadium und zur Gestalt des Lumens. Das Herz-Kreislauf-System lässt sich damit als eine modulare Konstruktion darstellen, der schrittweise verschiedene Zellpopulationen hinzugefügt werden. In manchen Abschnitten des Herzschlauchs kommt es dabei zur Bildung von Verlangsamungs- oder Beschleunigungszonen der Strömung. Die Organisation von Gewebeschikanen wird durch die Bewegung der Herzschleife verändert.

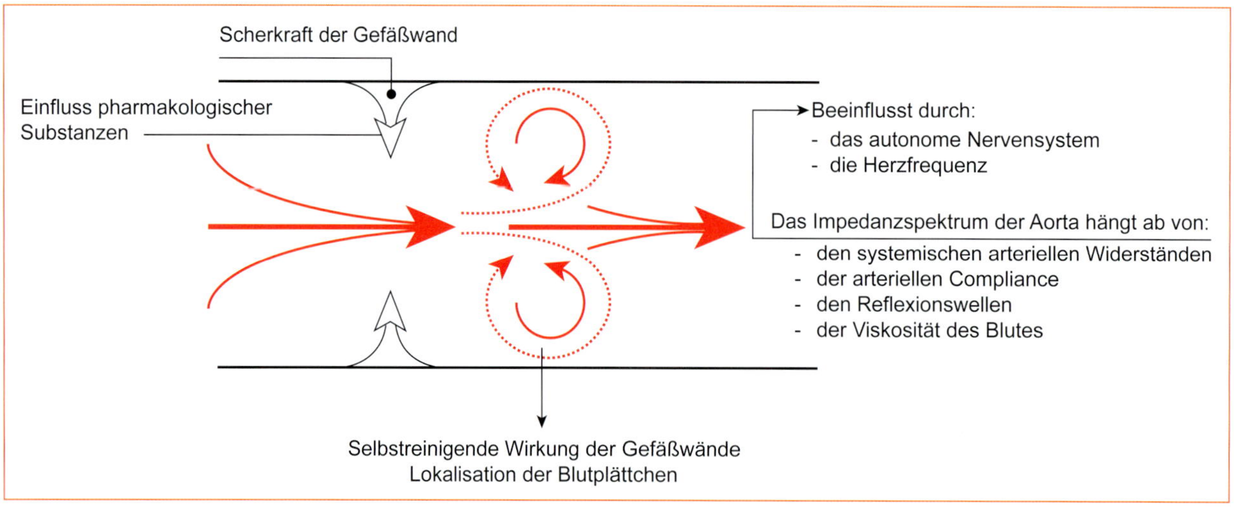

Abb. 4.18b Organisation des Blutstroms. Einfluss pharmakologischer Substanzen [L138]

Das Herz beginnt zwischen dem 22. und 24. Tag zu schlagen, ein effizienter Blutkreislauf entsteht erst 2 bis 4 Tage später. Die Präsenz von Ziliarzellen in den primitiven Gefäßwänden könnte die Genese der frühen Strömung erklären. Die Strömungen stimulieren die Bildung bestimmter zellulärer Hindernisse (Leisten und Sprossen) und erodieren die Wände so lange, bis Kommunikationsöffnungen entstehen. Das Abfließen einer eingeschlossenen Flüssigkeit führt zur Materialisierung des Herzens.

Die verschiedenen Septierungen des Herzens können mit den Cassinischen Kurven in Beziehung gesetzt werden. Im Inneren von zwei pulsierenden Kammern gleicher Schlagphase erfolgt die zelluläre Septierung in Form einer Lemniskate. Das im Mediastinum befindliche Herz liegt selbst in der beweglichen Lemniskate der Pleura-Lungensäcke. Die Kontraktion der Herzbereiche, wie sie Barry 1948 beschrieben hat, könnte dem Entstehungsprozess der zukünftigen Klappen entsprechen. Die rhythmischen Deformierungen des Schlauchlumens an der Austreibungsöffnung entsprechen den Ausgleichsbewegungen der Herzgallerte zwischen Endokard und Myokard, wobei Endokard und Blut immer mehr komprimiert werden. Die Wirkung der Klappe konzentriert sich genau auf den Conotruncusknoten und die Verbindung zum Ventrikel und beeinflusst nur das Myokard. Die dort vorhandene elektrische Aktivität ist die Aktivität einer dreifachen Schleife (Atrium-Ventrikel rechts/links absteigend), wie sie in einem Vektorkardiogramm beschrieben wird.

Jeder Ausschlag zeichnet den Spannungsverlauf in Form einer Vektorschleife auf, die von der isoelektrischen Linie ausgeht und in einem charakteristischen Verlauf wieder dorthin zurückkehrt. Das Vektorkardiogramm ermöglicht eine dreidimensionale Darstellung der Herzaktivität (Erregungsleitung), damit kann das Gleichgewicht der elektrischen Kräfte in jedem Punkt im zeitlichen Verlauf dargestellt werden. Die elektrische Aktivität ist mit der räumlichen Verteilung der aus dem sympathischen (noradrenergen) und parasympatischen (cholinergen) Nervensystem stammenden Fasern verbunden. Die am Boden des vierten Ventrikels liegenden Herzbeschleunigungs- und Herzverlangsamungszentren modulieren die Inotropie des Herzens. Der N. vagus, der gemeinsam mit dem IX. und XI. Hirnnerv und der Vena jugularis über das Foramen jugulare den Schädel verlässt, ist Träger inhibierender Informationen, während die fazilitierenden Informationen über den Sympathikus weitergeleitet werden. Diese verschiedenen Strömungen beeinflussen die Zugangszeiten zu der Schwelle, die für die Öffnung der Natrium-Kalzium-Kanäle erforderlich sind. Die Katecholamine wirken über die Beta-Rezeptoren. Die erhöhte Synthese von cAMP und die Aktivierung der Proteinkinase A haben folgende Wirkung:

- Erhöhung des transmembranären Kalziumflusses,
- Glykogenolyse für Mitochondrien über die Phosphorylierung der Synthetax Phosphorylasekinase bei gleichzeitiger Präsenz von Calmodulin und Kalzium,
- Sensibilisierung des Myosins gegenüber Kalzium durch das SPK, die Myosin-Light-Chain-Kinase und die Phosphorylierung des Protein C, einer Myosin-Komponente,
- Beschleunigung der Entspannung durch die Verringerung der Troponin-Affinität des Kalziums, vor allem durch die Phosphorylierung von Phospholamban (tachykardisierende Wirkung der Katecholamine).

Die Wirkung des Noradrenalins auf die Alpharezeptoren der Vorhöfe führt vor allem zur vermehrten Freisetzung von Kalzium durch das sarkoplasmatische Retikulum (Ryanodinrezeptor und spezifische Calciosome).

Die vagale Information erfolgt über spezifische Proteine (Protein G). Neben dem vegetativen Nervensystem haben auch andere Substanzen wie zirkulierendes Adrenalin, Serotonin, Angiotensin II oder Vasopressin und das antidiuretische Hormon eine vasomotorische Wirkung. Es wird vermutet, dass die gefäßverengende Wirkung des Neuropeptids Tyrosin über die Sekretion von EDCF (*Endothelium derived Contracting Factor*) durch das intakte Endothel entsteht.

Die Experimente von Ringer 1882 (Kinetik des ventrikulären Abschnitts eines Säugetierherzens, das entnommen und in eine Kristallisierschale gelegt wurde) machten aus dem Kalzium das Ion der Zellmotilität. Diese Sichtweise, die allerdings von der Aufrechterhaltung der Zellpenetration und der Erhaltung der Speicher innerhalb der Zellmembran und des Gewebes abhängig ist, wird heute von anderen Autoren bestätigt. „In den Gebieten der peristaltischen Kontraktion [...] ist die Richtung der spaltförmigen Abplattung des Lumens bei der Kontraktion lokal unterschiedlich. Diese Richtungen spiegeln den Lagewechsel der Herzteile zueinander beim Cardiac Looping wider." *(Hindrichsen KV [Hrsg.]. Humanembryologie. Berlin-Heidelberg: Springer, 1993, S. 257).*

Kommunikation und Kontinuität

H. Le Chatelier konnte nachweisen, dass Systeme versuchen, auf sie einwirkende Störungen so weit wie möglich zu reduzieren. Dabei handelt es sich um einen Regulationsprozess, einen Versuch, zum vorher bestehenden Zustand, zum Gedächtnis, zurückzukehren. Die Klappensysteme stehen mit den Knoten (Automatiezentren) in Kontakt, die sich an den Abschnürungen bilden, die während der Abfaltung des Herzschlauchs im Zuge des Deszensus und im Verhältnis zur Rechts-links-Achse des Ösophagus entstehen. Diese Achse steht parallel zum Aszensus des Neuralrohrs, der von E. Blechschmidt in seiner funktionellen Anatomie des Descensus viscerum beschrieben wurde. Die Verbindung zwischen den beiden Systemen wird durch die unterschiedliche Entwicklung der A. dorsalis dargestellt, die hinsichtlich des Neuralrohrs und seiner verschiedenen Abfaltungen in Segmente unterteilt wird. Die Kommunikation zwischen den beiden Systemen erfolgt über die A. pharyngea. Die Mitral-, Aorten- und Trikuspidalklappen verfügen über eine fibröse Kontinuität (Anuli fibrosi cordis), durch welche die Austreibungsöffnungen in eine Lemniskate eingeschrieben werden, und zwar auf der gleichen Ebene und im Rahmen einer fraktalen Organisation. Der Herzmuskel verfügt über eine Gewebekontinuität mit den Chordae tendineae.

Die Taschenklappen (Aorten- und Pulmonalklappen) haben eine umgekehrte Konfiguration, und obwohl sie an einer anderen Ebene ausgerichtet sind, besteht über das Filum coronarium eine Gewebekontinuität in der Form einer Lemniskate (➢ Abb. 4.19).

Die verschiedenen Trigona fibrosa cordis strukturieren die dynamische Physiologie der in ihren Phasen gegensätzlichen Klappen, wobei während der Systole die Mitral- und Trikuspidalklappen geschlossen und die Pulmonal- und Aortenklappen geöffnet werden.

Es besteht eine histologische Kontinuität zwischen dem systemischen Kreislauf und dem Ursprungsbereich des Herzens: eine Kontinuität zwischen dem Kollagen der Arterie und dem extensiven Kollagen der Matrix des Knotens selbst.

Die durch den FGF (*Fibroblast Growth Factor*) induzierte embryologische Information kommt in der Anordnung des Kollagens an den Öffnungen, in der Arterie und in einer spezifischen Funktionen zum Ausdruck, welche die Herzaktivität betreffen und fasziale und vaskuläre Strukturen miteinander verbinden. Diese Kontinuität verleiht der Struktur einen gewissen Zugwiderstand. Die erforderliche Elastizität wird dabei durch die Proteoglykane sichergestellt. Diese Kombination aus Elastizität und Widerstand verwandelt die pulsierende Austreibung zu einer konstanten Strömung in den Kapillaren. Im 17. Jahrhundert definierte Borelli mit seinen Experimenten für die verschiedenen Arten „elastischer" Gefäße den sogenannten „Windkesseleffekt". Hierbei wird die potenzielle Energie, die während der Kontraktion des Herzens in den Geweben der Aorta und ihren Ästen gespeichert wird, wieder in kinetische Energie umgewandelt, welche die Zirkulation während der Diastole sicherstellt. Diese Kinetik gilt umso mehr für die Herzgefäße selbst. Das Kollagen wird durch spezielle Fibroblastenzellen und Chondrozyten mesodermalen Ursprungs gebildet.

Die Mesodermzellen differenzieren sich:

- bei geringer Dichte zu Fibroblasten und Muskelfasern, die mit einer Bindegewebsmatrix verbunden sind. Die Expression des GATA-4 Gens ist für die Bildung der differenzierten pulsierenden Kardiomyozyten entscheidend,
- bei mittlere Dichte zu Osteozyten, die in Kollagenfasern schwimmen,
- bei hoher Dichte zu Chondrozyten.

Die Differenzierung der Mesodermzellen steht unter dem Einfluss von Nikotinamid (Vitamin B3) (bei zu hoher Konzentration keine Knorpelproduktion) und der Hyaluronsäure (N-Acetylglucosamin und Glukuronsäure).

Zellverbindungen

Die typische Struktur des Kollagens besteht aus einer linksgängigen Anordnung von drei Polypeptid-, Aminosäuren- und Proteinketten. Es wird von den Fibroblasten als Tropokollagen synthetisiert, organisiert sich in rechtsgängigen Myofibrillen oder verbindet sich mit Glykoproteinen und Proteoglykanen der Zellmatrix. Die mechanischen Eigenschaften des Kollagens erklären die hohe Compliance des Gewebes. Die Struktur der Proteoglykane besteht im Wesentlichen aus Hyaluronsäure und Seitenketten. Diese Seitenketten tragen Polysaccharidketten mit N- oder O-Verbindungen mit Serin (polare Aminosäure), Keratansulfat oder Chondroitinsulfat. Die beiden letztgenannten Verbindungen verfügen auf-

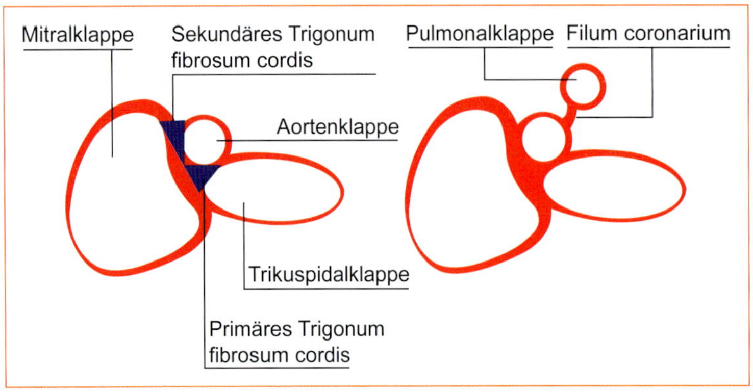

Abb. 4.19 Anuli fibrosi cordis (Lower-Ringe) [L138]

grund der Carboxyl-(COO-) und Sulfat-(SO4-)Gruppen über eine negative elektrische Ladung.

Verschiedene Ladungen in einem flüssigen Milieu, das selbst polarisiert ist, führen zu elektrostatischer Anziehung bzw. Abstoßung gegenüber dem Kollagen, das mit einer doppelten Chiralität (links/rechts) ausgestattet ist. Aufgrund dieser elektrischen Aktivität betrachten manche Autoren das Herz nicht als Pumpe, sondern als Ausdruck dieser elektrischen Felder, denn „die pulsierende Bewegung ist dem laufenden Wasser inhärent" *(Schwenk T. Le Chaos Sensible. Laboissière: Triades, 1963, p. 88)*, und „Wasser erklärt alle natürlichen Phänomene", *(Thales 625–547 v. Chr.)*.

Die Elektronenübertragung von Flüssigkeiten, die während der Redoxreaktion mit unterschiedlicher Propagationsgeschwindigkeit transportiert werden (Konzentrationsdifferenz der Bestandteile), erzeugt eine der polarisierten Materie inhärente Bewegung. Die Herzkontraktion könnte Ausdruck dieser Bewegungen sein, welche die tektonischen Wirbel zur Orientierung der Muskelfasern bedingt haben. Die Registrierung dieser Verschiebungen ist eine ständig aktualisierte Synthese und Erinnerung.

Funktionen müssen folglich über die Struktur erklärt werden:

1. Zellverbindungen Aus der Sicht der funktionellen Anatomie gibt es verschiedene Arten von Zellverbindungen. Alle haben sie, je nach Struktur, Anteil an den speziellen Funktionen des Epithels. Adhäsion, Kohäsion, Stützfunktion und Festigkeit des Zellapparats werden durch drei Gruppen von Verbindungskomplexen sichergestellt:

- Dichte proximale kontinuierliche Verbindungen (➤ Abb. 4.20b):
  - Tight Junction
  - Zona occludens
  - Macula occludens

Diese dichten Verbindungen bestimmen die Kohäsion zwischen zwei Zellen und blockieren den interzellulären Transport der Moleküle. Durch die Präsenz der Claudine verfügen *Tight Junctions* über eine selektive Filterfunktion gegenüber Ionen. Dabei scheinen die Variationen in der Ionenselektivität, im Durchtritt von Wasser und kleinen Molekülen und im mechanischen und elastischen Widerstand der verschiedenen Epithele durch die Verteilung und die Anzahl der Transmembranproteine bestimmt zu werden. Die Permeabilität der dichten Verbindungen hängt von dem gebildeten Maschenwerk ab.

- Kommunizierende Verbindungen (➤ Abb. 4.20c):
  - Gap Junction (intercellular Gap),
  - kommunizierende Verbindung,
  - Nexus.

Die kommunizierenden Verbindungen ermöglichen den Austausch von chemischen und elektrischen Signalen zwischen benachbarten Zellen über die Leere des Interzellularraums (1,5 bis 2 nm). Bei den Myokardiozyten führen diese interzellulären Durchtrittsstellen zur Ent-

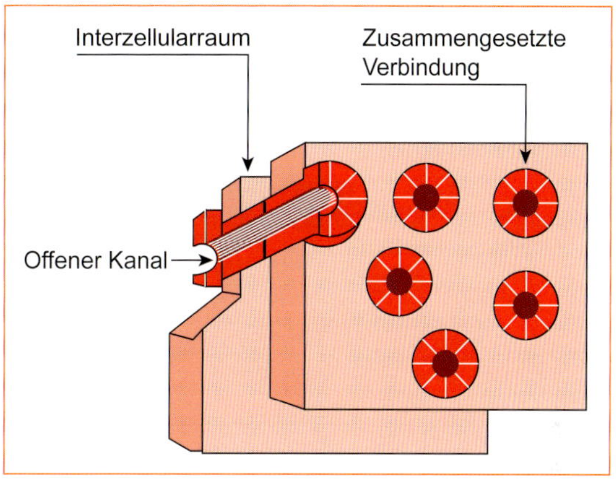

Abb. 4.20a Verankerungsverbindung [L138]

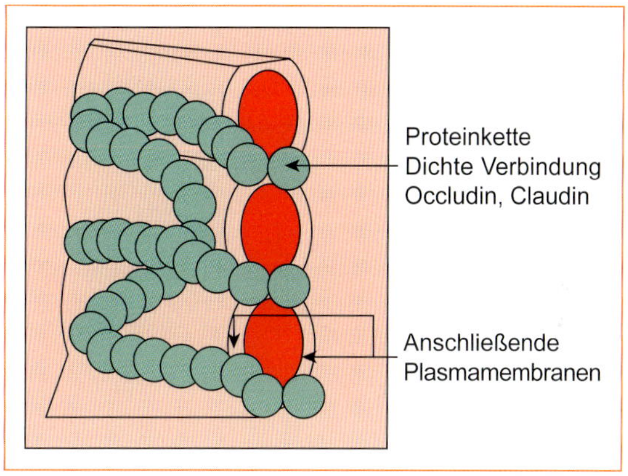

Abb. 4.20b Dichte Verbindungen (Tight Junctions) [L138]

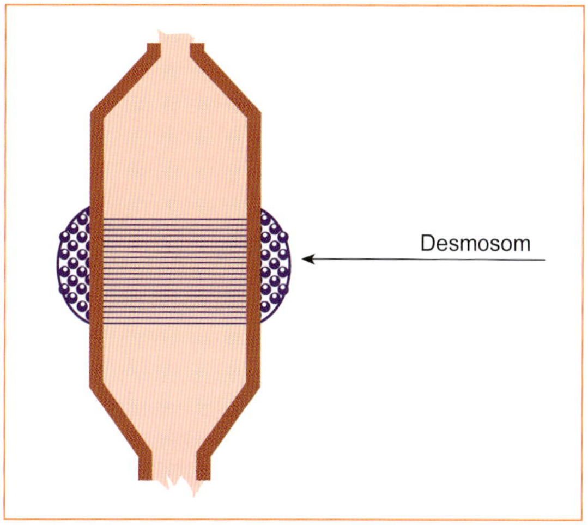

Abb. 4.20c Kommunizierende Verbindungen [L138]

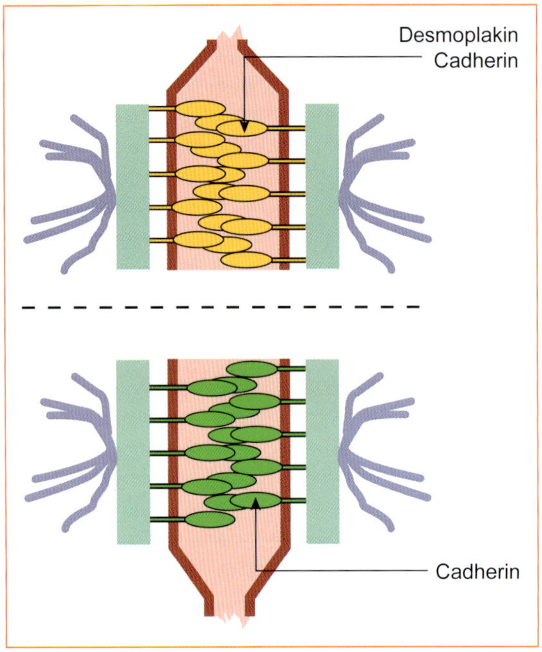

Abb. 4.20d Zonula adherens [L138]

stehung eines Synzitiums, innerhalb dessen das „Alles-oder-nichts-Prinzip" herrscht. Die *Gap Junctions* scheinen an der frühen Entstehung der Rechts-links-Asymmetrie beteiligt zu sein (*Levin et al. Development. Biology 1998;203:90–105*).

- Distale Ankerverbindungen (➤ Abb. 4.20a):
  - Desmosom (Gürteldesmosom, Punktdesmosom),
  - Hemidesmosom,
  - Anchoring.

Die Ankerverbindungen erhalten die Form der Epithelzellen aufrecht und garantieren die interzelluläre Adhäsion. Die „Brückenverbindung" ist ein Ort des Austauschs und der elektrischen Kopplung zwischen den Zellen. Sie ermöglicht also eine metabolische und elektronische Kopplung der Zellen. Zonula adherens (➤ Abb. 4.20d) und Macula adherens stehen über Tonofilamente in engem Kontakt mit dem Zytoskelett. Die Einfügung von Aktinfilamenten erlaubt eine gewisse Kontraktilität. Auf Ebene der Endothelzellen gibt es keine Desmosomverbindungen. Die Claudine stellen aufgrund ihrer Zusammensetzung (zwei extrazelluläre Domänen und ein langer intrazytoplasmischer Strang) den besten Kompromiss für die Fusion der äußeren Blätter der Membranen benachbarter Zellen und die Bildung einer soliden Verbindung dar. Diese Verbindung wird auch als dichte Platte bezeichnet. Diese Anhaftungspunkte sind auf den motilsten Zellen nur in geringer Anzahl vorhanden *(Lazarides E. et Revel J. P.: Les bases moléculaires du mouvement des cellules. Pour la Sience 1979[21])*. Die Macula occludens ist auch an der elektrischen Kopplung zwischen den Zellen beteiligt.

Zusätzlich könnten als vierter Verbindungskomplex noch die Myofibrillenfilamente beschrieben werden, die den Sarkolemm verstärken.

Das vierteilige System entsteht innerhalb einer räumlichen Organisation von Fasern, die im Zickzackmuster verlaufen und die Herzzellen fest miteinander verbinden. Der letztgenannte Verbindungstypus befindet sich an den Extremitäten der Sarkomere, auf Höhe der Z-Scheibe, unterscheidet sich dabei aber von den quer verlaufenden Kanälen, welche die Z-Scheibe umgeben. Diese verschiedenen Systeme spielen eine nicht zu vernachlässigende Rolle für die Kontraktionssynergie der Fasern. So gesehen kann das Myokard nicht mehr als ein Synzytium betrachtet werden. Die Funktion der Zickzack-Anordnung konnte noch nicht geklärt werden. Sie ermöglicht allerdings lokal eine höhere Kollagenkonzentration und verbessert damit die mechanischen Eigenschaften (Speicherung und Abgabe von Energie) der Kardiozyten. Basalmembrananbindung, Macula adherens, Fascia adherens oder Nexus sind für Histologen wichtige Elemente.

Der von Sjöstrand 1958 beschriebene Nexus besteht aus einem *Connexon* (Schlüssel-Schloss-Proteinverbindung), das, ausgehend vom Nodalgewebe, die schnelle Weitergabe der elektrischen Ladung von einer Zelle zur nächsten erleichtert. Seine räumliche Orientierung erklärt zudem die laterale Weiterleitung des Impulses von der Tiefe an die Oberfläche, dies unterscheidet ihn vom Blutstrom, der von der linken und rechten Koronararterie kommt.

Die Herzphysiologie ist sehr eng mit der Zirkulation in den Herzkranzgefäßen verbunden, die der sich selbst perfundierenden und stimulierenden Pumpe das arterielle Blut zuführt. Die Koronararterien entspringen auf Höhe der Sinus aortae, wobei die linke Koronararterie aus dem Sinus aortae sinister, die rechte aus dem Sinus aortae dexter entspringt. Anzumerken ist hier, dass die Füllung des Herzens während der Diastole erfolgt, während die sich schließenden Taschenklappen die Koronaröffnungen freilegen (paradoxer Effekt).

2. Kollagenverstrebungen Die Kollagenverstrebungen, die auf der Basalmembran der Fasern ansetzen, sind aufgrund ihrer räumlichen Anordnung seit 1986 Ausgangspunkt für ein neues Physiologiekonzept über den Herzzyklus. Das balistische Zurückweichen des Herzens während der Systole senkt den atrioventrikulären Anulus fibrosus ab, weitet die Vorhöfe und begünstigt damit den systemischen venösen Rückfluss (➤ Abb. 4.21).

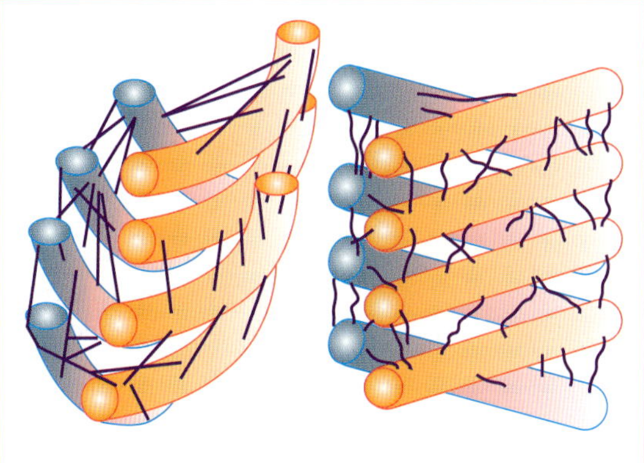

Abb. 4.21 Organisation der Kollagenverstrebungen [L138]

4.3 Das pränatale Stadium

Während der verschiedenen Etappen der Embryogenese entwickelt sich die Blutzirkulation aus drei unterschiedlichen Kreisläufen (Körper-, Dottersack- und Plazentakreislauf) zu einer räumlichen Organisation mit zwei Systemen, die über intraembryonale und Nabel- und Dottersackgefäße verbunden sind. In diesem Stadium werden die großen Stoffwechselfunktionen (Sauerstoffversorgung, Ernährung, Ausscheidung) durch den Plazentakreislauf wahrgenommen. Die Zirkulation findet parallel zur Entwicklung der Leber, des Gehirns und der Urniere statt. Das sauerstoffreiche Blut fließt über die Nabelvene von der Plazenta zum Fetus. Angesichts der geringen funktionellen Leistung des mit der Pfortader verbundenen intrahepatischen Systems fließt das Blut über den Ductus venosus (Arantius) in den oberen Teil der V. cava inferior. Um zu verhindern, dass zu viel Blut zum rechten Vorhof gelangt, ist der Kanal mit einer Sphinkterfunktion ausgestattet. Allerdings wird das Blut, nachdem es die Schikane des Foramen ovale hinter sich gelassen hat, in den linken Vorhof geschleust. Ein geringer Anteil des Blutes, der gegen die Crista dividens, den unteren Rand des Septum secundum, stößt, fließt zur rechten Kammer und schließlich in die A. pulmonalis. Anschließend wird das Blut über den linken Ventrikel in die Aorta ascendens ausgeworfen. Die Position der Koronararterien und der A. carotis begünstigen die gute Sauerstoffversorgung von Herz und Gehirn. Ein weiterer Beweis für ihre Vorrangstellung. In der Folge wird das aus dem Kopf und den oberen Extremitäten kommende sauerstoffarme Blut durch das rechte Herz geleitet, von wo aus es in die A. pulmonalis gelangt, um schließlich über den Ductus arteriosus (Botalli), und – aufgrund des starken peripheren Widerstands in den Lungengefäßen während des Fetalstadiums – zur Aorta descendens zu gelangen. Der Rückfluss zur Plazenta erfolgt über die beiden Nabelvenen. Die Arterien sind der aktivste Teil im Längenwachstum der Nabelschnur. Diese vaskuläre Dynamik beeinflusst, über die Nabelschnur, auch die Drehung des Embryos im Fruchtwasser. In der modellhaften Darstellung dieses Phänomens erkennt man eine Torsion bis zur Nabelschnur und eine Gegentorsion im darunter liegenden Anteil. In diesem Stadium erlebt der Fetus eine „süße Hypoxie", die unter anderem auf der Tatsache beruht, dass die Muskelzellen des Herzens weder Brennstoff noch Sauerstoff speichern können. Das fetale Herz funktioniert somit in relativer Hypoxie und produziert seine Energie hauptsächlich über den Glukose- und Milchsäurekatabolismus (glykolytischer Metabolismus).

Zum Zeitpunkt der Geburt, einer Phase, die u. a. auch durch das SP-A (Geburtshormon, unspezifisches Glykoprotein, das mit dem Surfactant der Lungen verbunden ist) gesteuert wird, kommt es im Gefäßsystem zu wichtigen Veränderungen (➢ Abb. 4.22a–c).

Nach der Geburt: neue Lebensbedingungen

Mit der Geburt beginnt die Lungenatmung. Durch Kompression des Brustkorbs wird das Fruchtwasser aus den Lungen gepresst und die Nabelschnur wird abgeklemmt. Dies führt zur Erweiterung der Gefäße und zu einem beträchtlichen Absenken der peripheren Widerstände. Die Blutmenge aus den Lungen und der venöse Rückfluss zum linken Vorhof nehmen zu. Schrittweise verliert die rechte Herzkammer ihre systolische Auswurfkapazität zugunsten der linken Herzkammer, die Herzfrequenz nimmt ab. Im Bereich der Myozyten (Myofibrillen, Mitochondrien, sarkoplasmatisches Retikulum) der Herzkammern und der Vorhöfe kommt es zu Veränderungen in den Organellen. Im Laufe der Entbindung führt die Trennung von der Plazenta zum Anstieg des peripheren Gefäßwiderstands und des arteriellen Drucks. Die Dehnbarkeit des Arterienstamms verwandelt den pulsierenden Fluss des Herzens in einen kontinuierlichen Fluss an der Peripherie. Eine genaue Untersuchung der Pulswelle zur frühzeitigen Diagnose erster Anzeichen von arteriellen Störungen erscheint in diesem Zusammenhang durchaus relevant. Die Gefäßstämme bilden aufgrund ihrer elastischen Eigenschaften anpassungsfähige funktionelle Speicher. Das während der Systole aus dem Herzen ausgeworfene Blut wird in den Gefäßen gespeichert und steht während der folgenden Diastole wieder zur Verfügung, dabei wirken physikali-

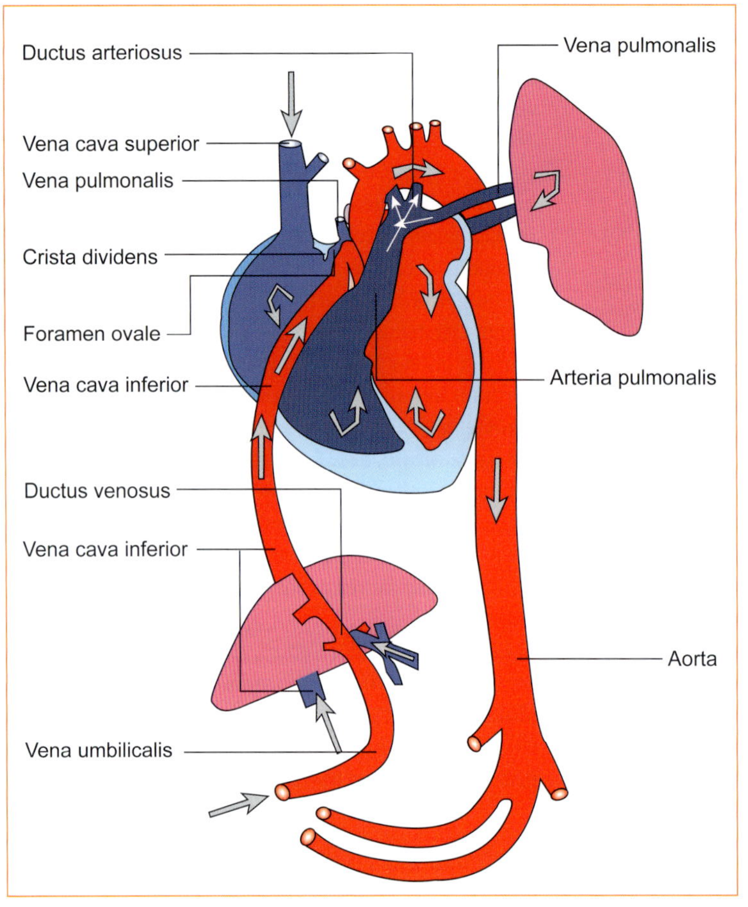

Abb. 4.22a Die Blutzirkulation. Vor der Geburt [L138]

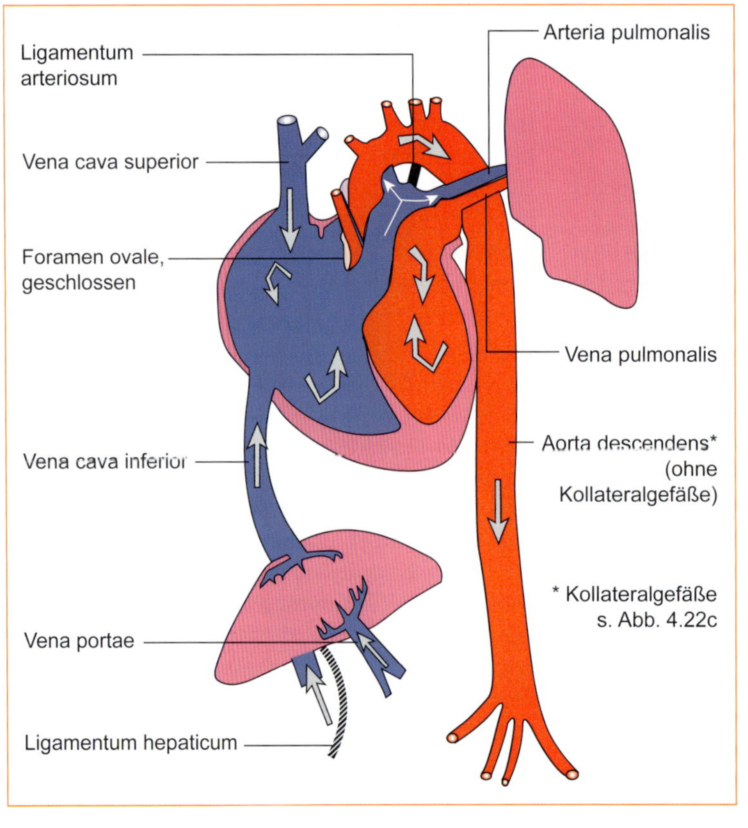

Abb. 4.22b Die Blutzirkulation. Nach der Geburt [L138]

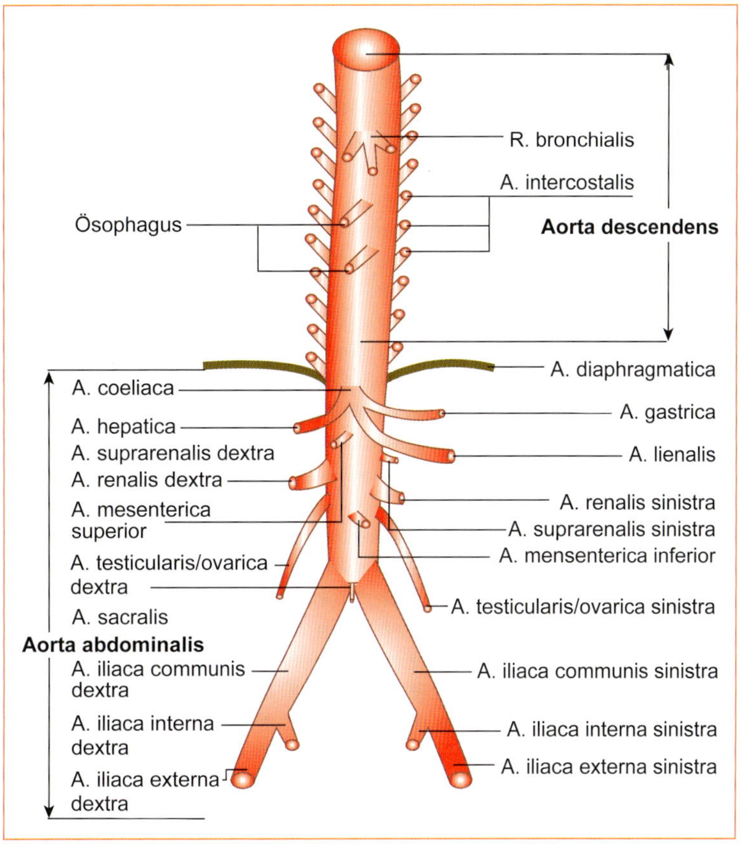

Abb. 4.22c Die Blutzirkulation. Arterien in Brust- und Bauchhöhle, Details [L138]

sche, chemische und hormonelle Faktoren mit. Die hormonellen Kernrezeptoren werden über folgende Rezeptoren aktiviert:

- Vitamin D-Rezeptor,
- Schilddrüsenhormon-Rezeptor,
- Steroidrezeptoren (Östrogen),
- Peroxisom-Rezeptoren (alpha, beta, delta, gamma).

Die Aktivierung der PPARs (*Peroxisome Proliferator activated Receptor*) und insbesondere des PPAR-α nimmt zu. Sie sind, ab der Geburt, an den Fettabbaumechanismen innerhalb der Mitochondrien der Myokardiozyten beteiligt. Das Herz verwendet zur Kontraktion 70 % Fett und 30 % abgebauten Zucker. Die Zufuhr dieser Brennstoffe muss durch die Verbrennung in der Zelle ausgeglichen werden. Hierfür dient eine biologische Konstante, welche die verschiedenen Etappen miteinander verbindet (➤ Abb. 4.23).

PPAR-α findet man überdies in den glatten Muskelzellen (vaskuläres Endothel), den gestreiften Muskelzellen und, in geringerem Ausmaß, in den Monozyten und den Makrophagen. Das Gen des PPAR-α befindet sich beim Menschen auf dem Chromosom 22 (22q12-q13–1). Die PPARs sind an der Transkriptionskontrolle der Gene beteiligt, die mit der Homöostase der Fette und mit bestimmten pathologischen Zuständen in Bezug stehen

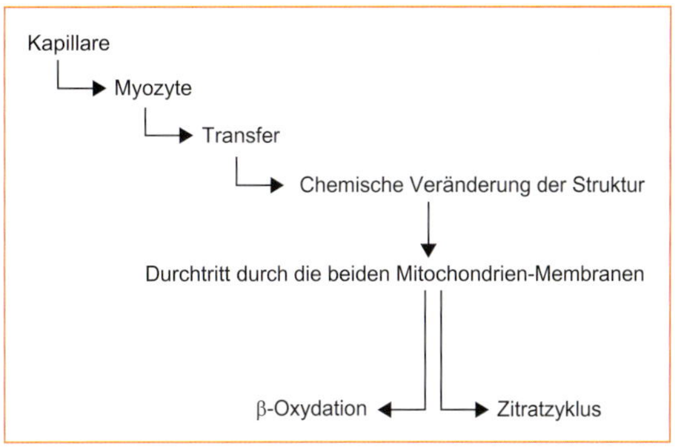

Abb. 4.23 Energietransfer [V492]

(z. B. Arteriosklerose, Kardiomyopathie, Diabetes, Adipositas).

Die PPARs unterscheiden sich durch spezifische genetische Ausdrucksmuster, die sich nach dem Gewebe und der ablaufenden Entwicklung richten. So wird der Ausdruck der für den Herzstoffwechsel zuständigen Gene, deren Kontrolle über die PPAR-α-Rezeptoren erfolgt, unter folgenden Umständen aktiviert:

- in der postnatalen Entwicklungsphase,
- während des Fastens, kurzfristig,
- bei Muskelbeanspruchung,
- bei Diabetes.

4

Das Herz, „Drehscheibe“ und mobiles mesodermales Fulcrum, bildet gemeinsam mit dem widerstandsfähigen Arterien- und dem kapazitiven Venensystem eine funktionelle Einheit. Nach der Geburt dauert es allerdings noch mehrere Wochen, bis sich das Foramen ovale geschlossen hat, das Septum primum am Septum secundum anhaftet, der Ductus arteriosus obliteriert und der kleine und große Kreislauf zu getrennten Kreisläufen werden. Die arterielle Elastizität ersetzt langsam die Steifigkeit der Gestationsphase, die an verschiedenen Stellen durch Schikanen und Öffnungen moduliert wurde.

Das Lig. arteriosum, das die linke A. pulmonalis mit der Unterseite des Aortenbogens verbindet, ist die letzte Spur des Ductus arteriosus. Schließlich wechselt der Fetus von einem flüssigen Milieu in sein von Luft umgebenes Erdendasein und bestimmt sein Dasein über die Atmung, oder, wie Robert Fulford es ausdrückte: „So he breathes, so he is“. Die Regulierung der Zirkulation erfolgt in einer Übergangsperiode, in der eine klare Trennung von den Funktionen des plazentaren Kreislaufs stattfindet, die wie folgt zusammengefasst werden kann:

- Die Sauerstoffversorgung des Blutes und der Gewebe erfolgt über eine regelmäßige Belüftung.
- Die Reinigung der zirkulierenden Flüssigkeiten wird durch die bereits seit dem dritten Monat betriebsbereite Nachniere sichergestellt.
- Die Versorgung um das Verdauungssystem wird vom Mesenterialnetz unterstützt.

Die Obliteration der Gefäße und die sich daraus ergebenden hämodynamischen Veränderungen lassen verschiedene Ligamente entstehen:

- Die Ligg. umbilicales mediales und die Aa. vesicales superiores stammen von den obliterierten Nabelarterien.
- Das Lig. teres hepatis stammt von der obliterierten linken Nabelvene.
- Das Lig. venosum stammt vom obliterierten Ductus venosus hepatis (Arantius),
- das Lig. arteriosum ist das Relikt der progressiven Obliteration des Ductus arteriosus.

Berührt man diese Bänder, berührt man auch die Organogenese des Herz-Kreislauf-Systems, das Gewebegedächtnis und die verschiedenen Impulse, die zu einer funktionellen Form geführt haben. Berührt man diese Bänder, berührt man die intime Geschichte, die Form des Individuums. So entsteht, Tag für Tag, die Prävalenz des linken arteriellen systolischen Herzens über das rechte venöse diastolische Herz. Das pulsierende Blut, das über die Plazenta zugeleitet wird, ist ein rhythmischer Beitrag zur Entstehung des Herzens, der Integrationspumpe der fluktuierenden Werte von Volumen und Druck.

Die Gesamtheit des arteriovenösen Gefäßbetts kann als ein zweites peripheres, seinen eigenen Rhythmus erzeugendes Herz betrachtet werden (➤ Abb. 4.24).

Die beobachteten langsamen Rhythmen entsprechen dem von Traube, Hering und Mayer beschriebenen Phänomen (Differenz zwischen den systolischen und diastolischen Wellen). Dabei sollte angemerkt werden, dass das gleiche Phänomen auch auf kranialer Ebene zu beobachten ist. Die Relevanz dieser Informationen und minutiös ausgeführten Beobachtungen bestätigen die Originalität des von Dr. W. G. Sutherland entdeckten und ab 1929 beschriebenen Vorgangs.

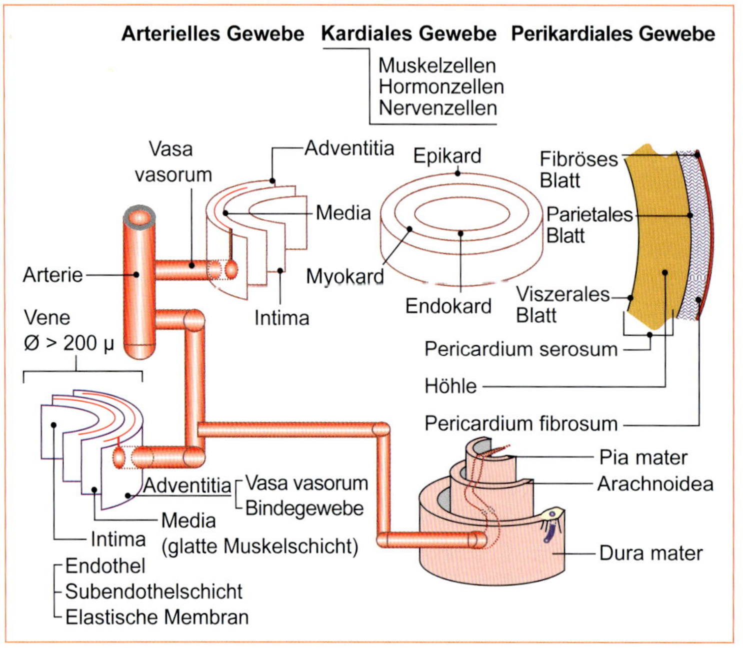

Abb. 4.24 Entsprechungen zwischen dem perikardialen, kardialen und arteriellen Gewebe und dem Duragewebe [L138]

Zusatzinformation zu Abb. 4.24: Die Venolen sind am Metabolismus beteiligt, sie reagieren sensibel auf Entzündungen, die ihre Durchlässigkeit erhöhen.

All die beschriebenen Vorgänge lassen uns begreifen, dass der Körper der Ausdruck einer Vielzahl von Rhythmen ist, die mit verschiedenen oszillierenden Variationen verbunden sind und die den physiologischen Aspekt der Gesundheit, oder zumindest die Vorstellung, die wir uns auf der Grundlage unseres heutigen Wissensstands davon machen, bedingen. Die differierenden und variablen Ionenkonzentrationen erzeugen in den verschiedenen Phasen osmolarische Phänomene, vergleichbar mit einer echten biologischen Atmung. Sie bedingen die Konstitution eines vibrierenden elektromagnetischen Körpers, dem wir uns mit einer Berührung gleicher Natur annähern. Der Körper erscheint in der spezifischen Aktion des Herz-Kreislauf-Systems, innerhalb eines mittels Vektoren dargestellten Raums, als ein „harmonischer Megaoszillator", als Summe der kleinsten harmonischen Oszillationen (➤ Abb. 4.25 und ➤ Abb. 4.26).

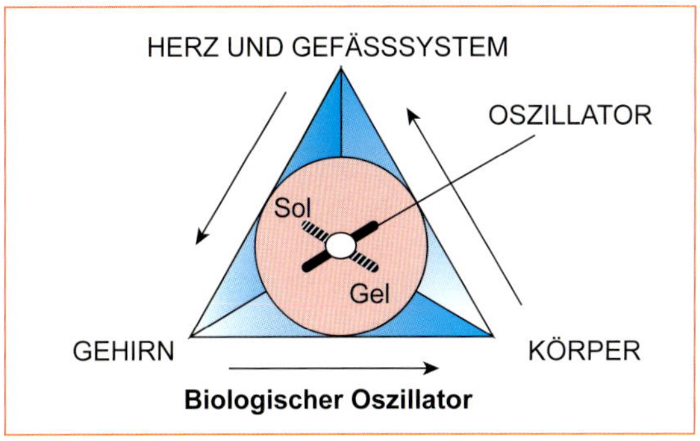

Abb. 4.25 Biologischer Oszillator [L138]

Mobilitätsachsen

Im Laufe seiner Entwicklung ist das Herz an verschiedenen Interaktionen zwischen seiner Form, seiner Struktur, seiner Funktion und seiner direkten Umwelt beteiligt. Daraus entstehen zeitlich begrenzte Transitachsen, die seine physiologische Mobilität innerhalb des Perikards und innerhalb des Mediastinums prägen (➤ Abb. 4.27 und ➤ Abb. 4.28).

Der mechanische Charakter dieser Achsen darf uns den fluiden Charakter des Herz-Kreislauf-Systems und seine rhythmische Aktivität nicht vergessen lassen, wenn wir uns dem Herz mit unserem osteopathischen Ansatz annähern. Diese Achsen können variabel, metabolisch, fluid, aber auch eine Konzentration von Faszien sein. Jede Achse kann ihrerseits die Richtung des Mobilitätsverlustes anzeigen und damit eine osteopathische Läsion darstellen. Die Reife des Herzens, die durch die vollständige Entfaltung der atrioventrikulären Kammern zum Ausdruck kommt, hängt hauptsächlich vom Blutvolumen ab. Das Herz ist im Wesentlichen eine Integrationspumpe für das Verhältnis zwischen Volumen und Druck. Die endgültige Form und die Funktion des Herzens werden auch bestimmt durch die Richtung des Blutstroms und durch die lokalen und peripheren Widerstände, die es während seines Wachstums erfährt, indem es diese Blutvolumina aufnimmt (Einstrom) und wieder ausstößt (Ausstrom).

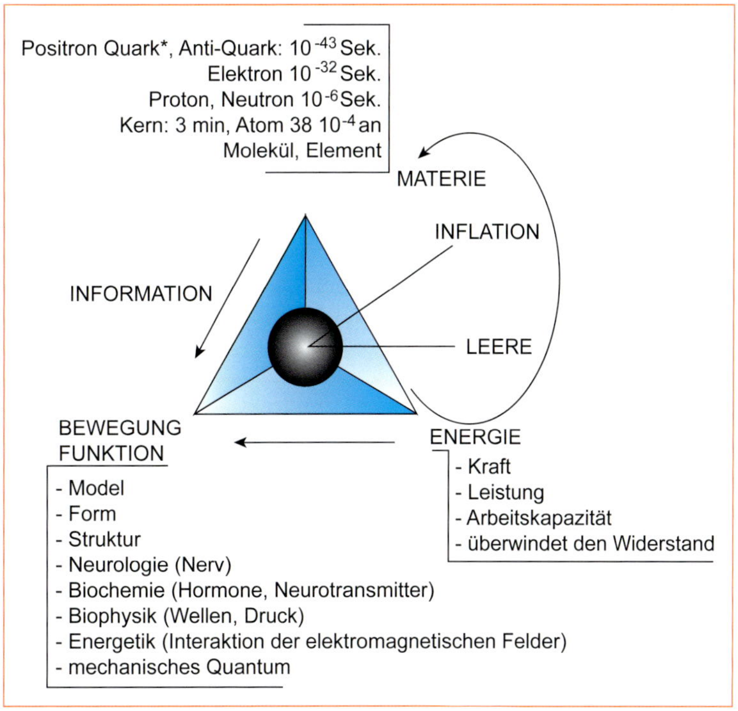

Abb. 4.26 Immaterielle Grundkonzepte [L138]

Zusatzinformation zu Abb. 4.26:
* Quarks bilden die letzten Bausteine der Materie. Mit abnehmender Entfernung reduziert sich die Anziehungskraft zwischen Quarks. Die Bewegungsfreiheit der Kopplung nimmt zu. Mit zunehmender Entfernung erhöht sich die Anziehungskraft zwischen Quarks und kann sich, ähnlich der Polarität von Magneten, umkehren. Die Quarks sind an der Kohäsion der Materie beteiligt, indem sie ein Maximum an Freiheit aufrechterhalten.

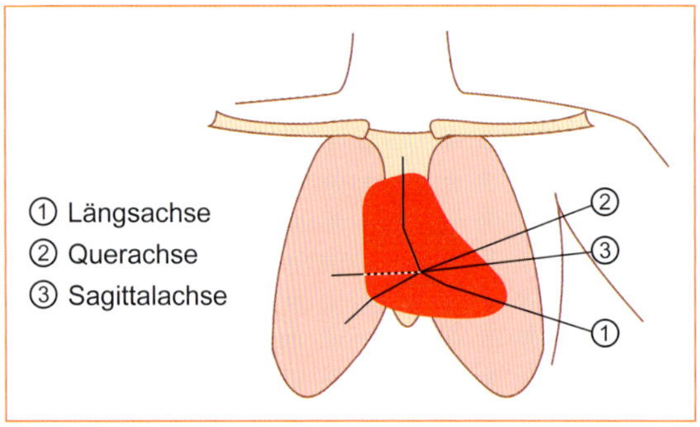

Abb. 4.27 Die Mobilitätsachsen des Herzens (1) [L138]

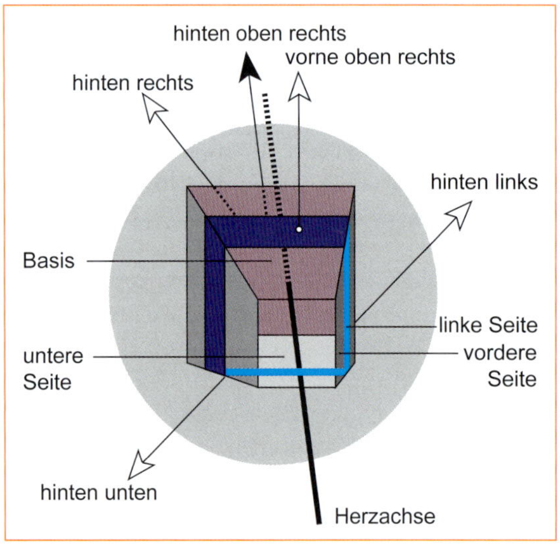

Abb. 4.28 Die Mobilitätsachsen des Herzens (2) [L138]

Die Herzfunktion wird über die beiden folgenden Werte bestimmt:

- Die Vorlast (*Preload*): Während der maximalen Dehnung des Herzens am Ende der Diastole verfügt die Ventrikelwand über eine passive Spannung. Damit definiert sich über das enddiastolische Volumen der Herzkammer die Leistung der nachfolgenden Systole. Die Vorlast ist intrinsisch von der ventrikulären und atrialen Compliance (Dehnbarkeit) und der Wirkung des venösen Rückflusses abhängig.
- Die Nachlast (*Afterload*): Während der Systole liefert der Ventrikel zusätzliche Spannung für die Austreibung des Blutes. Sie entspricht den Widerständen während dieser Austreibung: den arteriellen und arteriolären Widerständen (oder Impedanz), der Wanddichte und Geometrie des Ventrikels sowie dem peripheren Widerstand der großen Gefäße (allen voran des Aortenbogens). Diese ventrikuloarterielle Kopplung kann über das Konzept der ventrikulären Nachlast mit folgender Formel dargestellt werden:

$$T = Pr / h$$

- T = ventrikuläre Spannung bei der Systole
- P = intraventrikulärer Druck links
- r = Radius
- h = Dicke des linken Ventrikels

Schließlich werden zwei Volumen-Druck-Kontingente miteinander konfrontiert:

- das intrakardiale Volumen und
- das extrakardiale Volumen.

Somit können wir das Herz-Kreislauf-System als ein System betrachten, das sich immer wieder an die permanent stattfindenden Veränderungen von Volumen und Druck innerhalb der beiden Systeme anpasst:

- die zentrale Herzpumpe, das myoepikardiale und subendokardiale Gefäß,
- die periphere vaskuläre (arterio-veno-lymphatische) Pumpe, die durch intra- und extrazelluläre Vorgänge vervollständigt wird.

Das zentrale und das periphere System

Aus diesem Blickwinkel betrachtet, gibt es ein zentrales Herz, das durch die Koronararterien perfundiert wird, und ein peripheres Herz, das sich durch die Vasa vasorum selbst perfundiert. Das periphere System (Gefäßbett) verfügt aufgrund der saltatorischen THM-Wellen ebenfalls über eine pulsierende rhythmische Aktivität. Diese beiden systemischen pulsierenden Pumpen verwenden die gleichen mechanischen oder elektrischen Informationen, um die enthaltene Energie in eine rhythmische Bewegung umzuwandeln. Das Blut erweist sich somit, zumindest teilweise, als Vektor, als Transportmedium dieser mechanischen und elektrischen Kraft. In seinem Vortrag, den Dr. W. G. Sutherland 1939 in seinem Buch „The Cranial Bowl" wiedergibt, spricht Dr. Dwight J. Kenney vom molekularen, elektromagnetischen Potenzial der Blutkörperchen als eine zirkulierende Kraft für das Blut, die eventuell die kontraktile Aktivität des Herzens ersetzen könnte. Da man diese gleiche elektromagnetische Qualität auch auf Ebene des Liquor cerebrospinalis wiederfindet, erscheint das Herz als ein Regulator von Volumen und Druck zwischen dem peripheren Blut und dem Liquor cerebrospinalis, der nach A. T. Still „the highest known element", das höchste bekannte Element, ist. A. T. Still greift damit die Theorie von Emanuel Swedenborg wieder auf. Das Herz und die Gefäße können als dynamische Rahmenstrukturen in der Volumen-Druck-Beziehung des Blutes und des Liquor cerebrospinalis betrachtet werden.

K. E. Nelson *(Nelson KE et al. Cranial rhythmic impulse related to the Traube-Hering-Mayer oscillation. JAOA*

2001;101[3]:163–173) spricht von einer Aktivierung der Grundsubstanz und denkt dabei an die THM-Wellen. Diese Wellen bieten die beste Lösung für den Zellstoffwechsel in seiner „gelförmigen" Plastizität. Das elektromagnetische Kontingent des Blutes trägt zur Organisation und zur Expression bestimmter mechanischer Eigenschaften bei, deren Summe eine organische Bewegung erzeugt. Die endokrine Aktivität des Endothels trägt neben anderen Faktoren (Druck, Viskosität, Agglutination) ebenfalls zu der Tatsache bei, dass, wie schon W. G. Sutherland betonte, das Blut „ein fluides Gewebe" ist, das drei funktionellen Phasen unterliegt:

- einer zirkulatorischen,
- einer Austausch- und
- einer Speicherphase.

In ihrer physiologischen Manifestation vermitteln uns diese drei Phasen einen Überblick über die Bedingungen von Gesundheit oder Krankheit des Herz-Kreislauf-Systems. Aus dieser Mobilität entsteht unser osteopathischer Ansatz zur holistischen kardiovaskulären Sphäre und ihrem subtilen und ubiquitären Botschafter, dem Blut. Diese Volumenverschiebungen bedingen die spezifische Physiologie von Ruhe und intensiver Aktivität. Sie konditionieren in ihrem Inneren ein Läsionsrisiko für den Flüssigkeitsaustausch. Der Ionenaustausch wird unwiederbringlich früher oder später verändert. Daher wird das Abbild, das wir über unsere Wahrnehmung davon erhalten können, ebenfalls verändert (hierarchische/anarchische Verstärkung oder Reduzierung). Das lokale Ödem, die Dilatation der Venen, die rhythmische Instabilität können als Alarmfaktoren des Herz-Kreislauf-Systems betrachtet werden, die der Osteopath zu analysieren weiß.

Die Fortschritte im Bereich der kardiologischen Grundlagenmedizin unterstützen unsere Vorgehensweise und unser Verständnis der Mechanismen der Organogenese in ihrem metabolischen Ausdruck und in unserem therapeutischen Handeln.

C. L. Davis' Konzept von den fünf Abschnitten, die nach dem Verschmelzen des doppelten tubulären Herzens entstehen und auf der Grundlage von postmortaler Untersuchungen entwickelt wurden, muss heute durch Forschungsarbeiten mit molekularen Markern ersetzt werden *(Davis CL.: Development of the human heart from its first appearance to the stage found in embryos of twenty paired somites. Carnegie Contrib Embryo 1927;19:245–84)*. Ausgehend vom Primordium des künftigen linken und rechten Ventrikels werden andere Segmente zu bestimmten Induktionszeitpunkten hinzugefügt.

Somit können die definitiven Ventrikel heute nicht mehr als embryologische Elemente, sondern müssen als anatomische Einheiten betrachtet werden *(De La Cruz MV et al. Development of the Chick Heart. Baltimore: Johns Hopkins University Press, 1972 sowie Markwald R [ed.]. Living Morphogenesis of the Heart. Basel: Birkhäuser, 1998. p. 85–98)*.

KAPITEL

5 Die Organisation der Gefäße

5.1 Anatomische Beschreibung der Arterien und Venen

Biologische und histologische Informationen veranlassen uns heute dazu, die speziellen Merkmale des Gefäßgewebes und die strukturellen Unterschiede von Arterien und Venen ab dem Zeitpunkt der Vaskulogenese verstärkt in Betracht zu ziehen (➤ Abb. 5.1).

Die Beschreibung der Wandstruktur des Arteriengewebes kommt dem Studium eines in Etappen ablaufenden Adaptationsprozesses einer Struktur und seiner Funktion sowie seiner altersabhängigen Entwicklung gleich. Arterienwände werden üblicherweise in drei Schichten unterteilt (➤ Abb. 5.2).

- **Tunica intima:** innerste Schicht der Arterienwand bestehend aus einer monozellulären Schicht aus Endothelzellen, die auf einer Basalmembran aufliegen. Bei den Arterien vom muskulären Typ weist ihre Struktur Verdickungen aus glatten Muskelzellen (GMZ) auf. Eine große Konzentration von aus der Tunica media stammenden fibrösen Proteinen (Elastin) ziehen in Längsrichtung durch die Intima. Die Integration dieser Proteinstrukturen dürfte den Umbau der Struktur widerspiegeln, der unter dem Einfluss des Prellbockeffekts der hämodynamischen Belastungen entsteht. Die Kompressions- und Scherkräfte des Blutstroms erzeugen einen neuen Zustand für eine sich entwickelnde Funktion.
  Sich mit der Gewebekompression zu befassen bedeutet, in das embryonale Gewebegedächtnis einzudringen, welches die Form unter Berücksichtigung der Vergangenheit und Miteinbeziehung der Zukunft bedingt.
- **Tunica media:** mittlere Schicht, Hauptschicht der Arterien, besteht im Wesentlichen aus glatten Muskelzellen. Sie sind in eine Bindegewebsmatrix eingebettet, die reich an Elastin, Kollagen und Mukopolysacchariden ist. Je nach Konzentration dieser verschiedenen Elemente unterscheidet man folgende drei Arterientypen:
  - Arterien vom elastischen Typ: diese Arterien sind besonders reich an elastischen Fasern und sichern damit die arterielle Compliance. Zu diesem Arterientyp zählen die Aorta und ihre unmittelbaren Äste: Truncus brachiocephalicus, extrapleurale A. bronchialis, präskalenische A. subclavia, A. carotis communis, A. thoracica interna. Die vorgenannten Arterien bilden den zentralen, herznahen Anteil des Kreislaufsystems.
  - Arterien vom gemischten Typ: A. iliaca communis, postskalenische A. subclavia, A. axillaris und A. carotis externa bilden die Übergangsarterien.
  - Arterien vom muskulären Typ: bei diesen Arterien sind die Muskelzellen nebeneinander und zirkulär angeordnet. Zu den muskulären Arterien zählen die Koronararterien, die A. femoralis, die A. lienalis und die A. renalis. Sie bilden den peripheren Anteil des Kreislaufsystems. Die vasomotorischen Eigenschaften dieser Gefäße stehen in direktem Bezug zur Struktur der Tunica media, die keine elastischen Fasern aufweist.
- **Tunica adventitia:** Die externe Schicht enthält Fibroblasten, Fettzellen, Nerven und eine die Ernährung sicherstellende Vasa vasorum.

Der anatomische Aufbau der arteriellen Gefäße erweist sich als komplexes, in Schichten unterteiltes Konstrukt. Drei Fasertypen sind für die Struktur und die sich daraus ableitende Funktion von grundlegender Bedeutung:

- Elastische Fasern: Diese Fasern gibt es nur in der Media, und zwar in zwei unterschiedlichen Anordnungen:
  - konzentrische elastische Fasern,
  - parallele, übereinander gelagerte Fasern.
- Kollagenfasern: Sie begrenzen die Dilatation der Gefäße,
- Glatte Muskelfasern: Sie haben zwei unterschiedliche Anordnungen:
  - Fasern, die an ihren Endpunkten an den elastischen Fasern fixiert sind, modulieren die arterielle Wandspannung. Die Erhöhung der auf diese Fasern einwirkenden Spannung erhöht die Wandstärke und umgekehrt.
  - Fasern, die untereinander fixiert sind; ihre Anordnung ermöglicht spiralförmige Bewegungen ohne Änderung des Durchmessers (➤ Abb. 5.3).

Mit der Beschreibung der komplexen Mechanismen der Vasomotorik und der sich in Abhängigkeit vom Alter der Gewebe (Arterien oder Venen) verändernden

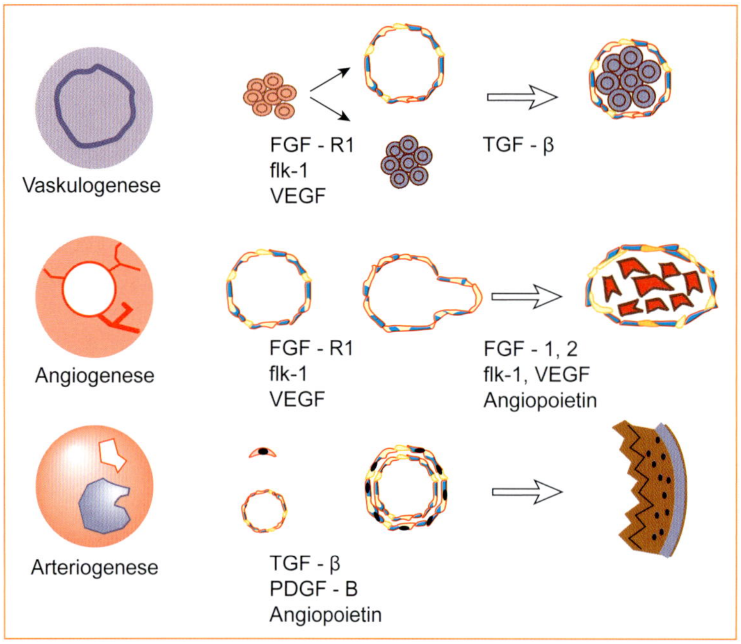

Abb. 5.1 Die drei Arten der Gefäßneubildung [L138]

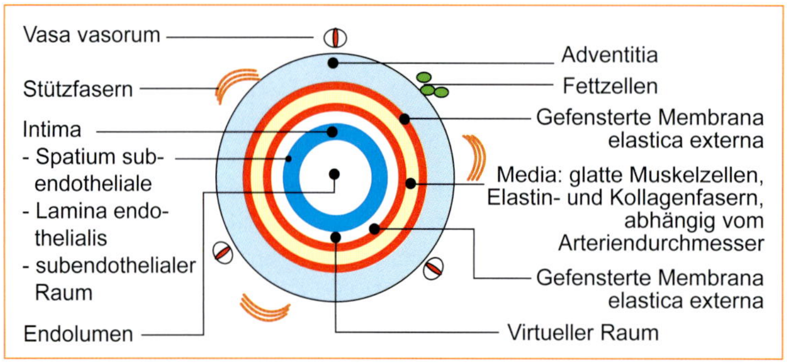

Abb. 5.2 Die Wandstruktur einer Körperarterie [L138]

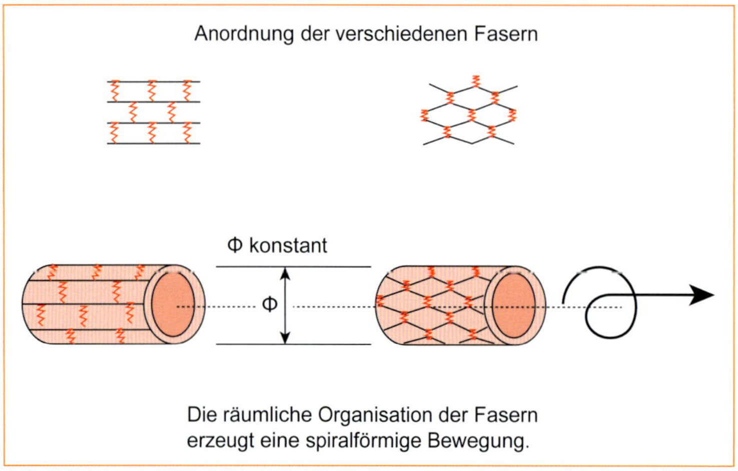

Abb. 5.3 Die räumliche Organisation der Fasern [L138]

histologischen Strukturen wurde 1850 begonnen. 1980 konnte erstmals die enge Beziehung zwischen den endothelialen und subendothelialen (sezernierenden) Muskelzellen der Intima und den glatten Muskelzellen (GMZ) der Media aufgezeigt werden. Die glatten Muskelzellen gelten seither als den pluripotenten mesenchymalen Zellen ähnliche Strukturen. Sie haben eine phä-

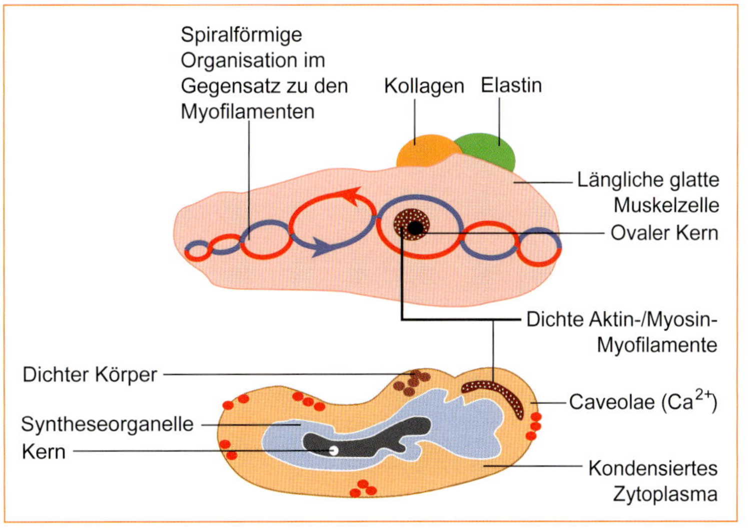

Abb. 5.4 Synthetische Darstellung einer glatten Muskelzelle [L138]

notypische Wellenstruktur, die proportional zu ihrer Reife und zu ihrem physiopathologischen Zustand ist.

Diese funktionelle Vielfalt drückt sich in der Fähigkeit zur An- und Endspannung, zur Mitose, zur Migration aus und steht auch in Bezug mit der Synthese der Makromoleküle – Kollagen, Elastin und Proteoglykane – der extrazellulären Matrix. Seit den Arbeiten von B. Bayliss (1902) wird das Prinzip der Selbstregulierung der Vasomotorik als ein den glatten Muskelzellen inhärenter Prozess betrachtet (➤ Abb. 5.4).

Die strukturelle und synthetische Organisation der glatten Muskelzellen der Arterien besteht aus einer doppelten Spirale (➤ Abb. 5.4 oben), die den Myofilamenten nicht unähnlich ist, aber die muskuläre Ebene betrifft.

Diese fasziale Organisation, bestehend aus zwei gegenläufig sich drehenden Spiralen, erinnert uns erneut daran, welche Auswirkungen Kompressionsbelastungen auf die Morphologie haben. Die spiralförmige gegenläufige Struktur führt zu einer Rückholphysiologie (*Recoil*), auf die wir in ➤ Kapitel 6 mit Bezug auf das Herz näher eingehen werden. Wir sehen darin die Organisation eines dynamischen Zusammenhangs zwischen An- und Entspannung, wobei die zur Anspannung erforderliche Energie während der Entspannung wieder freigesetzt wird. Ein grundlegendes Unterscheidungsmerkmal zwischen den glatten Muskelzellen des Gefäßbetts und den Mesenchymzellen sind die so genannten Caveolae, die das endoplasmatische Retikulum als Kalziumspeicher (Ca^{2+}) ersetzen. Dies scheint besonders sinnvoll angesichts der in unmittelbarer Nähe stattfindenden Agglutination der Myofilamente, der Aktin-Myosin-Wechselwirkung, deren Aktivität durch sechs Etappen charakterisiert und als Querbrückenzyklus (*Cross Bridge Cycle*) bezeichnet wird. Diese Aktivität kann durch die von A. H. Huxley aufgestellten Gleichungen analysiert werden. Die folgenden Parameter definieren:

- die individuelle Kraft einer Verankerungsbrücke zwischen Aktin und Myosin,
- die Dauer des Zyklus,
- die Wahrscheinlichkeit der Aktion.

Die morphologischen Merkmale der verschiedenen Organellen des Zytoplasmas erlauben uns eine genauere Unterscheidung zwischen den glatten Muskelzellen, den Fibroblastenzellen und den gestreiften Muskelzellen, auch wenn die Funktionsanalogien hinsichtlich der im Labor beschriebenen Physiologiemodelle weiterhin relevant sind. Tatsache ist, dass die glatten Muskelzellen keinesfalls als eine nicht abgeschlossene Etappe im Reifungsprozess der gestreiften Muskelzellen betrachtet werden können.

Aus der Sicht der Embryologie verfügt jede Zelle, unabhängig von ihrer funktionellen Bestimmung, über einen Kontraktionsapparat, der durch die vom Kalzium (Ca^{2+}) abhängige Wechselwirkung von Aktin und Myosin gekennzeichnet ist. Die Komplexität dieses Apparats ist Zeichen eines fortgeschrittenen zellulären Differenzierungsprozesses, der mit einer speziellen, allgegenwärtigen Absicht verbunden ist, die sich gleich einem Leitmotiv in den Organismus einfügt. Wir bezeichnen diesen Prozess als eine kontinuierliche passiv-oszillatorische Bewegung (*Continous passivoscillatory Motion – CPM*).

Diese Motilität organisiert sich unabhängig vom Willen des Menschen. Sie kann damit als passive Motilität bezeichnet werden. Ihre Organisation erfolgt mit Bezug auf die spontane Oszillation des Kalziums (Ca^{2+}), das durch die Caveolae und die Aktivität bestimmter Kalziumkanäle freigesetzt wird (➤ Abb. 5.5).

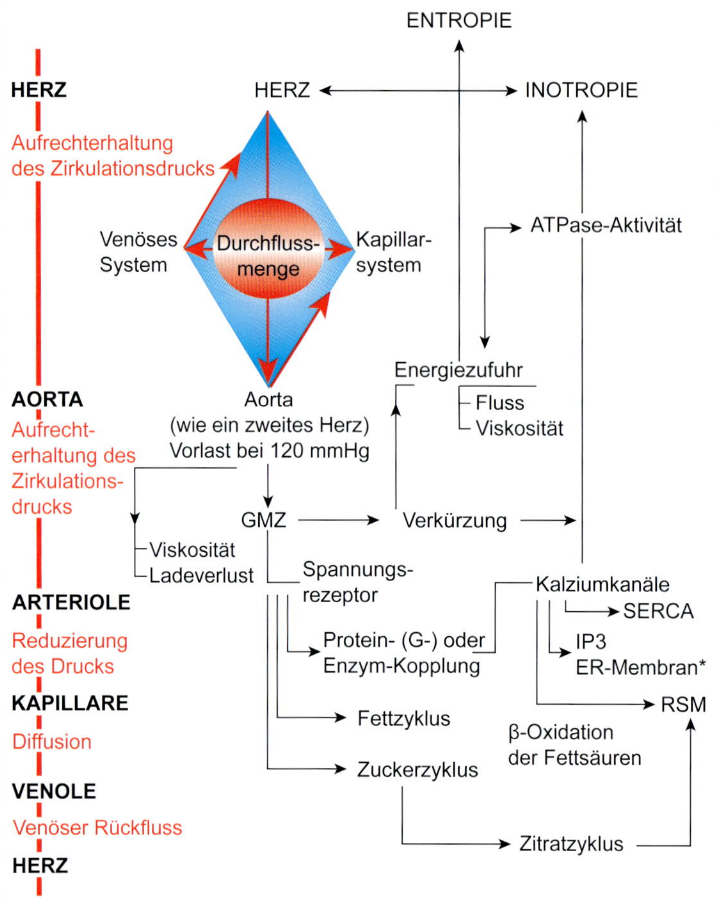

*ER: Endoplasmatisches Reticulum

Abb. 5.5 Das neue kardiovaskuläre Konzept [L138]

Die Kalziumoszillation erzeugt eine spezifische Motilität, die sowohl lokal – auf zellulärer Ebene – als auch global – auf Gewebeebene – im gesamten Gefäßnetz vorhanden ist. Der kontraktile Mechanismus, das kalziumabhängige Gleiten der Myosinköpfchen entlang der Aktinfilamente, wird in ➢ Kapitel 7 in Zusammenhang mit dem gestreiften Herzmuskel genauer beschrieben. Auf die Regulation dieses Mechanismus wird in ➢ Kapitel 5.3 eingegangen.

5.2 Die anatomische Beschreibung des Gefäßendothels

Das Endothel besteht aus einer einzelligen Schicht von Endothelzellen, welche die Innenseite des gesamten Gefäßbaums auskleiden. Das Endothel ist das Kommunikationselement par excellence zwischen dem Blutgewebe und den benachbarten perfundierten Geweben. Histologisch gesehen ist das Endothel nicht im gesamten Gefäßbaum gleich. Dieser Umstand verleiht dem Gewebe eine morphologische und physiologische Heterogenität. Das Endothel ist ein sezernierendes Grenzgewebe mit wichtigen Funktionen für die Vasomotorik, wobei wir mit Bezug auf den Enzymapparat des Zytoplasmas zwei lokale bzw. regionale Modalitäten unterscheiden können.

Der lokale Aspekt: Das Endothel muss als pluripotenter Rezeptor des äußeren Milieus betrachtet werden. Tatsächlich nimmt es Informationen unterschiedlicher Qualität auf, die aus verschiedenen Quellen stammen können:

- hormonelle Substanzen,
- chemische Substanzen zur Aktivierung der Bestandteile des Blutes,
- mechanische Beanspruchungen aufgrund von Druck, Scher- und Entspannungskräften,

- metabolische Beanspruchung in Zusammenhang mit dem partiellen Sauerstoffdruck,
- umweltbedingte Belastungen.

Angesichts der Heterogenität der aufgenommenen Botschaften fallen die Reaktionen des Endothels sehr unterschiedlich aus. Die Reaktionen erfolgen zugunsten der glatten Muskelzellen, welche selbst wiederum sehr komplex auf die verschiedenen Stimuli reagieren. Im Wesentlichen können zwei vasomotorische Antworten beobachtet werden:

- Entspannung der Gefäße durch den Einfluss von Substanzen wie Acetylcholin, Bradykinin oder Serotonin. Diese Substanzen bewirken die Ausschüttung eines die glatten Muskelzellen entspannenden Faktors mit der Bezeichnung EDRF (*Endothelium derived Relaxant Factor*). Dabei handelt es sich um eine lokale und flüchtige Wirkung. Stickstoffmonoxid (NO), das durch die Guanidinogruppe des Arginins mit Hilfe eines Konversionsenzyms im Epithel gebildet wird, scheint dabei eine wichtige Rolle zu spielen.
- Anspannung der Gefäße durch den Einfluss von Substanzen wie Noradrenalin, Thrombin, durch Stoffwechselprozesse wie die Hypoxie oder durch mechanische Aktivität wie die Dehnung. Durch diese Einflüsse wird in den Endothelzellen die Sekretion eines die glatten Muskelzellen kontrahierenden Faktors mit der Bezeichnung EDCF (*Endothelium derived Contracting Factor*) induziert. Einer dieser gefäßverengenden Faktoren, das Endothelin, wurde 1988 entdeckt. Die Freisetzung des Endothelins auf der Ebene der glatten Muskelzellen hängt von der extrazellulären Konzentration des ubiquitären Kalzium-Ions ab. Die Wirkung des Endothelins konzentriert sich mehr auf die regionale und langfristige Regulation der Durchflussmenge des Blutes.

Der allgemeine Aspekt: Die Regulation der vaskulären Plastizität über den arteriellen Druck aktiviert die pluripotenten Kompetenzen des Endothelgewebes, das über intrazelluläre oder membranäre Enzyme sowohl zur Gefäßverengung als auch zur Gefäßerweiterung fähig ist. Zudem ist es in der Lage, über die Aktivierung eines mehr oder weniger begünstigenden sekundären Botenstoffs (Signalweg), der oft als Antagonist gegenüber dem primären Agonisten wirkt, die Aktivität der afferenten Zellen zu regulieren (➤ Abb. 5.6).

Das Endothel sezerniert auch das Konversionsenzym des Angiotensins (*Angiotensin Converting Enzyme – ACE*), das eine chemische Kettenreaktion auslöst. ACE spaltet Angiotensin I in das gefäßverengend wirkende Angiotensin II. Zudem ist ACE ein Bradykinin-Hemmer. Die Mediatorsubstanz Bradykinin wirkt ebenso wie

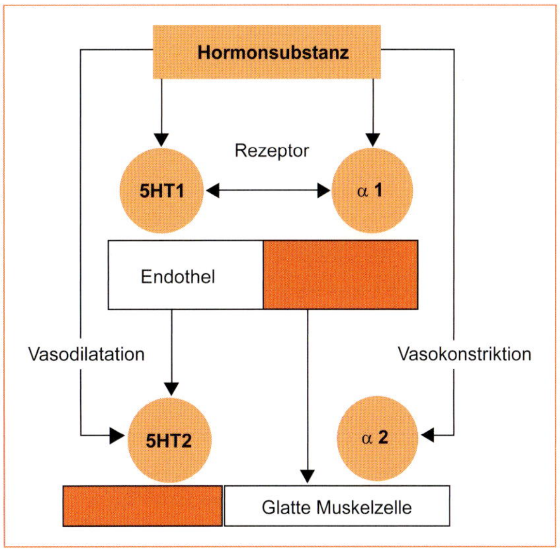

Abb. 5.6 Agonistische oder antagonistische Wirkung [L138]

Angiotensin II vasokonstriktiv auf die glatten Muskelzellen. Die Wirkung des sekundären Botenstoffs (*Second Messenger*) bei diesen Kettenreaktionen erinnert uns an das Renin-Angiotensin-II-System. Jüngste Forschungsarbeiten erwägen eine mögliche Synthese des Renin-Angiotensin-II-Systems lokal auf Ebene der Zellen der Gefäßwand.

In der Atriumregion wurde ein hormoneller gefäßerweiternder Faktor für die glatten Muskelzellen entdeckt, das atriale natriuretische Peptid (*Atrial natriuretic Peptide* – ANP). Dieses Peptidhormon kann lokal durch das Prostazyklin, ein Ektoenzym, gehemmt werden. Ein weiterer gefäßerweiternder Effekt wird durch das Prostazyklin PGI^2 erzeugt, einen Metaboliten der Arachidonsäure, der in diesem Augenblick über membranäre Phospholipide freigesetzt wird.

Die Strukturparameter des Endothels der Gehirnkapillaren weisen gewisse morphologische und somit physiologische Differenzen auf, mit denen wir uns im Folgenden kurz auseinandersetzen wollen. Da das Gehirn durch eine Barriere geschützt werden muss, die den Austausch zwischen dem Blut und der extrazellulären Flüssigkeit des Gehirnparenchyms selektiv kontrolliert, kommt es zu gewissen Veränderungen in Form und Struktur. Bei allen besonders geschützten und unter genauer Kontrolle stehenden Systemen werden die Zugänge eingeschränkt, die Komplexität der Austauschmöglichkeiten erhöht und der freie Durchfluss unmöglich gemacht.

In diesen Fällen ist die Vernetzung der Endothelzellen der Kapillaren engmaschiger, und die interzellulären Verbindungen sind dichter (*Tight Junction*) (➤ Abb. 5.7).

5

Die Vesikel der Pinozyten sind nur in geringer Anzahl vorhanden und die transendothelialen Kanäle verschwinden (➤ Abb. 5.8).

Dies verändert die physikalisch-chemischen Eigenschaften. Der Austausch erfolgt auf einer anderen anatomischen Ebene, nach anderen Modalitäten. Im Inneren der Makroglia umringen die Astrozytenfortsätze (protoplasmatische Glia und Faserglia) die Blutkapillaren. Eine einfache Basallamina schiebt sich zwischen die füßchenartigen perivaskulären Ausläufer der Makrogliazellen und die Kapillaren (➤ Abb. 5.9).

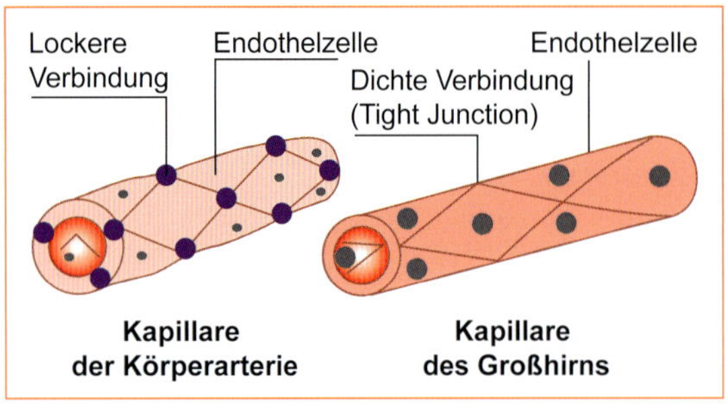

Abb. 5.7 Modifikationen des Endothels [L138]

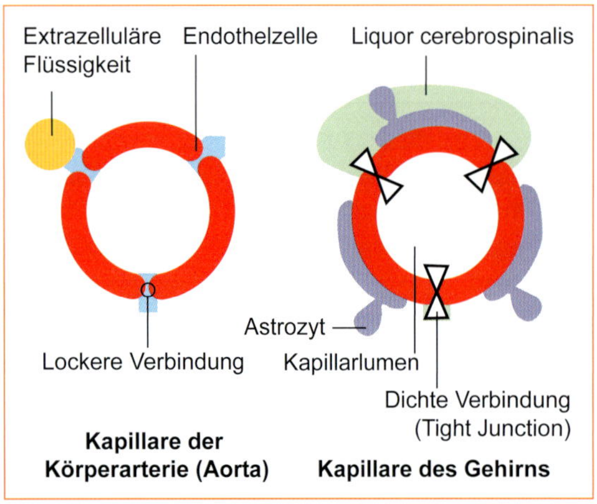

Abb. 5.8 Veränderung der transmembranären Poren [L138]

Jüngste Beobachtungen ermöglichen uns heute eine neue Betrachtung der kapillaren Basalmembran. Diese Membran dient als Schnittstelle zwischen den Endothelzellen und dem Zytoplasma der astrozytären Endfüßchen. Sie besteht aus orthogonal angeordneten Teilchen (*Orthogonal Arrays of Particles – OAP*). Eine Fusion dieser Teilchen wird als Vorläufer der zukünftigen dichten Verbindungen (*Tight Junctions*) betrachtet, der, so wird vermutet, folgende Rolle erfüllt:

- Er begrenzt den Durchtritt von plasmatischen anionischen und hydrophilen Molekülen durch einfache Diffusion und
- ermöglicht eine polarisierte zelluläre Homöostase, die für die spezifischen Transportsysteme/Rezeptoren an der luminalen und der abluminalen Seite der Plasmamembran des Endothels unerlässlich ist (➤ Abb. 5.10).

Diese oszillatorische Dynamik ist dank der Glykogenspeicher im Zytoplasma der astrozytären Endfüßchen weiter möglich. Die positive Polarität auf der Ebene der Gliazellen und folglich der astrozytären Endfüßchen entsteht durch die hohe Konzentration an Kalium-Ionen (K^+). Diese hohe Konzentration entsteht scheinbar durch die Assimilierung der OAP durch symmetrische K^+-Kanäle mit hoher Konduktanz. Einige Autoren betrachten die OAP als Wasserkanäle und bezeichnen sie als Aquaporine (AQP). Es wird angenommen, dass die

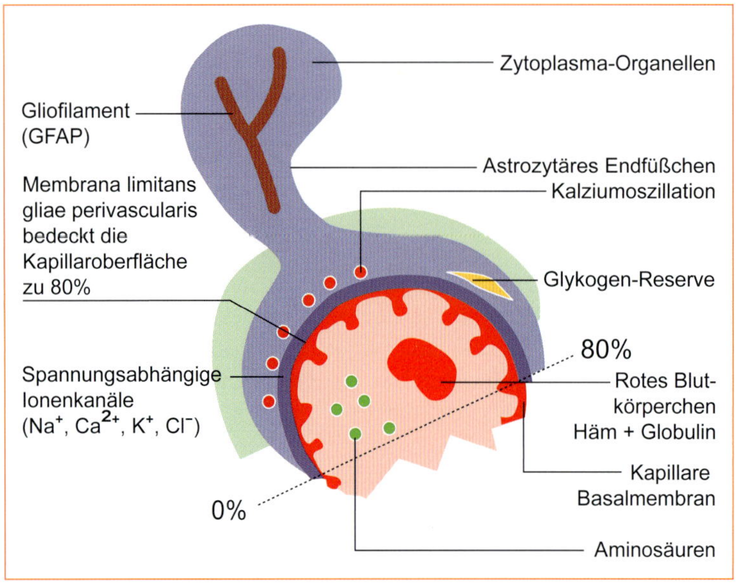

Abb. 5.9 Astrozytäre Endfüßchen [L138]

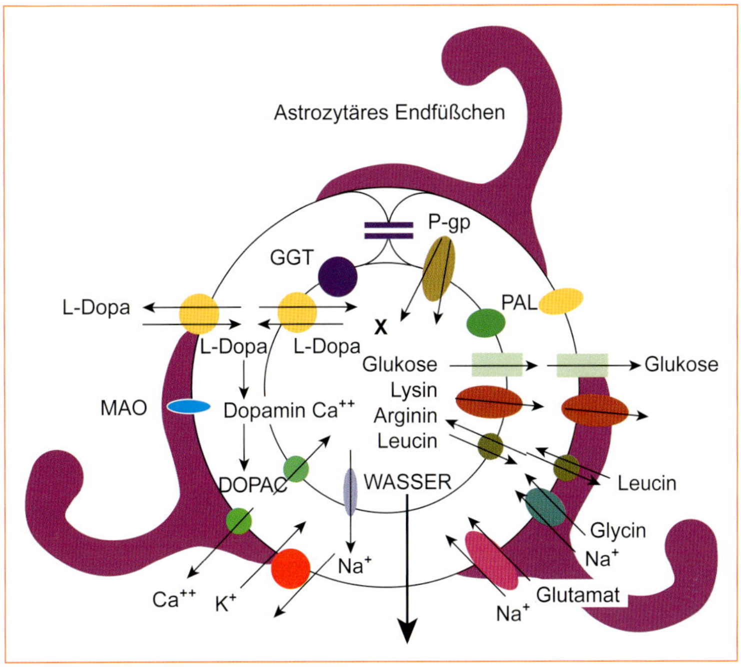

Abb. 5.10 Ionenmechanismus der dichten Verbindungen des Endothels [L138]

Aquaporine Teil der Plasmamembran der astrozytären Endfüßchen sind. Das Erstaunliche daran ist, dass die OAP auf der Zellmembran all jener Organe vorhanden sind, welche die spezifische Form des AQP4 aufweisen, also genau jene Form, die in den astrozytären Endfüßchen ausgedrückt wird!

Darin zeigt sich die Bedeutung dieses Wassers, eines Körperwassers, das in allen Geweben vorhanden ist und von dem wir bereits eingangs gesprochen haben. Es bestätigt die Richtigkeit des Theorems von Thales, demzufolge Wasser alle natürlichen Phänomene erklärt.

Neben der Aufrechterhaltung der auf Ionenbewegungen beruhenden Elektrizität durch die Kalziumoszillation der astrozytären Endfüßchen kommt es dank der Na^{+}-K^{+}-ATPase an der abluminalen und luminalen Seite der Plasmamembran des Endothels zu einem aktiven Transport der Kalium-Ionen (K^{+}). Damit sind wir wieder bei der funktionellen Ionentriade (Na, K, Ca). Diese ATPase wirkt auf beiden Seiten der Membran der Endothelzelle. Der Na^{+}-Transport bedarf eines Co-Transporteurs $Na^{+}Cl^{-}$ bzw. eines Kationenkanals an der luminalen Seite des Endothels. Die verschiedenen Mechanismen des Ionentransports bedingen selbst die Verschiebungen des Wassers durch die Blut-Hirn-Schranke. Sie fluktuiert in unserem Organismus in der Form von Wellen mit einem spezifischen Rhythmus, der Ausdruck der von den Umgebungsbedingungen abhängigen Variabilität ist.

Allerdings wird die Blut-Hirn-Schranke auf der Ebene der zirkumventrikulären Organe (CVO) unterbrochen. In diesen begrenzten Arealen fehlen die *Tight Junctions,* sodass die Diffusion zahlreicher Substanzen in den periendothelialen Raum ermöglicht wird. Die Präsenz von Tanyzyten an der Oberfläche der Ventrikel verhindert jedoch den möglichen Austausch von Blut und Liquor. Die Blut-Hirn-Schranke ist somit weiter vorhanden. Sie gibt den Geweben einen undurchdringlichen Charakter. Der im Subarachnoidalraum zirkulierende Liquor cerebrospinalis wird dadurch vom Blut getrennt. Die chemische Barriere wird auf das Epithel der Plexus choroidei und der Arachnoidea verschoben. Diese beiden Membranen verfügen über zahlreiche Verbindungen mit ihrer Umwelt und mit der im ständigen Wettstreit stehenden Ionentriade. Sie bilden damit zwei Kontrollfaktoren für die Homöostase der Gehirn- und Rückenmarksregion und damit des gesamten Organismus.

Die gleiche Konkurrenzsituation hinsichtlich Durchtritt und Transport gibt es bei den Aminosäuren zwischen dem Blutplasma und dem Liquor cerebrospinalis. Die Regulation des transmembranären Austauschs der Aminosäuren erfolgt über die Aktivierung von Unterkategorien des V1-Rezeptors des Gefäßendothels, unter anderem im Hippocampus. Die V1-Rezeptoren erhöhen die intrazelluläre Ca^{2+}-Konzentration im Endothel (zur Erinnerung: das antidiuretische Hormon ADH hemmt die K^{+}-Kanäle der abluminalen Membran der Endothelzellen).

All dies zeigt uns die außerordentliche Komplexität der Regulationsmechanismen, welche die Plastizität der Gefäße sicherstellen und auch für ihre Motilität zuständig sind, indem sie spezifische zwischen Entspannung und Anspannung wechselnde Wellen erzeugen. Diese Wellen sind meist vom Ca^{2+}-Ion (oder von der Verbindung Na^{+}/Ca^{2+}) abhängig und lenken wie ein Taktgeber das Endothel und damit den gesamten Gefäßbaum.

In ➤ Kapitel 8 werden wir auf weitere Regulationsmechanismen eingehen.

In ➤ Kapitel 6 befassen wir uns zum Vergleich mit dem Kollagensystem des Herzens.

5.3 Die Regulation der Motilität der glatten Muskelzellen

Glatte Muskelzellen verfügen über kontraktile Eigenschaften, bevor es durch den Alterungsprozess und die Neubildung von Intima zur Umwandlung in sekretorische Muskelzellen kommt. Der Phänotyp der glatten Muskelzellen lässt eine Vielzahl von Myofilamenten erkennen, die der Zytoplasmamembran als spezielles, mit dichten Verankerungsplättchen versehenes Maschenwerk aufliegen. Die mechanische Aktivierung innerhalb der Myofilamente hängt unmittelbar mit den Kalzium-Ionen zusammen, wobei nachstehend beschriebene Regulationsmechanismen zur Anwendung kommen. Diese Mechanismen beeinflussen durch eine oszillierende Homöostase den arteriellen Druck. Die Regulation erfolgt über unterschiedliche Botenstoffe, die auf verschiedenen Wegen (Nerven, Hormone, Blut, Mechanik) zur glatten Muskelzelle gelangen. Diese spezifische Stimulation führt im Zytoplasma zu Veränderungen in Form und Funktion. Das ubiquitäre Kalzium-Ion ist auch hier wieder an den Reaktionen beteiligt. Die glatte Muskelzelle verwendet, wie wir das auch noch bei den gestreiften Muskelzellen des Herzens sehen werden, die vorübergehenden Variationen der Kalzium-Ionenkonzentration als Vorläufer für metabolische Kettenreaktionen. Die Konzentrationsunterschiede der Kalzium-Ionen zwischen dem intra- und dem extrazellulären Milieu werden durch ein komplexes System an Pumpen, Kanälen und Pforten gelenkt. Die Stimulation verändert die Variation der Kalzium-Ionen. Diese Variation wird durch das Öffnen von Proteinporen ermöglicht, die als Kalziumkanäle bezeichnet werden. Zwei große Familien von Kalziumkanälen können beobachtet werden:

Spannungsabhängige Kalziumkanäle: (➤ Abb. 5.11) Diese Kalziumkanäle lassen sich wiederum in zwei Untertypen unterteilen:

- Der spannungsabhängige L-Typ-Kalziumkanal wird durch eine starke Depolarisation der Plasmamem-

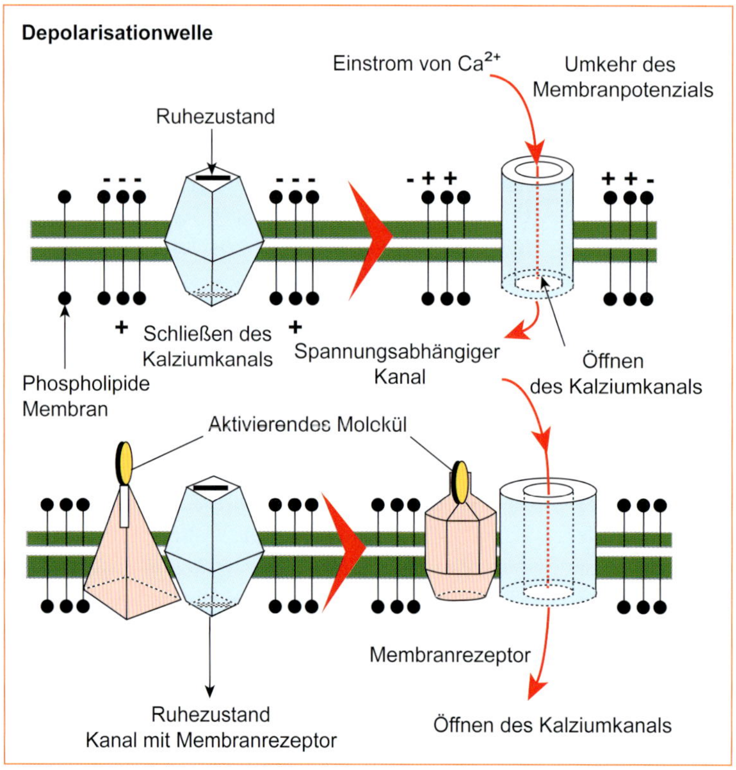

Abb. 5.11 Kalziumkanäle [L138]

bran aktiviert und erzeugt einen langsamen Einstrom mit hoher Konduktanz,
- Der spannungsabhängige T-Typ-Kalziumkanal wird durch eine geringe Polarisation der Plasmamembran aktiviert. Er erzeugt einen Einstrom mit geringer Konduktanz. Diese Kalziumkanäle entsprechen einer „Schrittmacher-Aktivität". Man findet sie deshalb vor allem im Sinusknoten.

Diese beiden Arten spannungsabhängiger Kalziumkanäle findet man, wenn auch mit unterschiedlicher Funktionsweise, auf den Gefäß- und Herzzellen wieder.

Membranrezeptor-Kalziumkanäle: Nach ihrer Aktivität unterscheidet man:
- Kalziumkanäle, die über ein spezifisches Molekül direkt an der homologen Bindungsstelle aktiviert werden,
- Kalziumkanäle, die indirekt über Agonisten wie das Serotonin oder das Angiotensin II aktiviert werden. Dadurch wird der Metabolismus der membranären Phosphoinositide aktiviert. Die Freisetzung von Inositoltrisphosphat (Inositol-1-,4-,5-trisphosphat, kurz IP_3) erfolgt über die Besetzung des spezifischen Membranrezeptors. Auf Ionenebene kommt es dabei zur Freisetzung der Kalzium-Ionen in den Caveolae.

Neben diesen beiden abhängigen Mechanismen gibt es noch einen dritten, spontanen Weg, über den ein Kalzium-Ion aus dem extrazellulären Milieu in das intrazelluläre Milieu gelangen kann. Die verschiedenen dabei zum Einsatz kommenden Mechanismen werden über komplexe Modalitäten reguliert, an denen Proteine (Proteine, Kinasen, Protein G usw.) beteiligt sind. Im Inneren der glatten Muskelzelle wird die Variation der Kalziumkonzentration (von 10^{-7} M auf 10^{-4} M) über ein Calciprotein harmonisiert, dessen Plasmakonzentration der Konzentration des Kalziums ähnlich ist. Bei diesem Protein handelt es sich um das Calmodulin (CaM), das aufgrund seiner Molekülstruktur vier Ionen (Ca^{2+}) binden kann. Der Anstieg der Kalziumkonzentration im Zytoplasma führt somit zur (elektromagnetischen) Aktivierung des Calmodulin. Nach Bindung an das Calmodulin aktiviert der Komplex CaM-Ca^{2+} über die *Myosin-Light-Chain-Kinase* (MLCK) die Myosin-Leichtketten. Letztlich kanalisiert die „Superkinase" MLCK die phosphorylierte Verbindung der Myosin-Leichtketten. Durch diese Stoffwechselaktivierung kommt es zur Neuanordnung der Myosinköpfchen gegenüber den Aktinfilamenten. Diese Dephosphorylierung entspricht der Kontraktion der glatten Muskelzelle.

Im Gegensatz dazu kommt es durch die Verringerung der Kalzium-Ionenkonzentration im Zytoplasma über die verschiedenen genannten Poren zur Abspaltung des Kalzium-Ions von seinem Träger Calmodulin. Durch diese Deaktivierung kann die MLCK gegenüber den Aktinfilamenten wieder in ihren früheren Zustand zurückkehren. Dieser Mechanismus entspricht der Entspannung der glatten Muskelzellen. Der Anspannungs- und Entspannungsprozess der GMZ ist von der Calmodulin-Konzentration, der Anzahl der besetzten Bindungsstellen, aber auch von Enzymen und anderen Proteinen sowie vom aktivierten zellulären Phänotyp (synthetisch, proliferierend, migrierend, mechano-kinetisch) und der gewünschten globalen Reaktion abhängig. Die Oszillation der intrazellulären Kalziumkonzentration von sehr hohen Konzentrationen zu sehr geringen Ruhekonzentrationen wird durch verschiedene Prozesse gelenkt, die viel Energie verbrauchen. Standardmäßig werden zwei Prozesse beschrieben.

Natrium-Kalzium-Austauscher (NCX): Dieser funktioniert über die Differenz zwischen interzellulärer und extrazellulärer Natriumkonzentration, wobei drei Natrium-Ionen gegen ein Kalzium-Ion ausgetauscht werden. Der Austauscher ist an eine Na^+K^+-ATPase gebunden. Er spielt eine sehr wichtige Rolle bei den Regulationsmechanismen der interzellulären Kalziumhomöostase (➤ Abb. 5. 12). Besonders bemerkenswert ist die Tatsache, dass die Isoform NCX1 beim Embryo bereits am 8. Tag vorhanden ist, und zwar in einer eindeutig kardialen Zone. Das Protein wird durch drei Gene codiert, die sich gemäß ihrer zukünftigen Lokalisation in den verschiedenen Muskelfasern unterscheiden. Es sorgt für den elektrogenen (spannungserzeugenden) transmembranären Austausch von Kalzium- und Natrium-Ionen. In diesem Sinne kann es bei den Redoxreaktionen als Puffer oder als intra- und extramembranäre Schaltstelle gegenüber den Stimulations- und Kontraktionsmechanismen fungieren. In jüngerer Zeit haben Forscher entdeckt, dass das NCX1-Protein neben seiner Rolle als Stromgenerator über die „Hin- und Herbewegung" der Ionen auch noch andere Funktionen erfüllt. Tatsächlich kann der Einstrom des Natriums auch ohne den Ausstrom von Kalzium und die Erzeugung einer elektrischen Strömung erfolgen. Der Einstrom des Kalziums kann ebenfalls ohne die Erzeugung einer elektrischen Strömung erfolgen. Dadurch kann die Kontraktion des Herzmuskels bestmöglich an die zu einem bestimmten Zeitpunkt erforderliche Physiologie angepasst werden. Diese Tatsache lässt uns besser verstehen, welche Bedeutung die Ionenkonzentration in den Milieus hat, von denen die Zelle oder die Zellhaufen ab der Ovulation und bis ans Ende unserer Existenz umgeben sind. In Verbindung mit dem Milieu sind die Antren, Zotten und die anderen Höhlen für die vorübergehende Speiche-

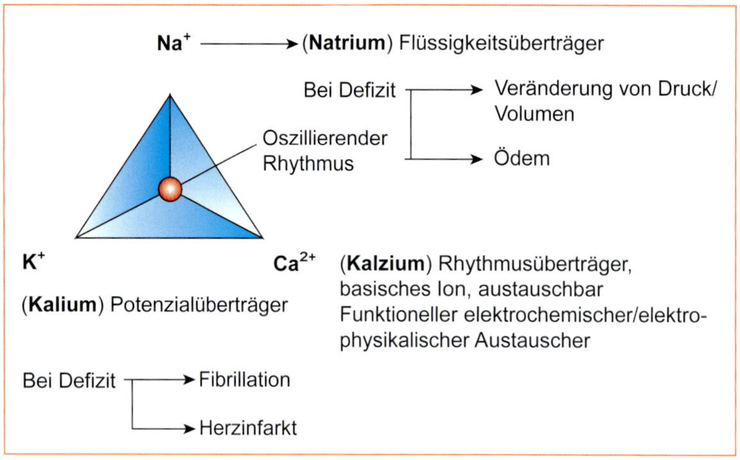

Abb. 5.12 Elektrochemischer/elektrophysikalischer Tauscher. Kalium ist Potenzialüberträger. Kalzium wirkt als Rhythmusüberträger und basisches Ion und ist austauschbar. [L138]

rung der Ionen von größter Bedeutung, sie lenken unser Leben durch das ständige Hin und Her zwischen einer positiven und einer negativen Polarität.

Kalziumpumpe: Die Kalziumpumpe in der Plasmamembran oder der Membran des endoplasmatischen Retikulums ist eng mit der Kalzium-ATPase verbunden.

Diese kontinuierliche oszillierende passive Bewegung (Membranaustausch oder *Continuous Passivoscillatory Motion, CPM*) ist noch immer nicht vollständig erforscht, auch hinsichtlich der selbstregulierenden Funktion der verschiedenen beteiligten Elemente. In diesem Sinne kann sie als eine intrinsische Motilität des jeweiligen Organs betrachtet werden, d. h. auf lokaler Ebene, auf der Ebene der glatten Muskelzelle, die eng mit dem Kalzium verbunden ist.

Transportmechanismus des Kalziums: Im endothelialen Retikulum (ER) erfolgt die Freisetzung von Ca^{2+} passiv und über das IP_3RCa^{2+}. Die Aktivierung dieses Kanals wird durch das IP_3 und abhängig von der Konzentrationsschwelle des Kalziums potenziert. Die Resorption des Kalziums durch das endotheliale Retikulum erfolgt über ein Enzym (ATPase Ca^{2+}), das auf die Ionenpumpen wirkt (SERCA). Der Transportmechanismus des Kalziums ist eng mit dem Ionenaustausch des Kalziums (Einstrom/Ausstrom) über die Plasmamembran verbunden, hängt also mit der Differenz des elektrischen Potenzials in der Form von Quanten zusammen.

KAPITEL

6 Beschreibung des Kollagensystems des Herzens

Die Organogenese des Herzens beeinflusst durch ihre spezielle interne Funktion die Ausrichtung einer faszialen Stütz- und Haltestruktur. Diese mit allen Teilen des Körpers in Verbindung stehende Faszienorganisation wurde in den letzten Jahren Gegenstand immer detaillierterer Analysen. Die Beschreibung des Kollagensystems liefert uns heute zahlreiche Einblicke in die Kinetik des Herzens während des Herzzyklus *(Robinson TF, Factor SM, Sonnenblick EH. The Heart as a Suction Pump, Scientific American 1986;254[6]:84–91).*

Diese Beschreibung findet seit 1992 auch in den Physiologiebüchern ihren Niederschlag. Kollagen- und Elastinfasern rollen sich spiralförmig im und gegen den Uhrzeigersinn um die Außenseite der Myokardzellen ein. Diese Anordnung führt zu einem Flechtwerk, das die Struktur wie ein Netz umgibt und dazu beiträgt, dass die Zelle nach der Kontraktion wieder zu ihrer ursprünglichen Länge zurückkehrt. Der gesamte Muskel wird von einem Netz umgeben, das eine Art Rückstellungssystem bildet. Das Flechtwerk aus Bindegewebe, das die Muskelzellen untereinander verbindet, trägt zur Aufrechterhaltung der Form und zur Speicherung der Kontraktionsenergie bei. Diese Energie wird nach der Systole wieder hergestellt, sodass das Gewebe und die Zelle ihre ursprüngliche Form wiedererlangen können (➤ Abb. 6.1 und ➤ Abb. 6.2).

Diese Beobachtungen lassen heute eine Revision der auf dem Frank-Starling-Mechanismus basierenden Prinzipien möglich erscheinen und erlauben damit vielleicht eine neue Sicht der von Marey durchgeführten Arbeiten. Dabei wird das Herz als eine Pumpe betrachtet, welche die Kontraktionsenergie im Herzmuskel speichert und damit die Sogwirkung während der Füllungsphase erleichtert. Die Sogwirkung wird also über die Kinetik des gesamten Herzens verstärkt.

Verschiedene amerikanische Autoren gehen davon aus, dass die Kontraktion während der Systole einen Großteil der für die diastolische Dilatation erforderlichen Energie bereitstellt. Die Speicherung und die Rückgewinnung dieser Energie beruht auf zwei Mechanismen:

- Während der Systole wird das Herz als Reaktion auf das nach oben ausgeworfene Blut nach unten bewegt, was dem dritten Axiom über *actio et reactio* von Isaac Newton (1642–1727) entspricht. In dieser Extremposition werden verschiedene Bindegewebsstrukturen und die großen Gefäße, an denen das Herz befestigt ist, gedehnt. Während der Diastole wird das Herz durch die Bewegung des Blutes bei der Füllungsphase nach oben bewegt. Der geringe Druck des venösen Systems trägt dazu bei, dass das Blut bis in die Vorhöfe befördert wird, wo es über die mit der Rückbewegung verbundenen Dehnung passiv angesaugt wird.
  Der Rücklauf (*Recoil*) erzeugt eine Rückholbewegung (*Recall*), der aktualisierte Zustand führt das Herz in einem den Bedürfnissen des Körpers angepassten Rhythmus in den vorherigen Zustand zurück.
- Die Kompression der verschiedenen Fasern während der Kontraktion des Herzens führt in der Entspannungsphase zur Erweiterung der Kammern. Dadurch entsteht ein negativer Druck.

Die Ansaugbewegung während der Diastole hängt somit von der Intensität der vorangehenden Systole ab. Die elastische Rückholenergie wird während der systolischen Anspannungsphase in der Einrollbewegung der verschiedenen Bindegewebsfasern gespeichert und manifestiert sich während der Diastole durch eine dynamische – und nicht, wie andernorts beschrieben, durch eine statische – Ansaugbewegung.

Diese Dynamik hängt mit der sich erneuernden kontraktilen Aktivität in den Zellen zusammen, die wiederum mit bestimmten, in gegenseitiger Wechselwirkung stehenden Proteinen und Mineralsalzen verbunden ist. Neben dem Proteinpaar Aktin/Myosin sind auch verschiedene andere Paare auf Kalzium-Ionenbasis an diesem Prozess beteiligt. Nach den Bindungs-, Bedeckungs- und Spaltungsreaktionen wird das monomere Aktin globulär und fibrös polarisiert; dies erfolgt über die Polymerisierung, die mit der Umwandlung von ATP (Adenosintriphosphat) in ADP (Adenosindiphosphat) verbunden ist. Die energetische Nutzung der Phosphatgruppen ist mit einer geringen intrazellulären Kalzium-Ionenkonzentration verbunden und bildet die sparsamste Lösung für die Weitergabe von Informationen an die Zelle.

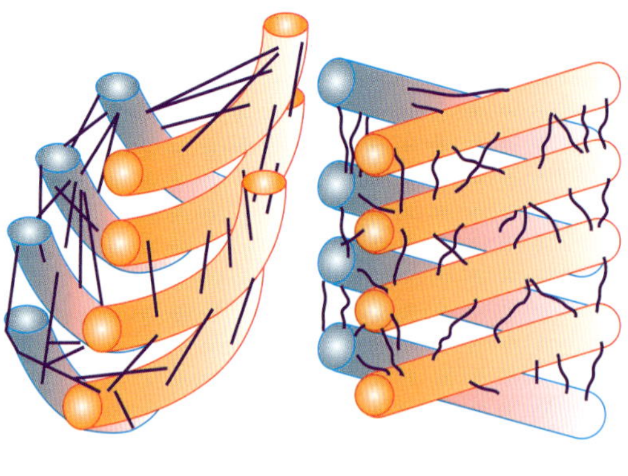

Abb. 6.1 Das Kollagen-Flechtwerk [L138]

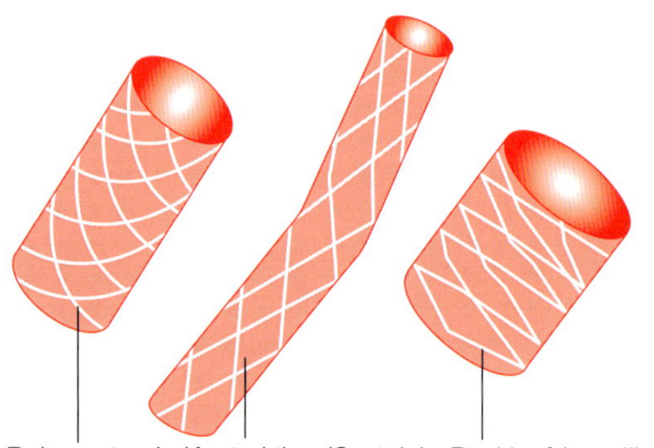

Abb. 6.2 Die spiralförmige Organisation von Kollagen und Elastin [L138]

Kalzium als Botschafter der zellulären Biochemie

Diese ersten Reaktionen sind abhängig vom Kalzium-Ionenfluss, der in seinen Wirkungen durch das Calmodulin (CaM) moduliert wird, das eine Glykogen abbauende Proteinkinase aktiviert. Das kalziumbindende CaM-Protein reguliert über seine Wirkung auf das Tubulin des Zellnetzwerks die Form der Zellen. Die chemische Energie des ATP, das Aktin und Myosin verbindet (ATPase), wird innerhalb des Sarkomers in eine Torsionsbewegung umgewandelt (Theorie von H. E. Huxley). Die Myosinkinase verändert die Konfiguration der Myosinmoleküle und wandelt sie in bipolare Filamente um. Diese erzeugen in der Aktinfaser und unter Einwirkung des ATP eine Gleitbewegung. Die Zellmotilität ist das Werk der kontraktilen Proteine. Das Troponin (TnC) ist direkt für die Muskelkontraktion (Bindung von Kalzium durch die Troponin-Untereinheit C) verantwortlich, wobei das Tropomyosin als sekundärer Botenstoff (*Second Messenger*) agiert. Wenn sich die Muskelzelle im Ruhezustand befindet, wirkt ein Teil des Troponinmoleküls hemmend und verhindert die Anbindung des Myosins an das Aktin. Wenn die Kalzium-Ionen an die Untereinheit C binden, verändert sich die Form des Moleküls. Andere Proteine binden das Kalzium an den Bindungsstellen, den sogenannten EF-Händen, die durch die Deformierbarkeit der Proteine an den Bindungsstellen mit dem Sauerstoff entstehen.

Während des Herzzyklus sorgt Adrenalin über Beta-Rezeptoren und über das zyklische AMP für die Anpassung der intrazellulären Kalziumkonzentration und erhöht dadurch den Rhythmus und die Intensität der Herzkontraktionen. Die Erhöhung der AMP-Konzentration begünstigt das Öffnen der Kalziumkanäle. Die Kalziumionen kommen entweder aus dem extrazellulären Raum oder aus Speichern im Inneren der Zelle. Interessant ist in diesem Zusammenhang die Parallelität zwischen dem sarkoplasmatischen Retikulum (Kalziumpumpen und Ryanodin-Rezeptoren), dem Kollagensystem und der Nähe der die Myofibrillen umgebenden Mitochondrien. Bei Letzteren kommt es über die Vermittlung von GTP (Guanosintriphosphat) zur hydrolytischen Spaltung eines Membranlipids, dem Phosphatidylinositol-4,5-bisphosphate (PIP_2), in Diacyclglycerol (DAG) und Inositoltrisphosphat (IP3). Diese Veränderung eines Inositids (ein Inositol enthaltendes Lipid) führt zur Erneuerung der Membranlipide und verhindert durch die Erhöhung von zwei Phosphatgruppen aus dem ATP die Zellalterung.

Die zyklischen Variationen des zytosolischen Kalziums könnten der zyklischen und sicherlich auch der muskulären Aktivität entsprechen, die wir aus der viszeralen Motilität kennen. Die Frage ist, ob das Peptidhormon Motilin, das die Motilität im Gastrointestinaltrakt und im Zentralnervensystem verändert, auch im Herzgewebe zum Ausdruck kommt. Wir verfügen heute über keinerlei bibliografische Referenzen in diesem Sinn. Sicher ist, dass das Motilin nicht alleine den Vektor der Gewebemotilität darstellen kann. Die Grundlagenforschung befasst sich immer mehr mit diesen Fragen zur Kalziumaktivität im intra- und extrazellulären Raum. Dabei erweist sich das Kalzium als ein Übermittler von Botschaften für die zelluläre Biochemie. Das Kalzium gilt bereits seit den Arbeiten von Ringer im Jahr 1882 als das Ion der Zellmotilität.

Das Interesse der Endokrinologen konzentriert sich heute immer mehr auf die Zellen in den Vorhöfen, die früher zugunsten der Herzkammern vernachlässigt wurden. Am Anfang der Befruchtung ist IP3 Ausgangspunkt für die Bildung der Befruchtungs- oder Schutzmembran. Die Sekretion der Granula durch die Zellen wird durch Kalzium-Ionen aus dem endoplasmatischen

Retikulum ausgelöst. IP3 scheint damit das Verbindungsglied zwischen der Depolarisation der Membran der Muskelfasern und der Freisetzung der Kalziumionen zu sein.

Diese strukturelle Veränderung führt zu Störungen der auf der Oberfläche der Zellmembranen vorhandenen elektrischen Ladungen. Die von E. Mangez und L. Roujon in den USA durchgeführten Arbeiten bestätigen die neuen Konzepte zum Thema Arteriosklerose: „Die positive Depolarisation der normalen Gefäße ist ein auslösender Faktor für die Entstehung der die Thrombose begleitenden arteriosklerotischen Plaques" (*Veret P. La spasmophilie enfin vaincue. Paris: Editions du Rocher, 2003*).

Der atriale natriuretische Faktor

Aufbauend auf den von J. Peters 1935 in Yale durchgeführten Arbeiten, ermöglichten die jüngsten Forschungen die Isolierung des atrialen natriuretischen Faktors (ANF), eines Peptidhormons, das im Golgi-Apparat ausgeschüttet wird. ANF ist für die Regulierung des arteriellen Drucks, des Blutvolumens, der Ausscheidung von Wasser und Salzen verantwortlich. Das Hormon wird über Dehnungsreize im Vorhof und insbesondere im Bereich des rechten Vorhofs ausgeschüttet. Damit wird erkennbar, welche Bedeutung die Informationen des embryologischen venösen rechten Herzens als Ausdruck der maternalen Errungenschaften für das linke Herz haben. Das linke Herz ist evolutiv und arteriell, es verbindet die Vergangenheit über die kontraktile, von den peripheren Geweben abhängige Aktivität der Gegenwart mit der Zukunft. Die Prävalenz des rechten embryologischen Herzens und seine höhere Konzentration an venösem Blut werden mit dem Zeitpunkt der Geburt durch die Entwicklung der Muskelfasern der linken Herzkammer ersetzt, die das sauerstoffreiche Blut über das sich nun entfaltende Lungensystem pulsieren lässt. Diese hämodynamische Veränderung drückt sich auch in der partiellen Umhüllung der linken Herzkammer durch die nun weniger aktive rechte Kammer aus. Das venöse Blut wird durch den in Bewegung befindlichen rechten Ventrikel eingefangen und bei der Diastole über seine ursprüngliche Position im rechten Vorhof hinaus angehoben. Die Qualität der Systole beeinflusst direkt die Qualität der Diastole und, über das Biofeedback, die Sekretion des ANF. Das Konzept der umhüllenden Beziehung der Ventrikel wird manchmal in der Herzchirurgie verwendet, um die Insuffizienz der linken Herzkammer auszugleichen. In diesen Fällen wird eine Transplantation des M. latissimus dorsi durchgeführt.

Als Folge der Dehnung, möglicherweise auch durch eine geringere Erhöhung des Blutdrucks im Vorhof, gelangt der ANF über die Blutbahn zu den renalen und suprarenalen Zielzellen und zu bestimmten Regulationszentren im Gehirn. Der ANF ist ein Antagonist des Renin-Angiotensin-Aldosteron-Systems (inhibiert die Ausscheidung von Wasser und Salzen) und des hypophysären Vasopressins.

Der ANF entspannt die Muskelzellen im Gefäßsystem. Er beeinflusst den Einstrom der Kalzium-Ionen in die Zelle bzw. deren Verteilung in der Zelle, möglicherweise über die Aktivierung des Guanosinmonophosphats. Er trägt zur Erhöhung der Noradrenalinausschüttung bei und führt über seine gefäßerweiternde Wirkung reflektorisch zum Bluthochdruck.

Herzrotationen

Dieser Prozess beeinflusst die globale bzw. die segmentale Kinetik des Herzens.

Schad und Stark bestätigen, dass die Herzrotation durch die individuelle Dilatation der Herzkammern entsteht und die Form der Herz- bzw. Mediastinalsilhouette auf signifikante Weise beeinflusst (*Schad N, Stark P. The radiological features of cardiac rotation: a pictorial essay. J Thorac Imaging 1992;7[3]: 81–7*). Die Dilatation des linken Ventrikels tendiert dabei zur Rechtsrotation, während die Erweiterung des rechten Ventrikels zur Linksrotation führt. Die Drehung erfolgt um eine gedachte Achse vom Scheitel des Aortenbogens zur Vorderwand des linken Vorhofs und zu den basisnahen Teilen des Septum interventriculare. Zahlreiche Erkrankungen führen zu Herzdrehungen (perikardiale Störungen, Verformung des knöchernen Thorax, Atelektase des unteren Lungenlappens). Das Verständnis dieses Konzepts erleichtert somit die Interpretation von Thorax-Röntgenbildern bei Patienten, die unter Herz-Kreislauf-Erkrankungen leiden. So betrachtet scheint es auch auf semantischer Ebene schwierig, den Begriff der Rotation im und gegen den Uhrzeigersinn aufrecht zu erhalten, da sie nicht direkt mit der Herzphysiologie verbunden ist. Die Rotation der fibrösen Achsen der Ventrikel scheint die epikardiale Rotation weit ab vom Stimulationspunkt zu beschleunigen.

In jüngster Zeit ermöglichte vor allem die Magnetresonanz (*Tag Images*) die Objektivierung insbesondere der linksventrikulären Torsion während der Kontraktion. Damit konnte aufgezeigt werden, dass die Herzbasis im Uhrzeigersinn und die Herzspitze gegen den Uhrzeigersinn drehen. Die Antwort auf eine Belastung erfolgt auch hier wieder durch eine gegenläufige Spiralbewegung, eine Art „Auswringeffekt" (> Abb. 6.3).

6

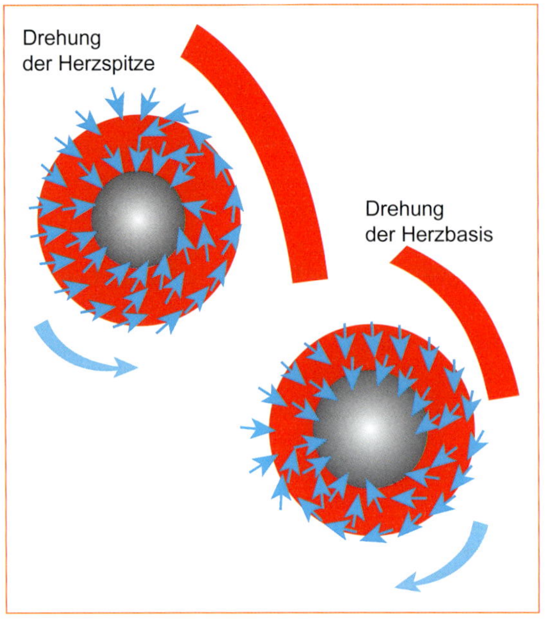

Abb. 6.3 Linker Ventrikel – MRI-Darstellung. Bei der Kontraktion erfolgt die Drehung der Herzspitze gegen den Uhrzeigersinn. Die blauen Pfeile zeigen die Drehung der Herzbasis im Uhrzeigersinn („Auswringeffekt"). [L138]

6

Die Wirbelsäule als Abbild von Faszienspannungen

In der angewandten Physiologie wirkt das Herz in seiner – durch die Trägheitsbewegungen und das Erhaltungsgesetz der Bewegungsquantität verursachten – Rhythmizität der Stoßelastizität auf die hydrostatische Säule des Körpers, und zwar über eine integrierte und koordinierte Organisation auf mehreren Ebenen unterschiedlicher Strukturen. Gemeinsamer Nenner ist dabei das Ca^{2+}-Ion, dessen Aktion je nach Sauerstoffbedarf der Gewebe über das Adenosin und das zyklische Guanosinmonophosphat moduliert wird. Aufgrund der vor allem im Brustwirbelsäulenbereich verstärkten Symptomatik wird die Wirbelsäule zum Abbild der Faszienspannungen, die durch den atmosphärischen Druck und die hydrostatische Drucksäule entstehen. Verbindungselement sind hierbei insbesondere die Ligg. vertebropericardiacae (➤ Abb. 9.2), die am Pericardium fibrosum als feste Organ- und Schutzstruktur beginnen und sich bis in die Adventitia der großen Gefäße fortsetzen. Die Bandstruktur ist auf der linken Seite stärker ausgebildet und umgibt in zwei Anteilen den Aortenbogen. Beide Bänder ziehen vor dem Lungenstiel vorbei und vereinigen sich mit der zwischen C6 und Th4 liegenden Lamina praevertebralis, aber auch über zwei sagittale Septen (*Charpy*) mit der Fascia pharyngobasilaris.

Die Fascia pharyngobasilaris verbindet über ihren Ansatz an der Schädelbasis (Pars basilaris, Basis ossis sphenoidalis, Lamina medialis Proc. pterygoidei, Tuberculum pharyngeum) die rhythmischen und neurovegetativen Systeme des Körpers. Sie steht auch mit dem primitiven Mesoösophagus in Verbindung.

Jeder Therapeut sollte in der Lage sein, zwischen dem „diastolischen" und dem „systolischen" Herzen zu unterscheiden. Dies ist umso leichter möglich, wenn die kardiale Physiologie gestört ist oder Störungen in Volumen, Dichte, Form, Position, Bewegung, also typische Merkmale einer viszeralen osteopathischen Läsion vorliegen. Die palpatorische Unterscheidung kann während der klinischen Untersuchung durch Mobilitäts- oder die Motilitätstests objektiviert werden. Mit der Motilität, einem bisher kaum berührten Aspekt, werden wir uns in ➤ Kapitel 7 befassen.

KAPITEL

7 Die Motilität des Herzens

Die mikroskopische Analyse ermöglicht uns ein anderes und neues Verständnis der Gewebe. Zur Entwicklung und Erhaltung der Form durch das Leben bedarf es unwillkürlicher plastischer Phänomene – einer gewissen Intelligenz. Die dynamische zelluläre, tissuläre und organische Plastizität ist mit verschiedenen Substanzen und Mechanismen (zur Erinnerung: Proteine, Aminosäuren, Hormone, Mineralstoffe, hydraulische Mechanismen, Redoxreaktion, elektrische Signale, Peptide, Lipide, Gluzide) verbunden. „Diese Intelligenz kann über die Diagnose der Bewegung wahrgenommen werden", die wir „begreifen" können (*Trewavas A. Mindless Mastery. Nature 2002;21[415]:841*). Die erwähnten Substanzen bestimmen in aufeinanderfolgenden Wellen das informationsbasierte, quasi informatische Verhalten „On/off", „1/2", „Ja/nein", das über zahlreiche Kombinationen verfügt und das Substrat für das Entstehen einer speziellen Kinetik bildet. In diesem Sinne können die Variationen der Kalzium-Ionenkonzentration (Ca^{2+}) in den Herzmuskelzellen unter dem Einfluss verschiedener chemischer Substanzen für die kinetische Variabilität der Zellen, des Gewebes, ja des Organs verantwortlich sein (➤ Abb. 7.1).

Kann das Kalzium-Ion gleichzeitig „Motor" der zellulären Motilität, der Gewebemotilität und der Organmotilität sein? Wissenschaftliche Daten scheinen heute zu beweisen, dass es eine gegenseitige Abhängigkeit der Faktoren (Na, K, Ca) gibt. Wenn das Zytoskelett jene Struktur ist, über welche die Zelle ihre Motilität ausdrücken kann, so gibt es für Theodore Puck vom E. Roosevelt Institute for Cancer Research eine Verbindung zwischen der zellulären Motilität und den Proteinen und Genen, die sie regulieren. „Das Zytoskelett reicht von der Kernmembran bis zur äußeren Membran der Zelle. Manche Chromosomen sind an der Innenseite der den Zellkern umgebenden Membran befestigt. Veränderungen im Zytoskelett setzen bestimmte Gene bestimmten Veränderungen aus. Die an der Peripherie der Membran aufgenommenen hormonellen Signale könnten den genetischen Ausdruck verändern und zu einer Veränderung der Proteine des Zytoskeletts führen", unterstreicht T. Puck und deutet damit an, dass sich diese Veränderung eventuell durch eine spezielle (gelebte oder erlittene) Mobilität ausdrücken könnte.

Die Motilität ist noch von weiteren Faktoren abhängig, nämlich von der Polarität der Aktinfilamente, der kontraktilen Proteine und der das zelluläre Umfeld durchquerenden chemischen Informationen, aber auch von der Organisation der verschiedenen Kalziumkanäle der Muskelzellen *(vgl. Baillet J, Nortier E [eds.]. Precis de physiologie humaine. Paris: Ellipses 1991, p. 233–235).* Bestimmte passive Ionenkanäle werden heute als zufällige aktive Ionenpumpen beschrieben, die durch die Hydrolyse von ATP (Adenosintriphosphat) unabhängig und nur in einer Richtung durchlaufen werden können.

Der spannungsabhängige Kalziumkanal ist ein Tetramer a2 – a1 – b – g, in dem die Kanalstruktur a1 die Domänen a – b – c – d umfasst. Sechs transmembranäre Spiralen mit einem Hydropathizitätsindex wurden beschrieben, wobei die Spirale S4 jenen Spannungsaufnehmer darstellt, der die selektive Permeabilität des zentralen Kalziumkanals moduliert. Diese Kalziumkanäle sind langsam (1,3 Millisekunden) und haben eine hohe Konduktanz. Sie unterscheiden sich aufgrund ihrer Merkmale von den T- oder N-Kanälen. Manche Substanzen, wie das 1,4 Dihydropyridin (Nitrendipin oder Nifedipin), blockieren das Kalzium der Kalziumkanäle in der Plasmamembran der Herzmuskelzellen. Es gibt fünfmal mehr Dihydropyridin-(DHP-)Kanäle als Natriumkanäle. Die Physiologie der Kalziumkanäle wird durch den intrazellulären Stoffwechsel (Öffnung 1,3 ms) und über die Aufrechterhaltung dieser spezifischen Strukturen innerhalb der Membran, der Zelle und des Gewebes moduliert.

Die Konzentration des zytosolischen Kalziums löst dank der Calmodulin- und Troponin-C-Proteine die Kontraktion bzw. die Relaxation aus. Die transmembranäre Fluktuation des Kalziums verbindet die mikroskopischen mit den makroskopischen Bewegungen. Diese Fluktuation wird durch die Mitochondrien (Symport H^+/Ca^{++}), die Muskelzellenmembranen (verschiedene Kalziumkanäle, DHP-Rezeptor, ATPase, Antiport Ca^{++}/Na^+) und das sarkoplasmatische Retikulum (Kalziumpumpen und Ryanodin-Rezeptoren) ermöglicht.

Die Ausbreitung des Aktionspotenzials in der Herzmuskelzelle bewirkt:

- das Eindringen des Kalziums in die Muskelzelle, wodurch Stimulierung und Kontraktion verbunden werden,

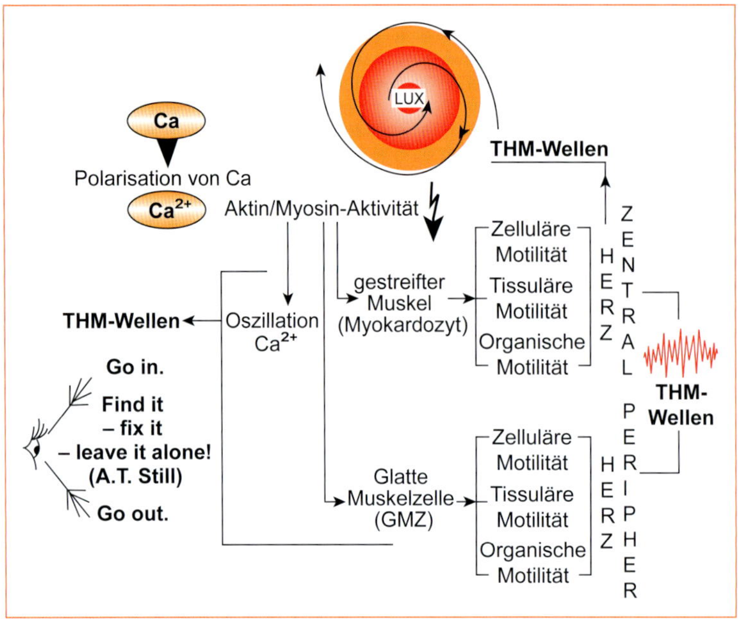

Abb. 7.1 Variabilität der Herzbewegung [L138]

- die Ausbreitung auf benachbarte Muskelzellen,
- eine Refraktärperiode.

Zelluläre Motilität

Die zelluläre Motilität ergibt sich aus der Polymerisierung und der Depolymerisierung der Aktinfilamente. Das freigesetzte Kalzium führt zur Reaktivierung der Spaltungsproteine des Aktins. Der Mechanismus entspannt das Aktinnetz so weit, dass die Myosinmoleküle „Kontraktionskräfte" ausüben können (*Stoßel T.: Scientific American (FR) 1994;11:68*).

George Oster von der Berkeley-Universität vertritt die Auffassung, dass die thermischen Fluktuationen der Zellmembranen zur Polymerisierung des Aktins verwendet werden und um bestimmte Teile hervortreten zu lassen (brownsche Ratsche, Filopodien und B-Welle).

Das Kalzium, das über die an der Innenseite des Zytoskeletts liegenden Speichervesikel freigesetzt wird, könnte über den Abbau der Polyphosphoinositiden und somit als Folge verschiedener auf die Zelle einwirkender Stimuli entstehen. Es aktiviert über die Phosphorylierung des Myosins die Kontraktion des kortikalen Aktins. Die Aktivierung des Gelsolins löst das vorher gebildete Gel auf und ermöglicht der Zelle damit eine Bewegung, gelebte Mobilität oder Motilität.

Tooshio Yanagida (Universität Osaka) konnte durch verschiedene Experimente aufzeigen, dass das deterministische Modell der Muskelkonzentration mittels Hydrolyse eines ATP Moleküls durch das Myosin und dessen Bindung an ein Aktinfilament über das Modell der brownschen Ratsche in Schritten von 5,5 bis 27,5 nm Länge erfasst werden kann, und eröffnete damit die Ära des quantischen Muskels.

1992 waren es die Arbeiten von E. G. Lakatta vom National Institute of Health in Baltimore, Abteilung für Herz-Kreislauferkrankungen, die zum besseren Verständnis der Variationen der Kalzium-Ionenkonzentrationen im Zytosol beitrugen.

Spontane Kalziumoszillationen

„Das sarkoplasmatische Retikulum kann spontane Ca^{2+} (S-Ca OS) Oszillationen erzeugen, d. h. Oszillationen, die nicht durch ein auf die Sarkolemme einwirkendes Aktionspotenzial ausgelöst werden. Der durch die spontanen Ca^{2+}-Oszillationen ausgelöste lokale Ca^{2+}-Anstieg entspricht der Erhöhung durch das Aktionspotenzial."

Die Heterogenität des diastolischen Kalziums unter den Zellen des Myokards, die durch mangelnde Synchronisierung der spontanen Ca^{2+}-Oszillationen erzeugt wird, führt zur Aktivierung heterogener Myofilamente.

Der lokale Ca^{2+}-Anstieg durch die spontanen Ca^{2+}-Oszillationen führt auch zur oszillatorischen Depolarisation des Sarkolemms durch die Ca^{2+}-Modulation des Natrium-Kalzium-Austauschers und der nicht-spezifischen Kanäle.

Durch die Summierung der Vorgänge kann die Heterogenität der Zellfunktion auch die Nervenimpulsleitung im Myokard beeinflussen. Das Ausmaß der Depolarisation und der diastolischen Leistung, die durch die spontanen Ca^{2+}-Oszillationen induziert werden, variiert mit dem Ausmaß der spontanen synchronisierten Ca^{2+}-Oszillationen und der spontanen, teilweise synchronisierten Ca^{2+}-Oszillationen. Diese folgen der durch das Aktionspotenzial induzierten Freisetzung von Ca^{2+} und erzeugen eine Post-Kontraktion und folglich eine Post-Depolarisation, welche die Amplitude der nachfolgenden Systole gefährden könnte. Diese verschiedenen Variationen können mit folgenden Symptomen in Beziehung gebracht werden:

- geringere systolische Leistung,
- erhöhter diastolischer Tonus,
- Herzrhythmusstörung.

Sie ermöglichen eine funktionelle Klassifizierung der Störungen und Erkrankungen auf der Grundlage der von A. T. Still erwogenen Zuteilungskriterien in die Bereiche:

- osteopathische Chirurgie,
- osteopathische Medizin,
- „Knocheneinrenken" (*Bone Setting*),
- „Magnetheilen" (*Magnetic Healing*).

Die Gewebemotilität ist nach der Definition von W. G. Sutherland die „Kapazität der Bewegung, die spontane Äußerung der Bewegung", sie scheint intuitiv mit dem verbunden zu sein, was die Physiologen seither beschrieben haben. Diese Bewegungskapazität, diese spontane Äußerung der kinetischen Aktivität, die der Motilität entspricht, scheint mit den spontanen Kalziumoszillationen in Verbindung zu stehen. Diese können:

- entweder eine Aktivität der heterogenen Myofilamente des Zytoplasmas oder
- eine Aktivität der organisierten Myofilamente oder des Sarkolemms bewirken.

J. P. Barral und P. Mercier definieren die Motilität wie folgt: „Motilität ist eine organtypische Bewegung, deren Ursprung im Organ selbst liegt. Sie wird spürbar, sobald alle äußeren Einflüsse, v. a. die Zwerchfellbewegung, ausgeschaltet sind." (*Barral JP, Mercier P. Lehrbuch der Viszeralen Osteopathie, Bd 1. 2. A. München: Elsevier; 2005, S. 10*). Für die beiden Autoren liegt der Ursprung der Motilität „im Organ selbst" (ebd.).

Vor diesem Hintergrund stellen die spontanen Ca^{2+}-Oszillationen aus dem sarkoplasmatischen Retikulum den „Motor" der Motilität des Herzens dar, da sie nach den von den Autoren definierten angeführten Kriterien:

- spontan sind und zu einer Bewegungskapazität führen,
- unabhängig sind, da sie eine physiologische Bewegung sind und
- im Organ selbst liegen.

Die räumliche ziehharmonikaartige Organisation der Muskelzellen (Zickzack-Muster der Z-Scheibe) und die Modulationswirkung des Interzellularspalts (*Intercellular Gap*) unterstützen die Vorstellung von der für die Zellmotilität unabdingbaren zellulären Plastizität der entwickelten Herzmuskelzellen.

Das Herz als Stoffwechselgewebe

Das Herz kann nicht als eine einfache „mechanische Pumpe" betrachtet werden, es ist ein echtes Stoffwechselgewebe, das über eine bewegliche Plastizität verfügt. Es ist bezüglich seiner physiologisch-pathologischen Qualität mit den Gesetzen der Redoxreaktion verbunden, die zu einem spezifischen Metabolismus auf der Ebene der Zellen, der Gewebe und der Organe und zu verschiedenen Funktionen führen.

Im Dezember 1994 bestätigte uns Dr. E. G. Lakatta den Zusammenhang zwischen den spontanen Kalziumoszillationen und der Definition der viszeralen Motilität, wie sie von den Osteopathen verwendet wird. Für Dr. Lakatta besteht „das Wesen einer Herzzelle darin, die Konzentration des zytosolischen Kalziums zu oszillieren und damit eine oszillatorische Veränderung in der Länge der kontraktilen Fasern zu erzeugen, die zu einer kraftvollen Oszillation wie etwa dem Herzschlag führt". Der Schlag kann quantifiziert werden und wird von da an als Rotation, Translation, Torsion, Kippung definiert. Die Modellisierung dieser Dynamik des „Auswringens" veranlasst uns dazu, gewisse Restriktionen auszusprechen, die von der Formulierung partieller Differenzialgleichungen abhängen, die nacheinander das Verhalten der Struktur, das Abfließen der Flüssigkeit und die Interaktion zwischen Flüssigkeit und Struktur lenken. Diese Gleichungen legen die anfänglichen experimentellen Bedingungen fest, die ein Bezugssystem bilden, das teilweise die Realität wiedergibt. Dank dieser Modellisierung können wir die von den Embryologen hervorgehobene Interaktion zwischen Wand und Blut während des Herzzyklus aus einer neuen Perspektive betrachten *(Hinrichsen KV [Hrsg.]. Humanembryologie. Berlin – Heidelberg:1993).*

Zukünftige Forschungen zur Modellisierung sollten sich mit der Rolle der Vorhofsystole als Antriebskraft der Flüssigkeit in Richtung Herzkammer befassen. Nach dem genauen Studium der vier Kammern sollten Simulationen ein globaleres Modell vorschlagen können, das in expliziter Weise die in den verschiedenen Schichten (Endokard, Epikard) vorhandenen inneren Kräfte (Motilität, Mobilität) sowie die Gesetze, die das Verhalten der Herzwand gegenüber den verschiedenen, heute noch wenig bekannten Drücken definieren, mit einbeziehen.

Spontane Motilität und die Folgen

Die kalziumabhängige Bewegung der kontraktilen Fasern erzeugt bei jedem Herzschlag eine Motilität (0,1–7 Hz). Normalerweise ist diese mit den Längenvariationen der kontraktilen Fasern verbundene Motilität so organisiert, dass sie, über eine elektrische Synchronisation, fast gleichzeitig im Inneren und unter den das Myokard bildenden Zellen auftritt.

Wie beschrieben, können die gleichen Mechanismen, welche die normale Motilität der Herzzellen lenken, unter bestimmten Bedingungen eine spontane Motilität erzeugen. Einfache Veränderungen können unter den Herzmuskelzellen eine Unordnung erzeugen und die drei bekannten Symptome des Myokardinfarkts, die durch unterschiedliche Ätiologien entstehen, auslösen:

- anormaler diastolischer Tonus,
- eingeschränkte systolische Funktion,
- Herzrhythmusstörung.

Allerdings „sind die genauen molekularen Mechanismen, welche die spontane Freisetzung des Kalziums durch das sarkoplasmatische Retikulum einleiten, unbekannt" *(Lakatta, EG. Chaotique behavior of myocardial cells: possible implications regarding the pathophysiology of heart failure. Private Korrespondenz mit dem Autor).*

Hängen die Merkmale, die es einem Kalzium-Ion ermöglichen, diese Motilität für die Herzmuskelzellen oder für andere Gewebe auszudrücken, von der natürlichen Periodizität des Elements ab, wie von Dimitri I. Mendeleïev nachgewiesen, und nicht vom Atomgewicht? Die Analyse der 270 stabilen Kerne, welche die Kernphysik im „Stabilitätstal" aufzählt (Anzahl der Neutronen N/Anzahl der Protonen Z), oder auch die Klassifizierung des „digitalen Big-Bang" in seiner „Look-and-say"-Anwendung, werden uns die Geheimnisse des Kalziums und seiner strukturellen Stabilität (20 Protonen und 20 Neutronen) enthüllen.

Bis heute sind wir nicht in der Lage, dies zu bestätigen. Unseres Wissens nach gibt es noch keine Publikation, in der die verschiedenen anatomischen und physiologischen Etappen als höhere Ebenen einer Evolution betrachtet wurden, die zu einer hochentwickelten Hauptfunktion innerhalb des Organismus führt. Allerdings können wir uns die Mechanismen dieser langen Reifung und der relativen Hegemonie des Kalziums hinsichtlich der biochemischen Reaktionen besser vorstellen.

Struktur und Funktion

Vom heutigen Wissensstand ausgehend können wir die subtilsten Rädchen der Herzmaschine nur erahnen. Jede Reaktion berücksichtigt die aktuellen und lokalen Bedürfnisse des Milieus, zieht aber auch die regionalen und globalen Aspekte des lebenden Wesens und des Metabolismus der Redoxreaktion von Zelle zu Zelle mit in Betracht. Diese „Mikrometabolismen" unterhalten und bedingen die „Makrometabolismen". Sie entsprechen einer grundlegenden Aktivität, die auf eine in Phasen ablaufende, mechanische Aktivität gerichtet ist und zu einer elektromechanischen Aktivität wird, deren magnetische Komponente heute immer öfter Gegenstand von Untersuchungen ist (Squid-Magnetometer: 50.000 Femtotesla werden für den Herzrhythmus gemessen).

Das anfänglich mechanische Modell wurde mit den Jahren durch andere Aspekte bereichert. Es ermöglicht uns eine Annäherung an die subtilste Sprache des Körpers und eine Ausrichtung unserer Praxis im Sinne von Dr. Thomas Hanna:

„Es ist wichtig, dass wir zunächst die somatische Gesamtheit des Menschen und seine organische Integrität (Struktur und Funktion) erkennen. Eine Funktion zeigt sich immer wie in einem Bewegungsschema durch die Struktur […] Der Lebenszustand der Struktur äußert sich in der Tatsache, dass sie immer durch die Funktion belebt wird. Die Funktion lässt sich in jedweder Veränderung der Struktur beobachten. Die lebenden Körper sind Austauschsysteme zwischen Masse und Energie. Die Energie wird durch die Masse freigesetzt (Destruktion) und die Masse (Struktur) wird durch die Kondensierung der Energie gebildet (Strukturalisierung)." *(Hanna, T.: Pour une médecine holistique et une psychologie humaniste)*

R. E. Becker nimmt diese Idee auf: „Alles ist Motilität, alles ist Mobilität, wir folgen Mikroverschiebungen, Fluktuationen, Oszillationen".

Herzaktivität als laminare Strömung

Der Fluktuationscharakter der Herzaktivität wird heute vermehrt in den Forschungslabors untersucht. Wenn der Strom, der das Herz des Embryos durchfließt, tatsächlich eine laminare Strömung ist, führt die Zunahme der Durchflussmenge zur Entstehung einer turbulenten Strömung und zu einem neuen chaotischen Zustand beim Erwachsenen. Auch wenn die externen Reize nicht fluktuieren, kann der Herzrhythmus beachtliche Schwankungen aufweisen, ohne zu einem stationären homöostatischen Zustand zurückzukehren.

Die Anatomen haben die Bedeutung der fraktalen Organisation, die der mechanischen und elektrischen Dynamik des Herzens zugrunde liegt (Gefäßbaum, Chordae tendinae, Hiss-Bündel) erkannt. Die fraktalen Strukturen werden durch die Entwicklung des Embryos geformt. Diese Fraktalisierung führt durch die Redundanz und die Unregelmäßigkeit der Formen zu einer größeren Robustheit und zu einer besseren Widerstandskraft gegenüber Läsionen. Somit kann eine größere Fläche verwendet werden. Chaos und fraktale Geometrie sind mit der nichtlinearen Dynamik der Systeme, deren Antwort nicht proportional zu den Stimuli ist, verbunden. Das deterministische Chaos der nicht linearen Dynamik ist kein einfacher Zufall. Die räumliche Darstellung der Phasen eines normalen Herzrhythmus übt eine seltsame Anziehung aus.

„Die Dynamik des normalen Herzrhythmus muss chaotisch sein."

Die jüngsten Daten könnten unsere Praxis und die Interpretation all der gesammelten Informationen untermauern. Unsere Wahrnehmung dieser speziellen Kinetik erreicht eine andere Dimension, wenn wir ihr einen posterioren Auflagepunkt hinzufügen. Die flache Wahrnehmung erhält ein Relief, gewinnt an Tiefe und nähert sich zweifelsohne der Dreidimensionalität an. Der posteriore Auflagepunkt erzeugt einen Dipol und ermöglicht damit die Thixotropie.

KAPITEL

8 Regulation

Auch wenn die biochemischen Elemente relativ gut beschrieben wurden, ist es für den Praktiker nicht immer leicht, sie zu einer Synthese zu verbinden, die ihm die Wahrnehmung der Motilität ermöglicht. Wie weit können wir den Motor der Motilität zurückverfolgen, insbesondere dann, wenn sich die Motilität über die Mobilität hinwegsetzt und wir gleichzeitig wissen, dass sich Motilität und Mobilität jeweils am anderen „abstützen", um sich ausdrücken zu können? Wir persönlich sind davon überzeugt, dass es diese Verflechtungen und Interaktionen gibt. Wir verstehen nun auch, warum wir bis zu einem gewissen Grad gezwungen waren, das Räderwerk der Mobilität des Herzens bis in seine subtilsten Details zu beschreiben, um die versteckte Aktivität der Motilität innerhalb des Herz-Kreislauf-Systems zu entdecken, das teilweise durch das Zentralnervensystem reguliert wird (➤ Abb. 8.1a).

Wir sollten diese Motilität als ein Informationskontinuum betrachten, das zum Zeitpunkt der Befruchtung seinen Anfang nimmt und dessen embryologische Prinzipien wir als eine Resonanz beschrieben haben. Die dargestellten, zwischen den Mutterzellen stattfindenden biologischen Phänomene erzeugen eine mnestische Abstammungskontinuität aller Etappen, die sich in einem Gewebe ausdrückt, das über eine spezifische Funktion verfügt, zudem aber auch mit einem Stoffwechsel, also mit einer jeder zellulären Ordnung inhärenten Eigenschaft, sowie mit einer Regulation ausgestattet ist (➤ Abb. 8.1a oben, ➤ Abb. 8.1b).

Neben der zellinternen Stoffwechselaktivität findet auch ein auf andere Zellhaufen und auf das extrazelluläre Milieu ausgerichteter Stoffwechsel statt, der einer chronologisch präzisen Kommunikation und Regulation folgt. Diese verschiedenen Regulationsmechanismen der Herz-Kreislauf-Aktivität umfassen zudem eine auf einer spezifisch molekularen Stoffwechselebene ablaufende organische Triangulation. (➤ Abb. 8.2).

Aus diesen internen und externen Stoffwechselaktivitäten entstehen Bewegungen wie die Zellmigration. Die Anordnung der Zellhaufen zu Geweben hält die exprimierten fundamentalen Merkmale aufrecht. Das Gewebe wird zu einer Artikulationsebene zwischen dem zellulären Feld und dem externen Feld und steht dabei unter dem Einfluss von neuronalen und hormonellen Informationen, die in einem spezifischen Metabolismus zum Ausdruck kommen. Ipso facto speichert das Gewebe im Laufe der Zeit das Erlebte in Engrammen. Das ist unsere Sicht der mnestischen Qualität der Gewebe. In diesem Sinne sind und bleiben Gewebe das lebende Gedächtnis des Stattgefundenen. Diese physische und emotionelle Erinnerungsspur erhält sich selbst durch den ununterbrochenen Charakter des sich entwickelnden Metabolismus. So etwa speichert der aus dem Ektoblast hervorgehende Mesoblast die Rhythmizität des in der Amnionhöhle stattfindenden Flüssigkeitsaustauschs in seinem Gedächtnis und bringt sie in den Gewebederivaten als primäre Motilität zum Ausdruck. Als intermediäres Gewebe integriert der Mesoblast auch teilweise den mit der Zölomhöhle und dem Dottersack verbundenen Rhythmus. Die Zilienzellen des Primitivknotens sind aufgrund des von ihnen ausgelösten nodalen Flusses Ausdruck dieses grundlegenden Phänomens.

Demnach wäre die Gewebemotilität nicht die Motilität eines einzelnen Organs, sondern vielmehr die Motilität des ursprünglichen Gewebes aus dem sie entstanden ist.

In diesem Sinne würden die viszerale Motilität des Myokards und die Variabilität seines Rhythmus (*Heart Rate Variability,* HRV) chronologisch von den Fluktuationen und den metabolischen Oszillationen abhängen, die in den verschiedenen Höhlen registriert wurden und die in der Flüssigkeit als ziemlich stabile Kalzium-Ionenkonzentration während der gesamten Schwangerschaft erhalten bleiben (Beispiel: Das Fruchtwasser hat 3,5 mEq/l Ca, während Chlor, Natrium und Magnesium variable Konzentrationen aufweisen). Dieses Informationsniveau stellt einen biologischen Abdruck dar, der seiner Natur nach chaotisch ist. Mittels Spektralanalysen konnten verschiedene Schwingungskomponenten der Herzfrequenzvariabilität identifiziert werden.

1973 beschrieb R. M. Sayers

- eine hohe, mit der thorakalen Atmung synchron stattfindende Frequenz (*High Frequency*),
- eine niedrige Frequenz von 0,1 Hz (*Low Frequency*),
- eine sehr niedrige Frequenz von 0,025 bis 0,5 Hz (*Very low Frequency*).

Die beiden letztgenannten Frequenzen werden durch die Aktivität des sympathischen Nervensystems reguliert.

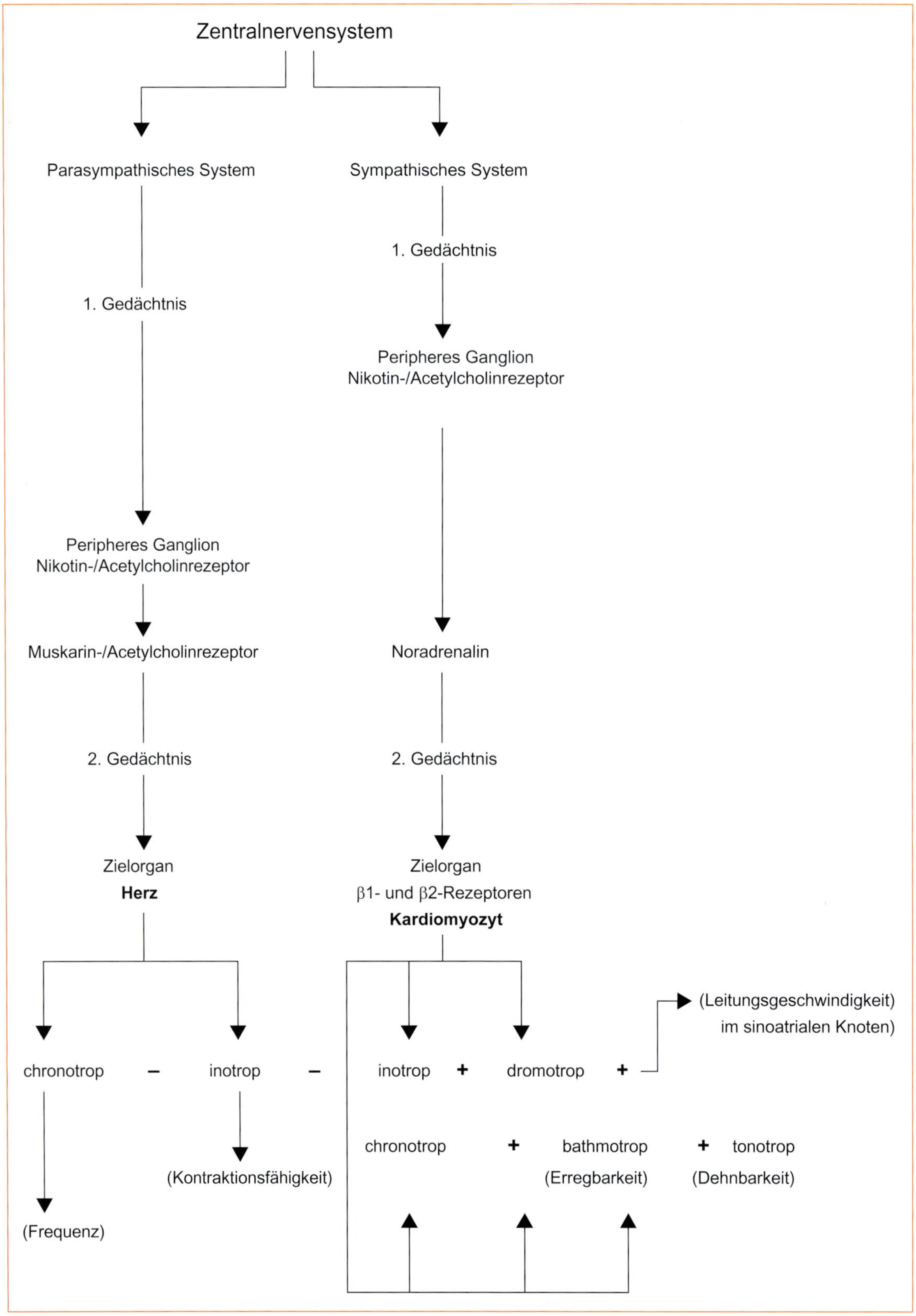

Abb. 8.1a Regulation des Herz-Kreislauf-Systems durch das Zentralnervensystem [V492]

Leitungsgeschwindigkeit des Aktionspotenzials

Sinusknoten:	1 m/Sek
AV-Knoten:	0,01 – 0,05 m/Sek (Verlangsamung/PQ-Zeit) Refraktärzeit
Purkinje-Netz:	2 – 4 m/Sek
Kardiomyozyten:	0,4 m/Sek

Abb. 8.1b Regulation des Herz-Kreislauf-Systems. Leitungsgeschwindigkeit [V492]

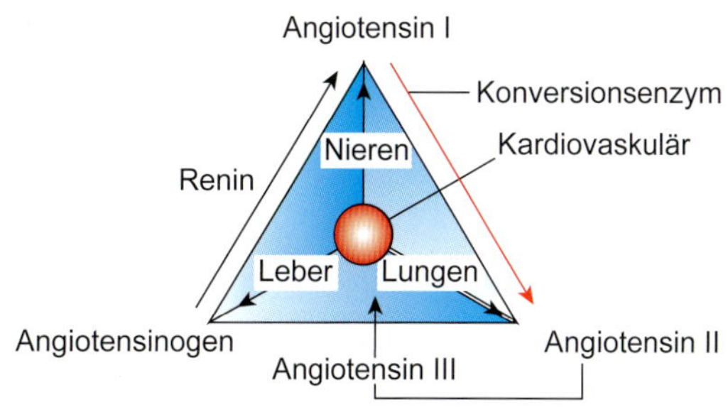

Abb. 8.2 Regulierende Triangulation [L138]

1 Der durch das Erregungsleitungssystem sichergestellte **kardiale Automatismus** ist sehr sensibel gegenüber Einflüssen aus dem autonomen Nervensystem (Sympathikus, Parasympathikus) und von Hormonen, Katecholaminen usw.

2 Die **Arteriolensysteme** werden auf Ebene der Koronararterien nach Maßgabe des Stoffwechselbedarfs und eventueller ischämischer Phänomene selbst geregelt

3 **Gefäßverengende Systeme:**

- Adrenerge Systeme
- Renin-Angiotensin-Aldosteron-Systeme
- Arginin-Vasopressin-Systeme
- System mit lokaler Aktion Prostaglandin, Thromboxan A2, Serotonin, Endothelin

Aktion →

- Aufrechterhalten des venösen und arteriellen Tonus
- Wirkung auf die Volämie und den Elektrolytenaustausch
- Inotropischer Effekt

4 **Gefäßerweiternde Systeme:**

- Sympathikus und Parasympathikus
- Atriales natriuretisches Peptid
- Parakrine Drüsen des Endothels mit Sekretion von gefäßerweiternden Substanzen wie Prostacyclin, Stickstoffmonoxid (NO)

5 **Wie:**

- Arterielle Barorezeptoren
- Volorezeptoren auf Ebene der Herzkammern

Abb. 8.1c Regulation des Herz-Kreislauf-Systems. Regulation des Herzsystems [V492]

Beim Verschluss des rostralen und kaudalen Neuroporus wird ein Teil der Amnionflüssigkeit im Neuralrohr zurückgehalten. Die Zellen, welche die Innenwand des Neuralrohrs bilden und aus einer Verdickung des primitiven Ektoblasten stammen, bilden ein pseudostratifiziertes Epithel. Die aufeinander folgenden Mitosen führen zur Bildung einer Epithelmatrix, aus der zwei Zelllinien entstehen (➤ Abb. 8.3):

- die Neuroblasten und
- die Spongioblasten für die Ependymzellen der Neuroglia und die interstitiellen Zellen der Neuroglia.

Bestimmte Zellen der Neuroglia scheinen über die Gefäße in das Zentralnervensystem zu gelangen, was die Vermutung zulässt, dass die Mikroglia ektomesenchymatösen Ursprungs ist und es somit zu reziproken Einflüssen kommt. Die aus den pluripotenten Stammzel-

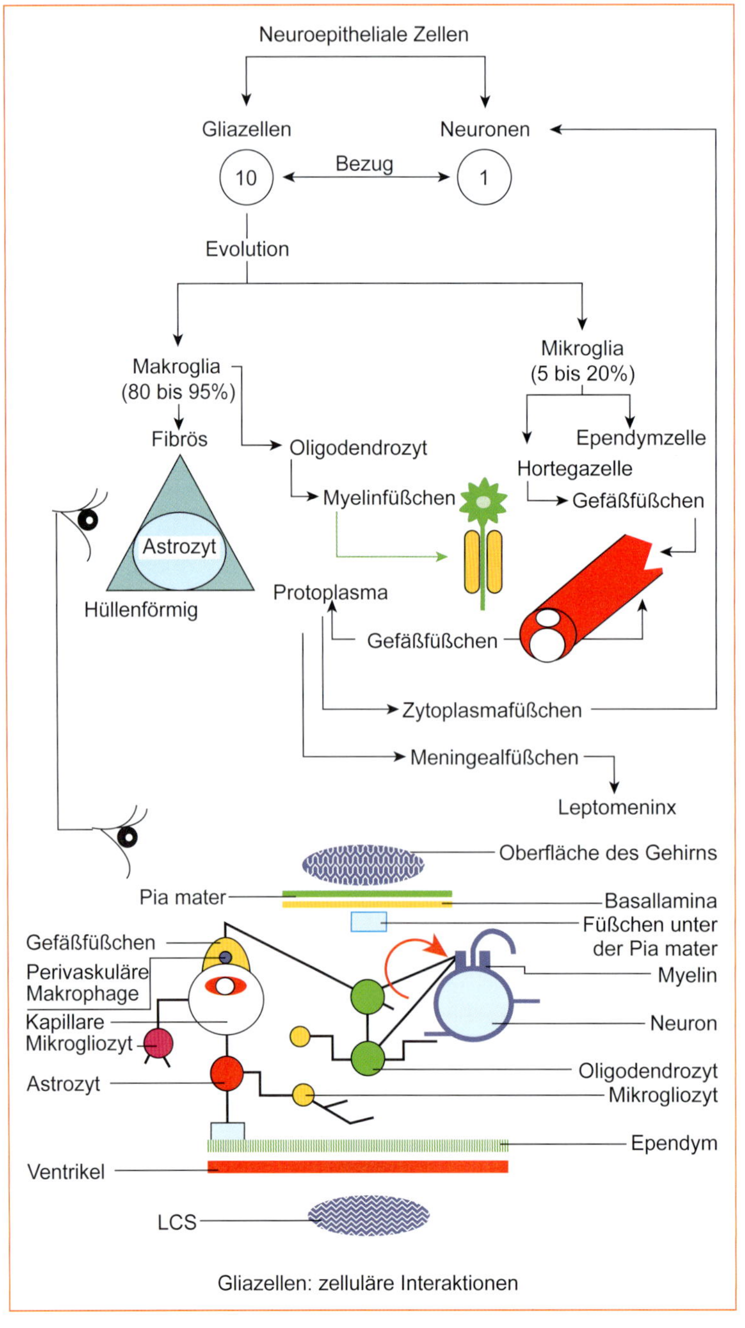

Abb. 8.3 Derivate der neuroepithelialen Zellen [L138]

len entstehenden Monozyten des Blutes wären demnach die Lieferanten der Mikrogliazellen. In der Folge entsteht über die Verlängerung des an Organellen reichen Zytoplasmas, das über einen intensiven Zuckerstoffwechsel verfügt (fibröse Astrozyten), eine Verbindung zwischen den Kapillaren und den aus den Spongioblasten stammenden Zellen (➤ Abb. 8.4). Die zellulären Interaktionen der Neuroglia lassen eine funktionelle, elektrochemische (Neuroglia – Neuron) und fluide (Spongioblast – Kapillaren), auf den Prinzipien der *Tensegrity* aufbauende Physiologie entstehen,

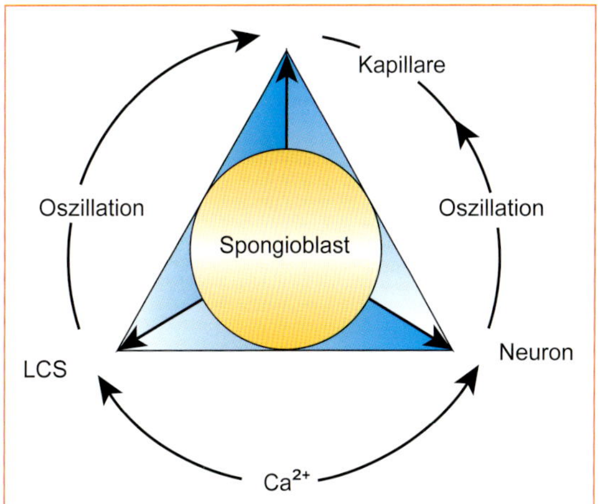

Abb. 8.4 Interaktion der Gliazellen [L138]

deren gemeinsamer Nenner das Kalzium-Ion (Ca^{2+}) mit seiner Polarität bleibt. Es gilt heute als anerkannt, dass die Kontraktion der Neuroglia eines der Phänomene darstellt, das für die Produktion des in den Ventrikeln freigesetzten Liquor cerebrospinalis (LCS) verantwortlich ist.

Die Produktion des Liquors findet hauptsächlich (90 % bei 0,4 ml/min/Gramm Gewebe) in den Plexus choroidei statt, Einstülpungen der Pia mater (oder zumindest Überlagerungen der Pia mater durch choroidale Ependymzellen), die sich an den Seitenwänden der beiden Seitenventrikel und in den Dächern des dritten und vierten Ventrikels befinden.

Nach Wech (1975) erfolgt die Bildung des LCS durch die Ultrafiltration des Blutesüber die Kapillaren der Plexus choroidei. Das Ultrafiltrat wird anschließend durch die chorodoidalen Epithelzellen absorbiert, umgewandelt und schließlich über die Ventrikel als Liquor ausgeschüttet (➤ Abb. 8.5).

Die Plexus choroidei sind sehr gut durchblutet (Aa. choroideae anterior und posterior) und über die zervikalen Grenzstrangganglien innerviert (die Bildung des LCS kann durch die Stimulierung des adrenergen bzw. des cholinergen Systems inhibiert werden). Drei andere Produktionsstätten für den LCS außerhalb der Plexus choroidei wurden 1967 von Sonnenberg beschrieben.

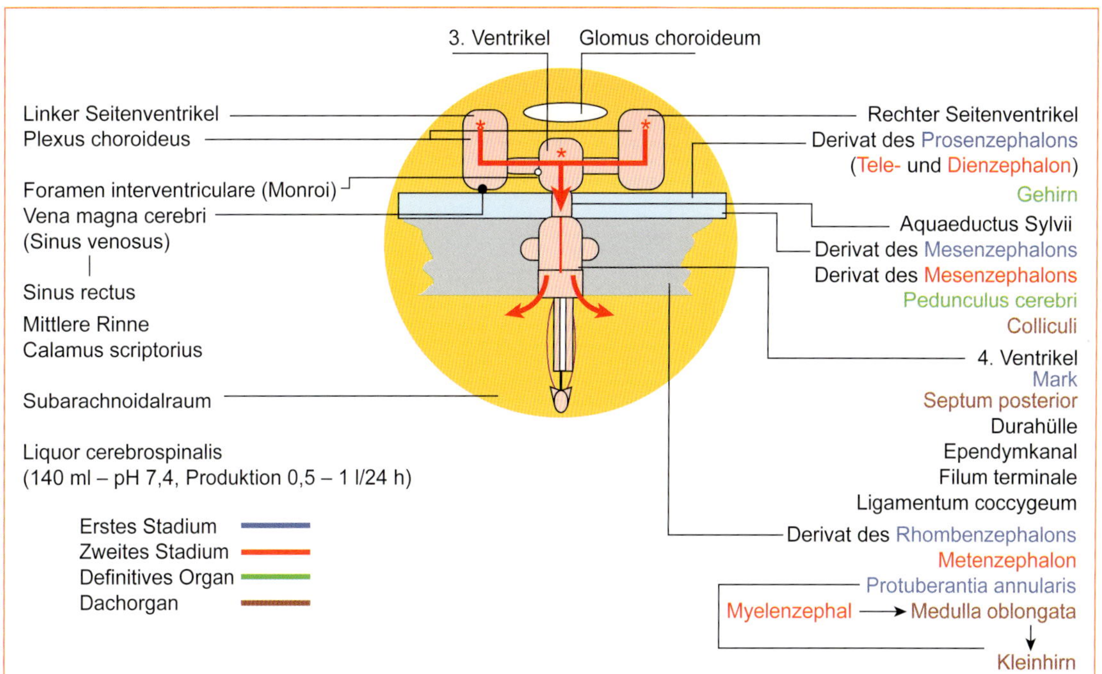

Abb. 8.5 Zirkulation des Liquor cerebrospinalis [L138]

Die Dynamik des Liquor cerebrospinalis

Der Liquor zirkuliert im Subarachnoidalraum, der im Wesentlichen aus Kollagenfasern und Mikrotubuli besteht, aber auch entlang der Hirnnerven (HN V, VI und VII) und der Spinalnerven, und wird über den Interzellularraum in die Lymphgefäße abgeleitet. Die Drainage des Liquors erfolgt auch über die Lamina cribosa (Bezug zur Falx cerebri) und die Lymphgefäße der Nase. Eine numerische Studie der Dynamik des Liquor cerebrospinalis in einem vereinfachten Modell des menschlichen Ventrikelsystems (CFD; Fluent-6) ergab ein Durchflussvolumen von 100 bis 500 ml/Tag. 3-D-Bewegungen zeigten, dass die Liquor-Zirkulation in den Seitenventrikeln kleine Wirbel bildet. Diese Zirkulation spiegelt teilweise die durch Produktion und Resorption regulierte Oszillation wider, sie ist aber auch mit der Herzaktion, den Variationen der Zwerchfellaktivität und der Haltung verbunden. Die Variationen des osmotischen Drucks ermöglichen auch den Durchtritt von H_2O und Elektrolyten. Der hydrostatische und der osmotische Druck sind eng miteinander verbunden. Die Aufrechterhaltung der Osmolaritätskonstanten in den Geweben, 290 mosm/l H_2O, hängt von der Verteilung der Wassermoleküle im Organismus ab. Die Fluktuation dieses Werts beeinflusst die biochemische Struktur des Wassers, aber auch die Physiologie von Organen wie den Nieren, den Lungen, dem Verdauungsapparat oder der Haut. Diese Strukturen sind dem persönlichen viszeralen osteopathischen Ansatz zugänglich. Das hydraulische Gleichgewicht organisiert über verschiedene Kräfte und nach Maßgabe des hydrostatischen oder des osmotischen Drucks die Flüssigkeitsdynamik:

- Der hydrostatische Druck hängt mit der Schwerkraft, dem aktivitätsabhängigen Herzschlag, der sich daraus ergebenden Muskelaktivität und den Flüssigkeitssekretionen im gesamten Körper zusammen. Die Bewegungen des Wassers sind konvektive Bewegungen. Sie erfolgen innerhalb von Kreislaufsystemen, die wenig Fließwiderstand bieten (Herz-Kreislauf-System, Verdauungsapparat, Drüsen, Nieren, LCS-Zirkulation).
- Der osmotische Druck hängt mit den Konzentrationsunterschieden des Wassers in den Kammern zusammen, die durch Epithelbarrieren, Membranen oder das Endothel getrennt sind. Die Bewegungen des Wassers entsprechen den Modalitäten der Diffusion durch die Zellbarrieren. Die flüssige und hydrophobe Natur der Zellmembranen widersetzt sich den Bewegungen des Wassers. Im Bereich der Verdauungsbarriere, wo das Gleichgewicht über das interstitielle Milieu erfolgt, geschieht Ähnliches. Die gleichen Schwierigkeiten treten auch bei der Resorption durch die Nieren oder auch bei der Produktion des Liquor cerebrospinalis in den Plexus choroidei auf.

Ein weiterer Mechanismus, der den Durchtritt von Wasser durch Membranen ermöglicht, wurde in den 1990er-Jahren von Peter Agre (1949, Nobelpreis für Chemie 2003) entdeckt. Agre beschrieb eine räumliche Proteinanordnung, welche die Bewegungen des Wassers zu beiden Seiten der Membran erleichtert. Diese Membranproteine, die am Durchtritt des Wassers und/oder der kleinen nicht geladenen Moleküle beteiligt sind, sind Bestandteile einer Familie von porenbildenden Membranproteinen (*Major intrinsic Protein – MIP*). Drei funktionelle, mit der Aminosäurenaktivität verbundene Untergruppen (➤ Abb. 8.6) teilen sich diese Aufgabe:

- die *Glycerin Facilitators* (Gyzerin-Durchtritt),
- die Aquaglyzeroporine (Durchtritt von Wasser und Glyzerin),
- die Aquaporine (selektiver Durchtritt von Wasser).

Die Regulation des hydrostatischen Drucks

In den verschiedenen Geweben besteht, physiologisch betrachtet, ein enger Zusammenhang zwischen den Bewegungen des Wassers, die durch die Membranen und die drei Durchtrittsmodalitäten gelenkt werden, und den durch den Ionenfluss generierten osmotischen Kräften. Erneut treffen wir hier auf die funktionelle Triade Na–K–Ca. Die Regulation des hydrostatischen Drucks scheint eng mit dem Aquaporin 7 verbunden zu sein, das wiederum mit der aus Hirn, Herz und Nieren bestehenden Triade verbunden ist. Neuronale und/oder hormonelle Prozesse vervollständigen den homöostatischen Mechanismus. Somit werden die an der Verbindung zwischen den astrozytären Endfüßchen und den choroidalen Kapillaren wahrgenommenen Informationen durch einen sehr feinen Regulationsmechanismus übertragen, der über das Herz verläuft und sich auf die Nieren und auf den gesamten Organismus auswirkt. Ziel des vorliegenden Buches ist es jedoch nicht, die sensible Rolle der Vasopression und der Aquaporine bei der Resorption des Wassers durch die Nieren nachzuweisen, sondern herauszufinden, welche Bezüge, unter anderem im Hinblick auf die Herzinsuffizienz, bestehen. Die Herzinsuffizienz wird u. a. durch folgende Symptome gekennzeichnet:

- Anstieg des zirkulierenden Vasopressins,
- Wasseransammlung in den Nieren,
- beginnende Hyponaträmie.

Bis heute wurden 10 Aquaporine beschrieben, von denen manche in allen Geweben vorhanden sind (➤ Abb. 8.7).

8

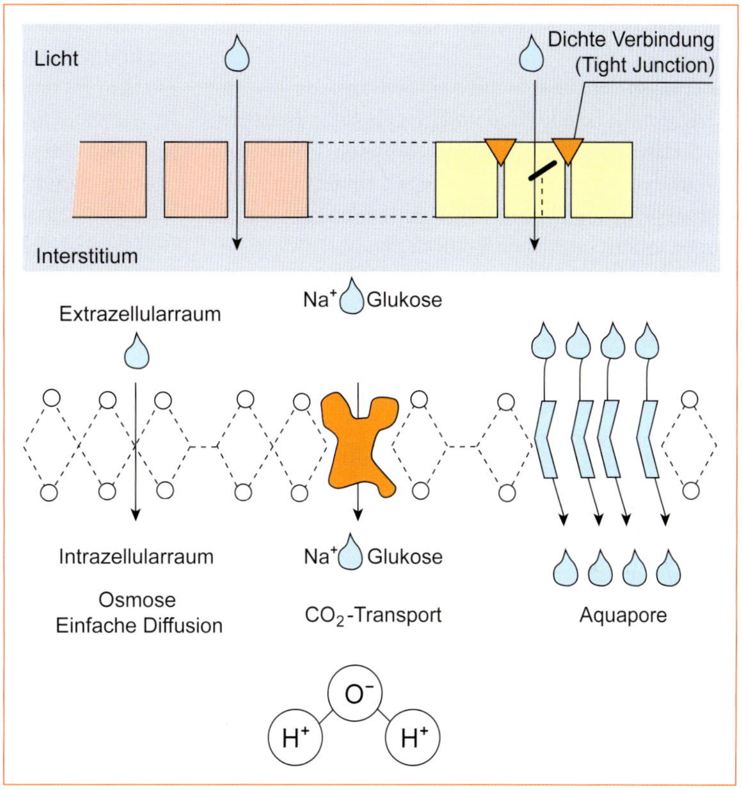

Abb. 8.6 Die verschiedenen Transportwege des H_2O-Dipols [L138]

Gewebe \ Aquaporin	CHIP28 --- AQP 1	WCH-CD --- AQP 2	GLIP --- GLP 3	MIWC --- AQP 4	AQP3 --- AQP 7
Rote Blutkörperchen	⊕				
Lunge	⊕				
Niere	⊕	⊕	⊕	⊕	⊕
Gehirn				⊕ (*)	⊕
Plexus choroideus					
Herz	⊕				⊕

(*) Gliazellen / Kapillaren (Liste ist nicht vollständig)

Abb. 8.7 Beziehung zwischen Aquaporinen und Organen [V492]

Die räumliche Anordnung der Proteine ist, abhängig von dem Gewebe, in dem sich die Wasserporen befinden, unterschiedlich. Die Lokalisation von Aquaporin 1 und ihr Bezug zu den Plexus choroidei wirft erneut die Frage nach der Regulationsrolle dieser Strukturen und der eventuell vorhandenen Verbindung mit den Ventrikeln umgebender Organe auf. Um die Rolle der Plexus choroidei zu verstehen, müssen wir uns erneut den anatomischen Strukturen zuwenden und mit Blick auf die Morphologie ihre Funktionen in situ und die Regulationsmechanismen des Austauschs zwischen Blut, Liquor cerebrospinalis und Hirngewebe, die an verschiedenen Stellen des Körpers nebeneinander existieren, relativieren.

Schranken zwischen Liquor, Blut und Gehirnparenchym

Diese Mechanismen ähneln aufgrund der dichten interzellulären Verbindungen (*Tight Junctions*) und ihrer Undurchlässigkeit gegenüber exo- und endogenen Giften den molekularen Selektionsprozessen. Zwei Schranken oder Schnittstellen können beschrieben werden:

Die Schranke zwischen Blut und Liquor cerebrospinalis

Diese Barriere besteht aus zwei Seiten:

- Die je nach Lokalisation und Morphologie unterschiedlichen Arten der Plexus choroidei: Die mit dem Ependym in einer kontinuierlichen Gewebeverbindung stehenden Plexus choroidei weisen eine aus zwei unterschiedlichen Verbindungssystemen bestehende interzelluläre Organisation auf:
  - die dichten Verbindungen (Zona occludens, Occludine, Claudine 1, 2 und 11) und
  - die haftenden Verbindungen (Zonula adherens, Cadherine, Catenine a und b).

  Im Gegensatz zu den Stromazellen des Bindegewebes (Derivate des rhythmischen primitiven Mesenchyms, bestehend aus Pialzellen, Kapillaren, ependymaler Basalmembran, Fibroblasten, Kollagenfasern, Dendritenzellen und Makrophagen), schwimmt der apikale Pol (Mikrovilli und Zilien) im Liquor cerebrospinalis. Das aus dem Neuroepithel des Neuralrohrs stammende polarisierte Choroidepithel bildet zweifelsohne die Schnittstelle zwischen Blut/LCS und den Kolmer-Agduhr Zellen.
- Die Arachnoidea ist eine passive, für wasserlösliche Substanzen undurchlässige Schnittstelle zwischen dem Liquor des Subarachnoidalraums und dem in den Falten der Dura mater enthaltenen venösen Blut. Diese Schranke besteht aus Zotten, die den Durchtritt des Liquors in die Sinus venosi der Dura mater und in das dort zirkulierende venöse Blut nur in eine Richtung erlauben.

Die Schranke zwischen dem Liquor cerebrospinalis und dem Gehirnparenchym

Diese Barriere besteht ebenfalls aus zwei Seiten:

- Das Ependym begrenzt die Hirnventrikel. Das Epithel weist an diesen Stellen weniger dichte Verbindungen (Zona adherens) auf. Die Zonula occludens findet man im Bereich der Area postrema und der Eminentia mediana wieder.
- Die Glia limitans und die Pia mater. Auch wenn es in diesem Bereich keine dichten Verbindungen zwischen den Zellen gibt, bildet die zelluläre Verflechtung dieser Schnittstelle für sich eine Schranke zwischen dem Liquor und dem Gehirngewebe (➤ Abb. 8.8).

Informationswege des Liquors

Die Verteilung des Liquors (der zu 99 % aus Wasser, Ionen, Glukose, Vitaminen, Proteinen, Aminosäuren, Ribonukleosiden und Desoxyribonukleosiden besteht) kann somit an verschiedenen Durchtrittsorten erfolgen:

1) Blut/Liquor:

- Area postrema (zu beiden Seiten des Obex, vierter Ventrikel),
- Epiphyse,
- Neurohypophyse,
- Eminentia mediana,
- Organum subfornicale (nahe dem Foramen interventriculare),
- Organum vasculosum laminae terminalis,
- Endothel der perikortikalen und subarachnoidalen Gefäße,
- Plexus choroideus und Arachnoidalzotten.

An der Zirkulation und Verteilung des Liquors sind manchmal auch Transportproteine beteiligt. Die Regulationsmechanismen des im Liquor enthaltenen Wassers bedienen sich der Ionenkonzentrationen zwischen der basolateralen und der apikalen Seite des Choroidepithels. Sie erzeugen Veränderungen in der Transportgeschwindigkeit der Moleküle zwischen Blut und Liquor. Wie das Herz moduliert das Choroidepithel seine Ionenparameter durch eine spezifische biochemische Oszillation.

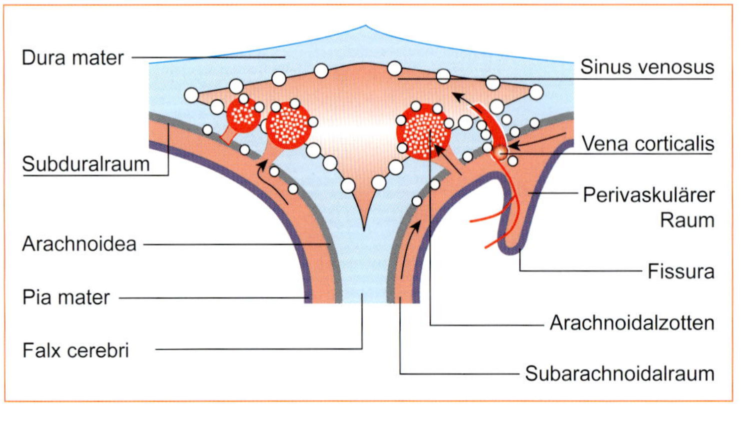

Abb. 8.8 Bildung und Resorption des LCS [L138]

Zu erwähnen ist auch die Tatsache, dass die zirkumventrikulären Organe (CVO) wie das Subfornikalorgan, das Subkommissuralorgan oder das Organum vasculosum laminae terminalis, unterhalb der Commissura anterior, am Eingang bzw. am Ausgang der Ventrikelhöhlen liegen. Damit sind die CVO die Wächter für das Innere des Körpers und seiner Rhythmen, sie sind die Hüter der die Gesundheit definierenden Homöostase (➤ Abb. 8.9).

Manche Forscher, wie der aus Quebec stammende Serge Rivest (Institut de Recherche en Santé du Canada), sehen in den CVO die Hüter der Immunologie des Gehirns. Damit lassen sich den Ventrikeln drei große Funktionen zuordnen:

- linker und rechter Seitenventrikel: hydrostatische Regulation des LCS,
- dritter Ventrikel: Ionenregulation des LCS, zentrale Aktion,
- vierter Ventrikel: rheologische Regulation, periphere Aktion.

Im Bereich der zirkumventrikulären Organe weisen die Endothelzellen der Blutkapillaren nicht so dichte Verbindungen auf wie an anderen Stellen des Organismus (➤ Abb. 8.10).

Wenn die Mikrogliazellen eine Warnung erhalten, reagieren sie durch eine angeborene Immunantwort: die Entzündung. Allerdings wird die Information nicht vom Blut an den Liquor cerebrospinalis weitergeleitet, auch wenn das Fehlen von dichten Verbindungen im Bereich der Endothelzellen der Kapillaren des Großhirns dies vermuten lässt. Es sind die an der Oberfläche der Ventrikel vorhandenen Tanyzyten, die eine Kommunikation in dieser Richtung verhindern. Die Tanyzyten treten lokal an die Stelle der dichten Verbindungen. Sie erlauben hingegen weiterhin den Informationsfluss vom Liquor in Richtung Blut. Manche Autoren sehen in der Zusammensetzung des die Area postrema bedeckenden Ependyms eine sekretorische und neurovegetative Funktion.

Die Sekretionen der Ependymzellen werden teilweise in der Ependymokrinie beschrieben. Von besonderem Interesse für das osteopathische Konzept ist dabei der Reissner-Faden. Der an der Oberseite des Subkommissuralorgans (Dach des dritten Ventrikels) befestigte Reissner-Faden durchzieht den Aquaeductus sylvii, den vierten Ventrikel, den Rückenmarkskanal und projiziert sich in den Sinus terminalis und ermöglicht damit die Enzymaktivitäten gegenüber dem Liquor cerebrospinalis.

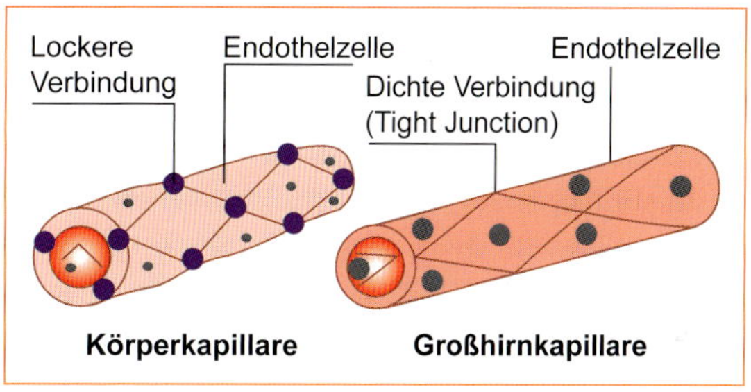

Abb. 8.10 Veränderungen des Endothels [L138]

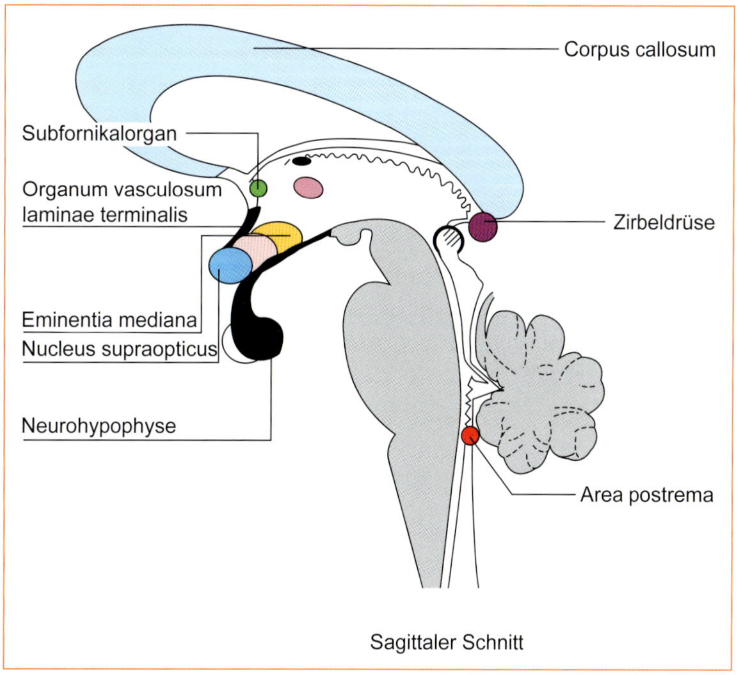

Abb. 8.9 Das zirkumventrikuläre Organ (CVO) [L138]

8

2) Lymphe/Liquor: Kommunikation auf Ebene der Lymphknoten

3) Großhirn/Liquor: Basalmembranen, die das Nervengewebe vom Liquor trennen (Ventrikelwand, Ependym, das epipiale Gewebe und die Intima der Pia, welche die Pia mater bilden)

Die Spinalnerven sind bis zu den Ganglien der Hinterwurzeln von einer dreifachen Rückenmarkshaut umgeben. Die Hirnnerven werden ebenfalls bis zu ihren knöchernen Austrittsöffnungen von einer dreifachen Hirnhaut umgeben.

4) Faszien/Liquor: über die anderen Zirkulationssysteme, den extrazellulären Raum und über die Mikrotubuli des Kollagens der kontinuierlichen Faszienhülle *(Gabarel B, Roques M. Les Fasciae en médecine ostéopathique. Paris: Edition Maloine; 1985. p. 187).*

Ein weiterer Informationsweg scheint durch die Bildung des extraembryonalen (splanchopleuralen, somatopleuralen und aus dem Haftstiel stammenden) Mesenchyms zu entstehen und über die verschiedenen als Flüssigkeitswellen wahrgenommenen Rhythmen, die den Raum einer Ziehharmonika gleich organisieren.

Die Organogenese des Ektoderms und seiner Derivate lässt im Rahmen ihrer intensiven Zellmigration sehr schnell ein neues Informationsgewebe entstehen. Dadurch wird eine Form erzeugt, die auf die anderen Gewebe einwirkt und gleichzeitig den primären Rhythmus der Flüssigkeitsfluktuation und ihrer Merkmale aufrechterhält. Diese Informationen bilden eine permanente, gemäß der räumlichen Organisation aktualisierte Integration des im Aufbau befindlichen „Puzzles". Sie kommen entsprechend den vorherrschenden zeitlichen oder räumlichen Bedingungen zum Ausdruck, die ihrerseits von den nachfolgend angeführten fundamentalen Komponenten abhängen:

- einer Biodynamik,
- einem primär respiratorischen Mechanismus,
- einer Mobilitätsmechanik, die sich durch die Integration der primären Motilität entwickelt.

Die Fluktuation des Liquors wird immer häufiger aus der Sicht der Quantenphysik betrachtet, wonach die durch die aufeinander folgenden Wellen „angestoßenen" Elektronen zu einer elektronischen Bewegung entlang der verschiedenen Körperhüllen führen.

P. Janny und G. Lazorthes konnten eine Oszillation des Liquordrucks in der Größenordnung von 6 bis 12 Hz beobachten, die wir als die dem Gewebe/dem Liquor eigene Motilität definieren könnten, wobei die Kalziumkonzentration bei 55 mg/l liegt *(Janny P. et Lazorthes G.: Le système nerveux central. Issy les Moulineaux Cedex: Edition Masson; 1949).*

E. G. Lakatta erinnert uns in seinem Antwortschreiben an die Frequenz der vom sarkoplasmatischen Retikulum ausgehenden spontanen Kalziumoszillationen, die in seiner Publikation von 1989 mit zwischen 0,1 und 7 Hz angegeben wurde (dabei handelt es sich um die Motilität der Herzmuskelzellen).

Verbindungen zwischen den Regulationsmechanismen

Aufgrund der Ähnlichkeit der Frequenzen können wir eine mnestische Verbindung zwischen diesen oszillierenden Flüssigkeitsinformationen und den Elektrolyten herstellen.

Von unserem heutigen Wissensstand ausgehend, können wir die mnestische Verbindung paralleler Motilitäten als ein quantisches Gedächtnis betrachten, das durch die anatomischen Verbindungen zwischen den nachfolgend angeführten Regulatoren des Myokards ständig aktualisiert wird:

- Durahülle,
- Plexus choroidei und Arachnoidalzotten,
- Grenzstrangganglien der Zervikal- und der oberen Thorakalregion und ihre Nerven,
- N. vagus, dessen Nervenkerne mit dem Boden des vierten Ventrikels verbunden sind,
- nodales Gewebe,
- Endothel, echte Barriere zwischen dem Blut und der interstitiellen Flüssigkeit.

Dieser Gewebeapparat drückt sich durch oszillatorische Phänomene aus, die über eine eigene Regulation im Inneren der jeweiligen Gewebe verfügen.

Auf Ebene des Arteriensystems: Die Traube-Hering-Oszillationen werden durch Barorezeptoren reguliert. Diese Rezeptoren findet man im Gefäßepithel folgender Gefäße:

- Aorta,
- große Gefäße an der Basis des Herzens,
- Bifurkation des Truncus brachiocephalicus,
- Aa. carotides communes,
- Sinus caroticus.

Die Durchtrittsöffnungen im Knochengewebe und insbesondere die kranialen Foramina stellen sich uns wie natürliche „Verlangsamer" für die Kraft der Blutwelle dar. Gefäßverengende Informationen werden ausgehend von den Nuclei tractus solitarii (NTS), die sich im Boden des vierten Ventrikels befinden, über die myelinisierten präganglionären Fasern und die nicht myelinisierten postganglionären Fasern weitergeleitet. Der Regulationsprozess des arteriellen Drucks ist in ➤ Abb. 8.11 und ➤ Abb. 8.12a, b dargestellt.

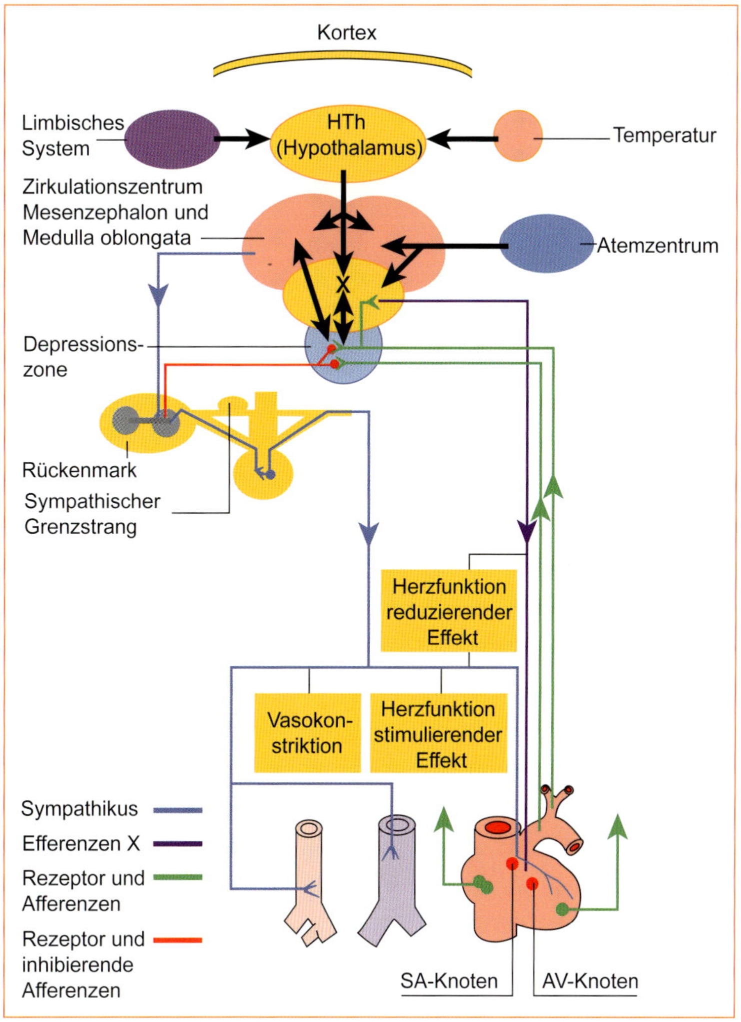

Abb. 8.11 Die Aktivität der Regulationszentren [L138]

Auf Ebene der Kapillarbetten Der lokale, mit den zellulären Bedürfnissen verbundene Metabolismus verbindet die Gewebe und die Zellzwischenräume mit der zentralen Regulation des arteriellen Drucks im Bereich des Nucleus tractus solitarii.

Auf Ebene der Zellen Es gibt eine Zellatmung, die mit dem kortikalen Metabolismus verbunden ist (Oszillation von 9,58 Zyklen pro Minute). Die zellulären Redoxreaktionen auf Ebene des Kortex bilden einen primären lokalen Oszillationsmechanismus. Dieser bewirkt:

- eine erhöhte lokale Gewebeperfusion,
- eine Erhöhung des intrakranialen Blutvolumens.

Diese beiden Reaktionskomponenten sind ein integrierender Bestandteil des primär respiratorischen Mechanismus (PRM).

Auf lymphatischer Ebene Der erhöhte Zellstoffwechsel erzeugt Abbauprodukte innerhalb einer klar umschriebenen Zirkulation, die, unabhängig von ihrem Verlauf, von den Zellzwischenräumen bis zum Herzen reicht. Das Herz stellt sich somit als gemeinsame Endbahn der verschiedenen Körperflüssigkeiten dar.

Auf venöser Ebene Die Traube-Hering-Oszillationen sind auch in manchen Venen nachweisbar, wobei Zyklen von 1 bis 9 bzw. 1 bis 30 Schlägen pro Minute gemessen wurden.

Neben den großen Flüssigkeitsbewegungen darf auch die spezielle Wirkung bestimmter Substanzen auf die Körperflüssigkeiten nicht vernachlässigt werden:

- Prostaglandin-H_2 induziert über die Aktivierung des Aktin-Aktimyosin-Komplexes eine lymphatische Gefäßbewegung.
- Thromboxan-A_2 (TXA_2), ein Prostazyklin-(PGi_2)-Antagonist, führt zum Abfall der cAMP-Konzentration. Dadurch steigt der Druck in den Arterien, was reflektorisch eine Verengung der Gefäße bewirkt. Die Wir-

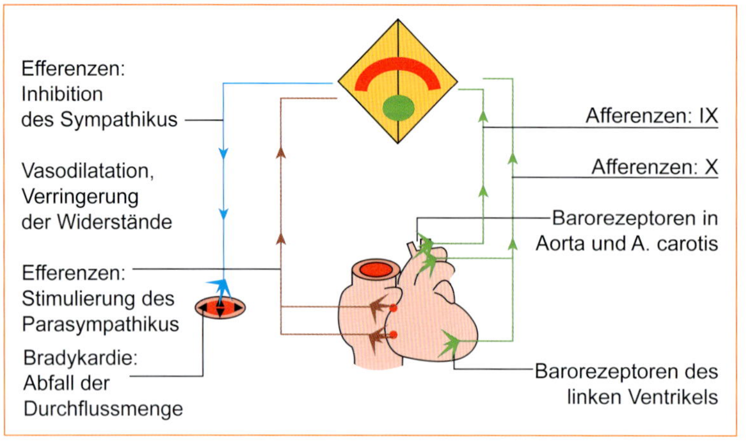

Abb. 8.12a Aktivität der Regulationszentren. Kontrollreflex des arteriellen Drucks bei akutem arteriellem Bluthochdruck [L138]

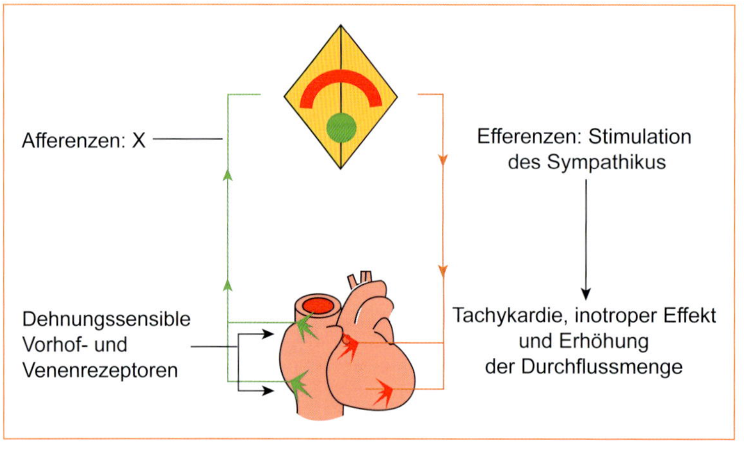

Abb. 8.12b Aktivität der Regulationszentren. Kontrollreflex des arteriellen Drucks bei Erhöhung des venösen Rückflusses (Bainbridge-Reflex) [L138]

kung von TXA_2 wird durch TXB_2 inhibiert. Thromboxan wurde im Nucleus tractus solitarii (NTS) nachgewiesen.

- Stickstoffmonoxid hat eine vasomotorische Wirkung (der Nachweis der großen Bedeutung des Stickstoffmonoxids für die Blutversorgung von Organen und seiner Rolle als Botenstoff im Organismus wurde 1998 mit dem Nobelpreis für Physiologie belohnt). Das in den Endothelzellen gebildete Derivat der Aminosäure L-Arginin führt zur Vasodilatation der Arteriolenwände und ist eine Antwort auf den Druck des Blutes auf die Gefäßwände. Das Stickstoffmonoxid ist an folgenden Systemen beteiligt:
  - Herzsystem,
  - Immunsystem,
  - Nervensystem,
  - Knochensystem,
  - Zellapoptose.

Wahrscheinlich dient Stickstoffmonoxid vornehmlich der Aufrechterhaltung der intra- und extrazellulären Kalziumkonzentration (Ca^{2+}), auf einem der oszillatorischen Homöostasekonstante ähnlichen Niveau. Dr. Edmond Schuller bestätigte in seinem Antwortschreiben an den Autor vom 16. Januar 1995 diese Hypothese.

Die Stickstoffmonoxid-Aktivität wird durch bestimmte Pufferproteine reguliert:

- Calsequestrin liegt im endoplasmatischen Retikulum in hoher Konzentration vor (vorbehaltlich eventueller, durch die Verschiebung entstehender Artefakte),
- Calbindin konnte in den Purkinje-Zellen und in den Mitochondrien nachgewiesen werden.

Kalziumoszillationen entstehen durch den Phasenwechsel der verschiedenen Kalziumkanäle (öffnen/schließen, Eingang/Ausgang) auf der Grundlage spezifischer elektrophysiologischer Eigenschaften. Oftmals sind diese Eigenschaften in den mesoblastischen und den ektoblastischen Derivaten identisch.

Der von den Physikern beschriebene chaotische Charakter der Kalziumoszillation wird von den Biologen nicht immer bestätigt.

Diese Syntonisierung lässt uns besser verstehen, warum die Resorption eines Teils des Liquor cerebrospinalis über die Zervikalganglien so wichtig ist. Der primär respiratorische Mechanismus (PRM) des osteopathischen

Konzepts hat an diesen Prozessen zweifelsohne auch seinen Anteil, da er im Wechselspiel zwischen Inspiration und Expiration (Inhalation und Exhalation nach der neuen Terminologie) Variationen in den Zellkonzentrationen und folglich der Membranpotenziale bewirkt. Allerdings hängt der PRM von der kranialen Organogenese und den dort stattfindenden biologischen Reaktionen ab, deren Interpretation aufgrund von Divergenzen hinsichtlich der ihn definierenden Begriffe noch sehr kontrovers ist. Die erwähnten Mechanismen wären somit das Spiegelbild einer primären Motilität.

Die von uns beschriebene Motilität des Myokards umfasst teilweise auch die zelluläre Motilität, und zwar in dem Maße, in dem die Plastizität (Wechsel zwischen Sol- und Gel-Phase) eine besondere, mit dem Stoffwechsel verbundene Kinetik erzeugt. Wenn die zelluläre Motilität eine Regulation des Austauschs über die interzellulären Flüsse darstellt, wäre die Gewebemotilität das für den Therapeuten zugängliche Abbild, das ihm Informationen über den Zustand der Zellen oder ganz allgemein über den Organismus liefert.

Die Fluktuation der spontanen, vom sarkoplasmatischen Retikulum ausgehenden Kalziumoszillationen kann somit entweder zu einer minimalen Zellmotilität oder zu einer Gewebemotilität führen, wobei Letztere

a. synchron zum nodalen Gewebe verläuft und den Herzzyklus unterstützt, der eine kardio-perikardiale, diaphragmatische, respiratorische Mobilität darstellt,
b. asynchron zur Herzkontraktion verläuft und damit zu den in der Pathologie angeführten Modalitäten führen kann.

Die palpatorische Wahrnehmung

Auf der Suche nach der kontinuierlichen Aktualisierung unseres Wissens sind wir aufgefordert, die Qualität der Berührung durch die tägliche Praxis und das permanente Hinterfragen unserer Wahrnehmung weiterzuentwickeln. Eine Frage zieht sich dabei wie ein Leitmotiv durch unsere Arbeit: Was nehmen wir tatsächlich durch die physiologischen Grenzen unserer Sinnesrezeptoren und die konzeptuelle, durch unsere höheren Zentren erzwungene Analyse wahr, wenn wir palpieren? Das Ergebnis der Palpation ist ein konzeptuelles Bild eines aus einer Vielzahl von Mechanismen bestehenden Komplexes, der mehr ist als die Summe seiner Einzelteile und dessen metaphysische Natur unser Wissen einerseits übersteigt, uns andererseits aber auch ständig Nahrung gibt. In diesem Sinne ist das Bild in uns selbst.

Verschiedene histologische Studien erweitern unsere Kenntnisse über die Tastkörperchen unserer Haut. In jüngster Zeit wurde von den Physiologen die Sensibilität der Pacini-Körperchen besonders hervorgehoben. Man spricht von Bindegewebsschichten, in deren Zentren neuronale Prozesse ablaufen, die in der Tiefe des Stratum papillare oder des Stratum reticulare der Dermis oder der Subdermis lokalisiert wurden. Die Pacini-Körperchen lassen auf einem breiten Frequenzspektrum eine Sensibilität gegenüber Vibrationen erkennen.

Wenn wir uns auf die sich ständig in unserem Körper entfaltenden genetischen Interaktionen als Ausgangspunkte berufen, erlangen wir ein besseres Verständnis der dort stattfindenden mnestischen Geschichte und wir erkennen, warum und wieso unser Handeln nur sehr sparsam und innerhalb der Grenzen jedes Einzelnen, der Gewebe, der Elementarteilchen eingesetzt werden muss.

Wenn wir davon ausgehen, dass sich die Mechanismen des Lebens in weitreichenden Ionenfluktuationen organisieren, werden wir vielleicht besser verstehen, wieso die majestätische Welle des Liquor cerebrospinalis (wellenartiges Phänomen) und die intimen Herzschläge (oszillierendes Phänomen) Teil der gleichen globalen Bewegung sind und Ausdruck unserer Zerbrechlichkeit, deren kinetische Qualität jedoch, im Sinne der Mobilität (aktuelle Bewegung) oder der Motilität (biodynamische Bewegung), das eigentliche Wesen der Osteopathie darstellt.

Das schöpferische Prinzip hat als genialer Organisator eine hierarchische Systematisierung der vitalen Phänomene erdacht, die es uns erlaubt, Pläne und Modelle aufzustellen, die von nun an jene Praxis erfordern, die wir in ➤ Kapitel 9 vorstellen werden.

KAPITEL

9 Ein praktischer Ansatz zur kardiovaskulären Osteopathie

9.1 Vorbemerkungen

In den vorhergehenden Kapiteln haben wir gezeigt, wie eine entstehende Funktion sich zu einer Form organisiert, aus der eine zweite Funktion hervorgeht, die wiederum auf einen entstehenden Körper wartet, den sie bewohnt, organisiert und lenkt. Stoffwechselvorgänge an der Peripherie haben die Zellhaufen innerhalb einer zentralen, sie umhüllenden Höhle angeordnet, um eine Information zu verbreiten, die sowohl ein Geräusch als auch das Echo eines tiefen Erlebens auf zellulärer, tissulärer, organischer und systemischer Ebene ist.

In diesem Sinne erscheinen Form und Funktion oder Struktur und Bewegung untrennbar verbunden, und ihre gepaarte Manifestation spiegelt sich in einer grundlegenden Rhythmizität wider, die durch das Leben seine spezielle Färbung erhält und die von nun an spezifisch für ein System, ein Organ, ein Gewebe, einen bestimmten Zelltyp wird. Das Tempo der Faszien ist das Abbild dieser Atmosphäre, die lokal und regional, im Inneren und gegenüber der Außenwelt gelebt wird. In dem von uns gewählten osteopathischen Ansatz kommt daher der Lösung von Faszienrestriktionen eine primäre Rolle bei der Wiederherstellung der Organfunktion zu.

A. T. Still spricht vom Herzen als einem Wunder des Menschen (*The Wonder of Man*) oder auch vom Geheimnis des Lebens (*The Secret of Life*). In diesem der Praxis gewidmeten Kapitel werden wir sehen, wie wir diese Schönheit erhalten, dieses Geheimnis bewahren können, und zwar sowohl auf physischer Ebene in der „Mechanizität" als auch auf psychologischer Ebene in der Chemie der Emotionen, zwischen dem gefürchteten Amanita muscaria der Hexen und der nicht weniger beunruhigenden Atropa belladonna der italienischen Kurtisanen mit ihren geweiteten Pupillen.

Bevor wir, ganz im Sinne des osteopathischen Konzepts, den manuellen Ansatz zur Behandlung des kardiovaskulären Felds wählen, müssen wir das Antriebs- und Zirkulationssystem der Körperflüssigkeiten als ein fundamentales System des Organismus betrachten, das der Verwaltung (Erhaltung und Wiederherstellung) der Parameter dient, die mit den Merkmalen der dynamischen, oszillierenden und fluktuierenden Homöostase verbunden sind, wie wir sie definiert haben (➤ Abb. 9.1).

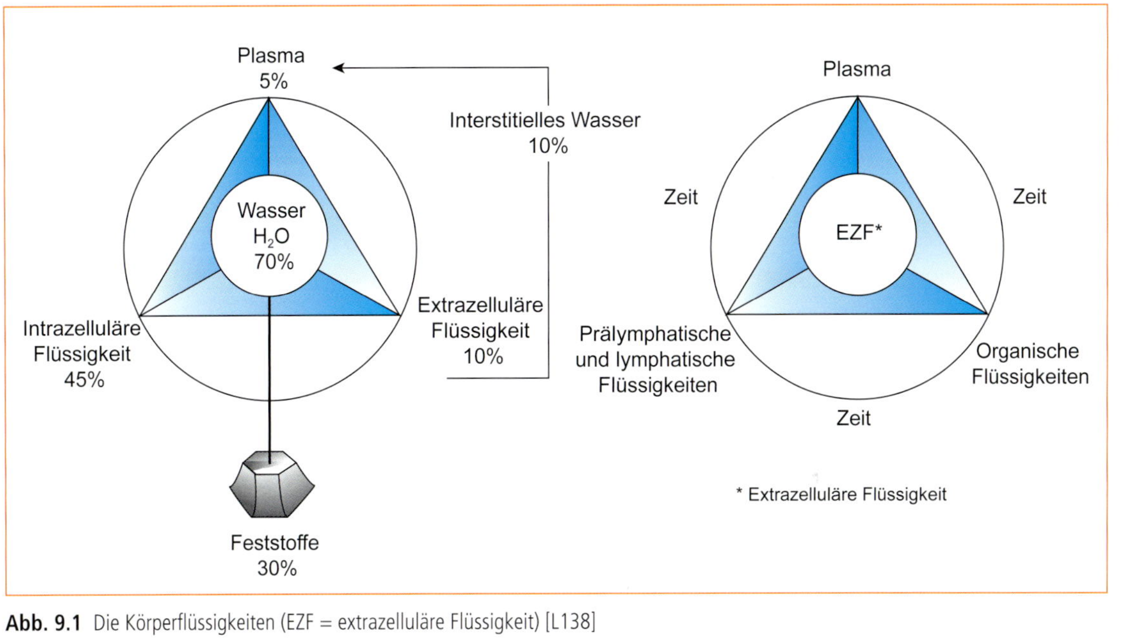

Abb. 9.1 Die Körperflüssigkeiten (EZF = extrazelluläre Flüssigkeit) [L138]

Vor diesem Hintergrund führen wir die nachfolgend beschriebenen Behandlungen durch, deren Ziel es ist, die Gesamtheit der beteiligten Strukturen zu bewahren und die Herzpumpe als Organisator des hormonellen und flüssigen Gleichgewichts (arterielle und venöse Flüssigkeit gegenüber den spezifischen Lymph- und/ oder extrazellulären Flüssigkeiten) in den beiden nachfolgend angeführten Körperhöhlen so lange wie möglich zu erhalten.

- **Die Schädelhöhle:** Arterielles und venöses Blut und der Liquor cerebrospinalis stehen in einem permanenten Austauschprozess. Die hierfür erforderlichen Stoffwechselvorgänge finden einerseits auf der Ebene des Ventrikelsystems, in den Plexus choroidei, und in dem die Nerven umgebenden perineuralen Raum, andererseits in den perivaskulären Virchow-Robin-Räumen statt. Der mit Liquor gefüllte Subarachnoidalraum setzt sich in diesen Räumen entlang der kortikalen Arteriolen, die von außen in das Gehirnparenchym eindringen, fort. Er bildet die Basis für ein primäres, kortikales Lymphsystem.
- **Die Körperhöhle:** Der kontinuierliche Austausch zwischen der Lymphe und dem venösen und arteriellen Blut in den verschiedenen Kapillarbetten drainiert permanent Flüssigkeit aus den extrazellulären Räumen. Da 99,9 % der interzellulären Räume eine Konzentration vom Typ „Gel" aufweisen, bedarf es zur Flüssigkeitsversorgung der Matrix eines Vektors für den Flüssigkeitsantrieb (*Fluid Drive*). Wir stimmen also mit Kenneth Nelson überein: „irgendetwas muss die Flüssigkeiten in die Matrix bewegen". Die von G. Oster beschriebenen Eigenschaften des Gelsolins könnten zu der erwarteten und berichteten Wirkung führen.

Die pulsierende und rhythmogene Aktion erfolgt in jedem Fall in zwei unterschiedlichen Phasen in den verschiedenen Kapillarbetten:

- eine Beschleunigungs- und Verteilungsphase der Blutflüssigkeit,
- eine Absorptions- und Rückflussphase der Blutflüssigkeit.

Die Antworten auf die Stimuli sind Tropismen (von griechisch. *trepô* – wenden).

Chemotropismus	Chemie
Heliotropismus	Licht
Thermotropismus	Wärme
Sitotropismus	Ernährung
Elektrotropismus	Elektrizität
Thigmotropismus	Berührung
Oxytropismus	Sauerstoff
Geotropismus	Schwerkraft

Aus dieser kurzen Zusammenfassung der Funktionsweise des Herz-Kreislaufsystems lassen sich, bezogen auf die Zirkulation der Flüssigkeiten und die verschiedenen Kapillarbetten (zentral für das Herz, peripher für die anderen) und unabhängig von der Pathologie, zwei Prioritäten ableiten:

- Die Herzaktivität muss sowohl hinsichtlich ihrer zentralen Funktion als auch bezüglich ihres faszialen Umfelds, des Perikards, der ligamentären Aufhängungsstrukturen und der knöchernen Struktur aufrechterhalten bzw. wiederhergestellt werden (➤ Abb. 9.2 und ➤ Abb. 9.3).
- Die ungehinderte Zirkulation der peripheren Flüssigkeiten muss sichergestellt bzw. wiederhergestellt werden, um den extrazellulären, den venösen, den lymphatischen und den Liquor-Rückfluss zu optimieren und im Sinne der Homöostase den permanenten Austausch zu unterstützen (distale Funktion). Diese Wirkung könnte durch spezifische Interventionen an den verschiedenen Diaphragmen des Körpers

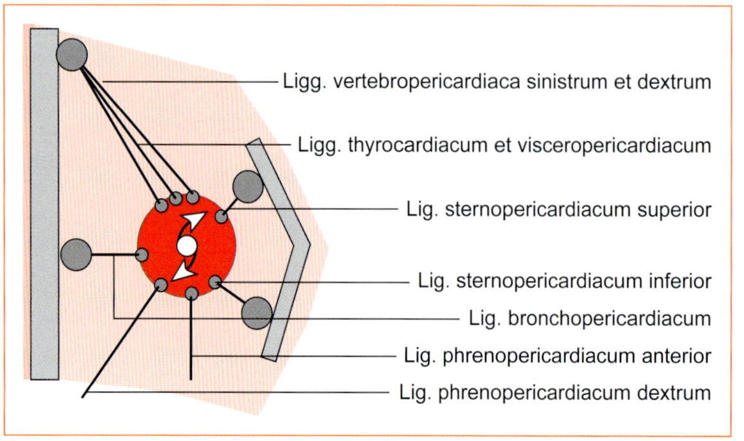

Abb. 9.2 Ligg. vertebropericardiaca. Da viele dieser Ligamente inkonstant sind, gehören sie zu einem gemeinsamen Sack. Dieser umhüllt Herz und Eingeweide und ist deshalb abhängig von Spannungsergebnissen. [L138]

(*unwinding*) und der Suche nach den Wechselwirkungen zwischen den horizontalen Diaphragmen und der Expansion der Gewebespirale erzielt werden. Die Qualität der zentralen, pulsierenden Arbeit des Herzens und der großen an der Herzbasis liegenden Gefäße ist von den peripheren Prozessen der Diffusion und Absorption der Flüssigkeiten abhängig. Der Druckunterschied spiegelt diese Prozesse auf mechanischer Ebene wider. Diese Mechanizität führt zu den Vorlast- und Nachlastphänomenen in den Herzkammern und den großen Gefäßen. Dadurch wird eine konstante mechanisch-chemische Anpassung des Verhältnisses zwischen Volumen und Druck im gesamten System von Herz, Schädel und Körper und gegenüber Raum und Zeit sichergestellt. In der Physiologie hängt das Herz sehr stark von der Vorlast ab. In der Pathologie hängt das Herz von der Nachlast ab. Die aufrechte Position des Menschen kann nur durch die Drucksäule unterschiedlicher Flüssigkeiten (Arterien – Venen – Lymphe – Liquor cerebrospinalis) gegenüber der Masse aufrechterhalten werden. Diese Masse wird zumindest teilweise durch die lebenswichtigen Substanzen (Hormone, Metaboliten, Neurotransmitter, Elektrolyte) in Bewegung gesetzt, die über die Flüssigkeiten zu bestimmten Orten geleitet werden und durch die eine Intention, ein Tonus, eine Haltung, eine Bewegung, ein Gedanke erzeugt werden.

Die Zirkulation der Flüssigkeiten im osteopathischen Ansatz

Die Aktion der Flüssigkeiten findet man auch im osteopathischen Ansatz wieder, wenn es darum geht, die „ausgetrockneten Felder“ (*withered fields*) zu bewässern, um Störungen zu vermeiden, die den Tod zur Folge haben könnten. In diesem Sinne ist die Zufuhr von Stoffwechselprodukten und Elektrolyten, also eine Polarität, wesentlich für die körperliche Integrität. Diese Flüssigkeiten sichern die energetische Leistung im gesamten Körper und stellen die ungehinderte Zirkulation sicher. Aus diesem Grund ist es nach dem von uns entwickelten Ansatz so wichtig, dass die beiden Gefäßtriaden, bestehend aus Arterien – Venen – Lymphe bzw. Arterien – Venen – Liquor cerebrospinalis, über einen freien gegenseitigen Austausch verfügen, denn nur so kann eine schnelle und zeitlich dauerhafte Anpassung der verschiedenen Körper-Räume sichergestellt werden.

Unter diesen Funktionsbedingungen wird der Körper, wie A. T. Still es ausdrückte, zur „Apotheke Gottes“:

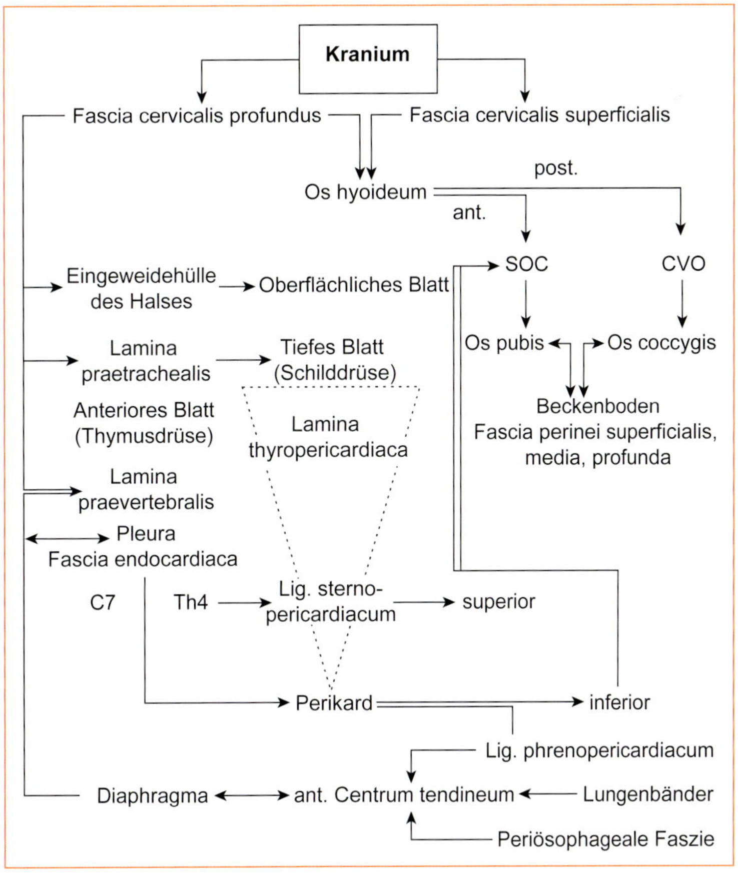

Abb. 9.3 Anatomie (CVO – Klavikula – Wirbel – Skapula, SOC – Sternum – Skapula – Klavikula) [L138]

„Das Gehirn des Menschen ist Gottes Apotheke, in der Du alle Heilmittel, schmierenden Öle, Opiate, Säuren und jede Qualität von Heilmittel findest, die Gottes Weisheit für die menschliche Gesundheit und das menschliche Glück für notwendig erachtete.“ *(Still AT. Autobiography of Andrew Taylor Still with a History of the Discovery and development of the Science of Osteopathy. 1st ed. Kirksville, 1897, p. 182)*

Nach W. G. Sutherland liegt diese Apotheke im Plexus choroideus *Sutherland WG. Teaching in the Science of Osteopathy. Edition Wales D. O. Rudra Press; 1988. p. 127.* (➤ Abb. 9.4).

Nun verstehen wir auch, wie und warum schon der kleinste Verlust an Mobilität, an Motilität der verschiedenen Flüssigkeiten das erste und sehr wichtige Anzeichen für eine weitreichende Deregulierung der Homöostase sein kann, die sich zur Allostase oder sogar zu einer nicht reversiblen, die Vitalität des Körpers bedrohenden Situation entwickeln kann (➤ Abb. 9.5).

Wir richten unsere therapeutische Intention auf diese Ebene. Das Verständnis der Gesetze der Embryogenese und der Organogenese bildet dabei eine unumgängliche Etappe für den osteopathischen Zugang zum Herz-Kreislauf-System. Die Gesetze der Biochemie und der Physiologie verdeutlichen die Fähigkeit des Körpers und seiner Struktur, sich an die physischen wie psychischen Veränderungen seiner Umwelt anzupassen. Die neuen Bedürfnisse manifestieren sich in der temporären bzw. definitiv erworbenen Funktion.

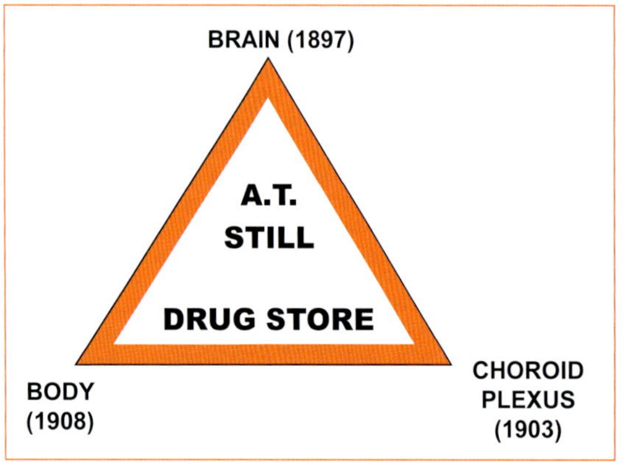

Abb. 9.4 „Drugstore“ [V492]

Jeder Therapeut sollte mit Hilfe seiner feinen Palpationsfähigkeit in der Lage sein, größere Rechtsverschiebungen des venösen Volumens bzw. Linksverschiebungen des arteriellen Volumens zu erkennen und zu erfassen, die, wenn sie aus dem Gleichgewicht geraten sind, wahrscheinlich auf Veränderungen der Physiologie des Herz-Kreislaufsystems innerhalb seiner faszialen Gesamtstruktur (Perikard und Mediastinum) hinweisen (➤ Abb. 9.6 und ➤ Abb. 9.7).

Jede der in diesem Kapitel beschriebenen Techniken bezieht sich präzise auf die wesentlichen Elemente der Anatomie, der Physiologie bzw. der Pathologie, die sich durch spezielle Eigenschaften ausdrücken (➤ Abb. 9.8).

Auf diesen Eigenschaften bauen Behandlungsprinzipien auf, die uns dazu veranlassen, in erster Linie zwei Vorgehensweisen zu betrachten:

- die Entspannung des thorakalen Diaphragmas bzw. der drei Hauptdiaphragmen,
- die Befreiung der Verteilungsbahnen der Flüssigkeiten ist von entscheidender Bedeutung. Nur so können die Flüssigkeiten der Herzpumpe zugeleitet und die innere Vitalität des Antriebs der verschiedenen dynamischen Kapillarbetten wieder hergestellt werden. Folgende osteopathische Überlegung liegt dieser Vorgehensweise zugrunde:

„Das Blut muss immer in alle Teile des Körpers, von einem Organ zum anderen fließen. Das ist die Grundregel für den Osteopathen. Die Funktion des Blutes besteht darin, das Herz und die Lungen zu durchfließen, dabei seine Unreinheiten zurückzulassen und von dort aus gereinigt ein ganzes Leben lang immer wieder einen neuen Zyklus zu beginnen.“ *(Still A. T.: Osteopathy Research*

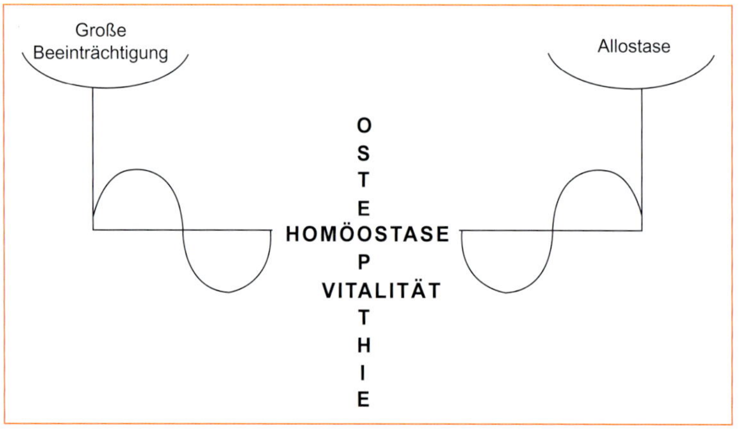

Abb. 9.5 Fluktuation im Flüssigkeitsgleichgewicht [V492]

9

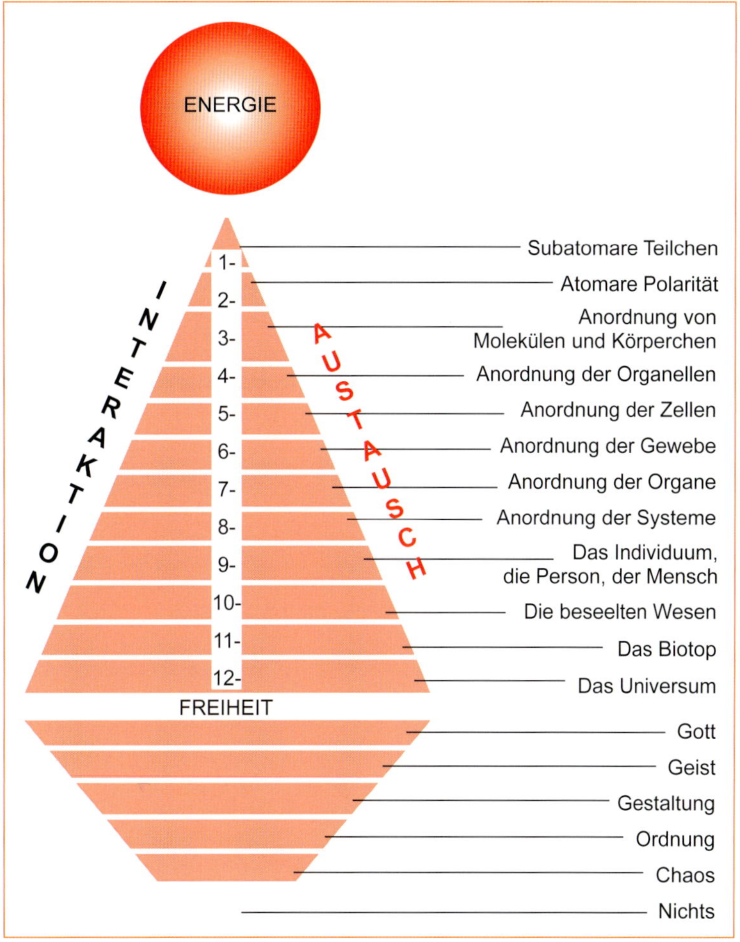

Abb. 9.6 Pyramide mit 12 Stufen [L138]

Flüssigkeiten	Eigenschaften	Homöostase
Arterielles Blut	Motilität	Volumen Rhythmus Druck
Venöses Blut	Austausch	Osmose Osmolarität
Lymphe	Transport	Toxizität Immunität
Liquor cerebrospinalis	Kontrolle	molekular hormonell

Abb. 9.7 Behandlungsprinzipien [V492]

and Practice. Kirksville: The Journal Printing Co. Edition 1992, p. 15).

Die venöse Läsion scheint zwar zuerst das Herz-Kreislaufsystem zu destabilisieren, aber das Lymphsystem ist der Wegbereiter für Läsionen, denn es zeigt die tiefer liegenden Krankheitszeichen in den von uns definierten spezifischen Rhythmen an. Sie werden durch ein belebtes, vibrierendes, pulsierendes, motiles und mobiles Endothel in Bewegung gehalten, das von den Oszillationen der Natrium-Kalzium-Kalium-Triade angetrieben wird.

Der Begriff der Reaktionszeit der Gewebe als Antwort auf eine therapeutische Handlung kann in folgendem Satz zusammengefasst werden:

„Find it, fix it and leave it alone"
A. T. Still, Postkarte, um 1909

Die therapeutische Handlung ist ein zentrales Element in der von Angus Cathie aufgestellten Pyramide (Pyramid of Osteopathy Armamentarium, 1969).

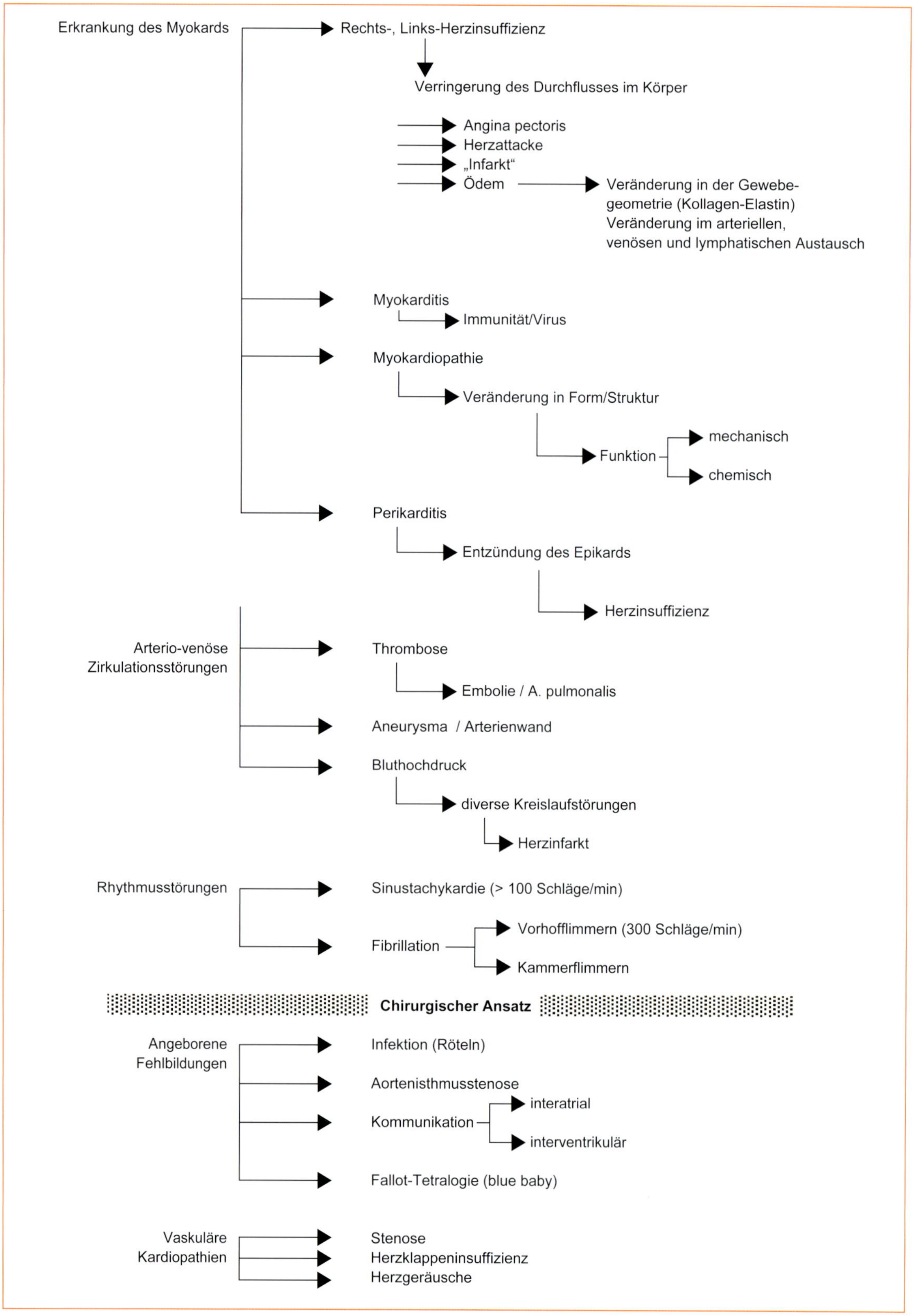

Abb. 9.8 Klassifizierung der Herzpathologien [V492]

Auf der Grundlage unseres anatomischen, physiologischen und pathologischen Wissens betrachten wir die biophysikalische und biochemische Steuerung bei der Organisation von Organen zu Systemen, von Zellen zu Geweben. Wir erfassen die Zusammenhänge und mechanischen Wechselwirkungen und übertragen sie bis in die subtilsten Gesetze der Quantenmechanik.

Auf logischen Zusammenhängen aufbauend, entwickeln wir daraus ein Verständnis für die Problematik. Nun können Techniken verwendet werden, die es uns, jenseits der einfachen Mechanik, erlauben bestimmte Ergebnisse zu erzielen.

Allerdings stellen wir im Gegensatz zu unseren Vorgängern keine Listen von Techniken auf, die es je nach Pathologie auszuführen gilt. Dennoch und im Bemühen, das gesammelte Wissen weiterzugeben, fügen wir Ausschnitte ihrer Schriften in das vorliegende Buch ein, wobei wir uns auf Quellen beziehen, die mit Bezug zu den Krankheiten von Herz und Blutgefäßen, Blut und Lymphsystem bis ins Jahr 1898 zurückreichen.

Die allgemeine osteopathische Behandlung (AOB)

Wie die ältesten osteopathischen Schriften bezeugen, sind sich alle Autoren darüber einig, dass „die sorgsame Integration spezifischer Anpassungstechniken (*Adjustment*) und die allgemeine Koordinations- und Integrationsbehandlung die höchsten Errungenschaften des Berufsstandes sind. Die Wissenschaft der Osteopathie besteht nicht nur darin, einem bestimmten Segment einen Schlag zu versetzen oder einen Knochen ‚krachen' zu lassen, sondern in der Aufrechterhaltung eines Gleichgewichts durch die Berührung zwischen dem sympathischen und dem zerebrospinalen System." *(Mac Millin D.: Des principes et des techniques de régénération de nerfs. Edition 1995).*

Elmer D. Barber D. O. 1898 (und sein paradoxer Katalog der Krankheiten des Herzens und der Blutgefäße, gesehen in: *Early American Manual Therapy*), W. L. Riggs 1901 (in: *Manual of Osteopathic Manipulation and Treatment*), Goetz 1909, F. P. Millar 1922, C. H. Murray 1925 (in: *Practice of Osteopathy, 6th edition*), sie alle glauben, dass die Verbesserung der Zirkulation durch Stimulationstechniken der Zentren eine unumgängliche Vorbereitung auf die verschiedenen Drainage- und Pumpfunktionen ist. In diesem Sinne erhält das Komprimieren, Befreien, Lösen und Drainieren die Integrität des Herzens aufrecht. Damit sind die Oszillationen ein integrierender Bestandteil des Körpers, von der Zelle bis zu den organisierten Systemen. Vereinfacht ausgedrückt, organisiert sich dieser Prozess um eine Information, die über das Milieu auf neurologischer und hormoneller Ebene und mit den bereits angeführten biochemischen Folgen weitergegeben wird.

Elmer D. Barber erstellte die ersten Grundlagen für die Anwendung der Osteopathie auf Herz- und Gefäßkrankheiten. Dieser mit nur wenigen Referenzen versehene Katalog der osteopathischen Philosophie bietet uns dennoch einen Ausgangspunkt für die Erforschung und die Vertiefung der entsprechenden Techniken. Barber beschreibt eine Ausgleichsbehandlung für die Zirkulation in fünf Punkten, die als Vorläufer der allgemeinen osteopathischen Behandlung (AOB, engl. *General Osteopathic Treatment GOT*) betrachtet werden kann.

1. Patient in Seitenlage. Fester Druck auf die Muskulatur links und rechts der Wirbelsäule beginnend am ersten Halswirbel.
2. Patient in Rückenlage. Beine werden angewinkelt und an die Brust geführt, Rotation der Beine zur linken und rechten Seite, zwei bis drei Mal; die Beine mit einem leichten Stoß ausstrecken. Beine beugen und bei gleichzeitiger Adduktion der Knie fest gegen die Brust drücken, Beine mit Adduktion der Füße ausstrecken. Diese Behandlung dehnt die Adduktoren und befreit die A. und die V. femoralis sowie die V. saphena interna.
3. Patient in Rückenlage. Die linke Hand wird unter die rechte Schulter des Patienten gelegt, die Finger liegen auf dem Winkel der zweiten Rippe, die rechte Hand umgreift das rechte Handgelenk des Patienten. Der Arm des Patienten wird während der Inspiration langsam über dem Kopf ausgestreckt, während der Arm wieder zurückgelegt wird, drücken die Finger fest gegen den Rippenwinkel.
4. Bilaterale Behandlung der 3., 4. und 5. Rippe mit der gleichen Technik.
5. Patient in Rückenlage. Eine Hand wird unter das Kinn gelegt, die andere hinter den Kopf, leichte Extension und Rotation des Kopfs in beide Richtungen. Wenn die Herztätigkeit zu schnell ist, werden die Hände auf beide Seiten des 4. Halswirbels gelegt und mit den Fingern drei bis vier Minuten sanfter Druck auf die vasomotorischen Zentren des Zervikalbereichs ausgeübt, dadurch wird der Durchmesser erhöht und der Herzrhythmus verlangsamt.

Es folgen die 13 Punkte der allgemeinen osteopathischen Behandlung (AOB) (vgl. *Textbook of Osteopathy. American College of Mechano-Therapy. Meridian Institute, 1910*). Die AOB wird zur Korrektur von Störungen der Nerven und des Kreislaufs empfohlen.

1. Patient in Rückenlage. Mobilisation der oberen Extremitäten mittels Zirkumduktion des Skapula-Humerus-Komplexes.

2. Patient in Rückenlage. Traktion der oberen Brustwirbelsäule bei gleichzeitiger Unterstützung von Nacken und Kopf.
3. Dehnung der Wirbelsäule in Seitenlage.
4. Mobilisation des Glenohumeralgelenks und der Skapula in entgegengesetzter Richtung.
5. Mobilisation des Glenohumeralgelenks gegenüber der Skapula.
6. Mobilisation der oberen Extremitäten durch Drehbewegungen der Hände
7. Patient in Seitenlage. Bei dreifacher Beugung der Extremitäten, Mobilisation der Wirbelsäule durch Druck und Zug.
8. Idem in anderer Seitenlage.
9. Patient in Bauchlage. Extremitäten entspannt. Mobilisation, Druck gegen die angespannten Gewebe der Wirbelsäule.
10. Mobilisation der Haut im Bereich der Wirbelsäule mit dem Handtellerrand.
11. Mobilisation der Haut links und rechts der Wirbelsäule mit den Daumen.
12. Patient in Rückenlage. Ein Bein wird mit einer Hand angehoben, während die andere Hand gleichzeitig Druck auf den Unterbauch ausübt.
13. Patient in Bauchlage. Anheben eines Beins und Ausübung von Druck auf den unteren Teil der Wirbelsäule.

Charles H. Murray D. O. *(Practice of Osteopathy, 6th edition, 1925)* empfiehlt die AOB bei allen Zirkulationsstörungen.

Wilfred L. Riggs D. O. *(Manual of Osteopathic Manipulation and Treatment, 1901)* gibt an, dass im Fall von Störungen oder Unpässlichkeiten mit Hilfe von Korrekturen zahlreiche Verbesserungen der Leiden erreicht werden können. Allerdings ist eine Heilung bei organischen Läsionen nach der Pubertät unmöglich.

Läsionen:

- in der Halswirbelsäule: C5-C7,
- in der Brustwirbelsäule: Th5,
- im Brustkorb: 1. bis 5. Rippe links,
- Chondrosternalgelenke der 4., 5. und 6. Rippe.

Die Lymphe, das Blut, alle Körperflüssigkeiten und die Gewebe müssen ständig in Bewegung gehalten werden. Mangel an Mobilität führt zu unvollständigem Austausch, zu Oxidation, Stauung und Tod (➤ Abb. 9.10).

Folgende osteopathische Korrekturen werden vorgeschlagen:

- Korrektur von Subluxationen, Luxationen und Kontrakturen,
- Reduzierung aller zentralen oder peripheren Reizungen des Nervensystems,
- Entfernung der Hindernisse, welche die Weiterleitung von Kräften und Körperflüssigkeiten behindern,
- homöostatische Aktion der Drüsengewebe,
- Kontrolle des Blutes über das vasomotorische System, damit alle Organe des Körpers versorgt werden.

Nach den Angaben unserer Vorgänger – Still, Sutherland, Magoun, Brookes (mit seiner Kompressionstechnik der Aorta abdominalis) – sind die Behandlungen sanft, präzise und von kurzer Dauer. Sie werden von Techniken begleitet, bei denen Druck auf das Okziput, Bezugspunkt für den vierten Ventrikel, ausgeübt wird (Kompression-Extension-Ausgleich). Die Normalisierung des N. vagus erfolgt im Nervenverlauf. Die Pumptechniken an der ersten Rippe/Okziput ausgehend von der Klavikula und die Lösung der zweiten Rippe links vervollständigen den osteopathischen Ansatz und unterstützen die allgemeine osteopathische Behandlung (AOB) und ihre 13 Punkte. Letztlich bleibt die Frage, wie das Blut in der Osteopathie behandelt wird?

„Der Osteopath folgt dem Verlauf des Blutes vom Herzen bis zu seinem Bestimmungsort und zurück, er behebt alle Hindernisse, öffnet alle Tore; davon hängen wir ab, um alle Freuden einer perfekten und funktionierenden Form wiederzuerlangen, die Ausdruck der Gesundheit ist …"

„Alle für die Gesundheit erforderlichen Heilmittel sind im menschlichen Körper vorhanden." *(A. T. Still. In: Journal of Osteopathy).* In diesem Sinne ist die „Osteopathie die Kenntnis oder sie ist nichts" *(A. T. Still. In: Manner of Treatment).*

Das führt uns zu A. T. Stills Kommentar über den Ursprung des Wortes „Osteopathie": „Du beginnst mit den Knochen". Getreu dem Begründer der Osteopathie werden wir die Beschreibung der manuellen Techniken mit den Techniken für die knöchernen Strukturen beginnen.

9.2 Techniken und Erklärung der Manipulationen

9.2.1 Lösung der „Zona ingrata" von Sambucy

Die „Zona ingrata" kann als eine fibro-fasziale Kraftzone zwischen den Schulterblättern betrachtet werden. Sie bildet eine diamantförmige Struktur, die sich transversal und in kraniokaudaler Richtung zwischen dem zervikothorakalen und dem thorakolumbalen Übergang und den beiden Schulterblättern erstreckt. Der fibröse Anteil dieser Zone liegt anatomisch zwischen Th3 und Th6.

Wenn die myofaszialen Elemente dieser Zone eine normale Spannung aufweisen, können wir sie als Gleichgewichtspunkt für den mittleren Abschnitt des Mediastinums verwenden. Sie bietet dem Mediastinum einen mechanischen Auflagepunkt in posteroanteriorer Richtung. Zu wenig oder zu viel Spannung in dieser Zone kann zu anormalen Veränderungen der Region führen. In anderen Regionen liegende osteopathische Läsionen können, unabhängig vom Grad der physiologischen Funktion, über myofasziale Bahnen, einen Kopplungseffekt in dieser Struktur erzeugen.

Korrektur des Kopplungseffekts in der „Zona ingrata"

Der Osteopath sitzt am Kopfende der Behandlungsliege. Der Patient liegt mit angewinkelten Beinen auf dem Rücken. Diese Position mit leicht gebeugtem Kopf und angewinkelten Beinen begünstigt die Entspannung der Strukturen des Diaphragmas und des Körpers. Die Schulterblätter bewegen sich normalerweise in Innen- bzw. Außenrotation. Fehlt diese Rotation, lässt sich ein Zug nach kranial oder kaudal beobachten, der an einem Schulterblatt verstärkt auftritt.

Manchmal nimmt man auch eine gewisse Immobilität eines Schulterblatts wahr. Dies deutet auf eine zu hohe Spannung hin. Zur Normalisierung dieser Dysfunktion genügt es, in die Richtung zu bewegen, in der die Bewegung leichter ist, und einen künstlichen Gleichgewichtspunkt oder einen Balance-Punkt (*Point of Balance*) zu schaffen.

In gleicher Weise ist es möglich, Kontakt mit der Zone herzustellen, die normalerweise die Bewegung der Skapula aufnimmt, indem man die Hand unter die Skapula legt, die im Gegensatz zur immobilen Zone ein Relief aufweist. Der Osteopath stellt einen Synchronisationskreislauf zwischen dem angespannten Schulterblatt und der physiologischen Restriktion her. Er kann z. B. die linke Hand unter die linke Skapula legen und die rechte Hand unter die Zone der rechten Niere. (➤ Abb. 9.9)

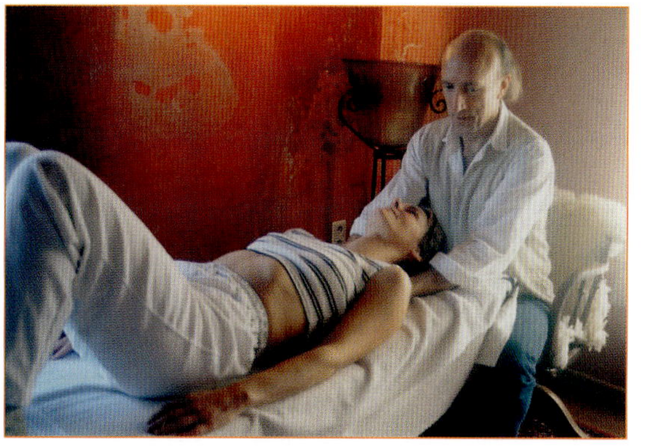

Abb. 9.9 Korrektur des Kopplungseffekts in der Zona ingrata

Korrektur der Läsionen im mechanischen Umfeld der Schulterblätter

In ihrem mechanischen Umfeld bildet die Skapula drei wichtige Gelenke:

- mit der Klavikula: Articulatio acromioclaviculare,
- mit dem Humerus: Articulatio scapulohumerale und indirekt mit dem Sternum und dem Manubrium: Articulatio sternoclaviculare,
- mit dem posterioren Brustkorb: fasziale Gleitfläche zwischen dem Brustkorb und der Skapula.

Die beiden erstgenannten Gelenke weisen im Hinblick auf ihre biomechanische Entwicklung einen ähnlichen Verlauf wie die Embryogenese der Aa. brachiocephalicae auf. Der Herzdruck und sein pulsierender Kreislauf führen, im Rahmen der normalen Entwicklung, am oberen Ende des Arms zu einer exzentrischen Außenrotation.

Der Patient befindet sich in Rückenlage, der Osteopath legt eine Hand unter das Schulterblatt und übt leichten Druck nach ventral aus. Dadurch wird die Außenrotationsbewegung des Humerus verbessert, der im Glenohumeralgelenk leicht nach vorne gedrückt wird.

Mit der anderen Hand kann der Osteopath teilweise auch Kontakt mit der Klavikula aufnehmen und sie im Akromioklavikulargelenk komprimieren. Der Osteopath erzeugt durch diese Anordnung ein System, welches das embryologische Orientierungsschema der A. brachiocephalica und die normale biomechanische Orientierung des oberen Endes des Arms wiederholt. Die bis zur physiologischen Grenze der Gewebe und des Gelenks ausgeübte Kompressionskraft begünstigt die spontane Entspannung aller Strukturen. (➤ Abb. 9.10a–d)

Durch die wiederholte Berührung der Skapula erfahren wir eine Zunahme der Bewegungsamplitude in der Skapulamobilität. Die gleiche Methode kann auch für das Sternoklavikulargelenk angewendet werden, wobei der Osteopath mit einer Hand Kontakt mit der Klavikula aufnimmt und mit der anderen Hand den Übergang zwischen Manubrium und Sternum berührt. Der Osteopath übt wieder Druck auf die Gewebe aus und begünstigt damit ihre Entspannung. Die Klavikula kann als eine in der Embryonalentwicklung verknöcherte und verdichtete Bahn der A. brachiocephalica betrachtet werden, die auf das pulsierende Echo reagiert.

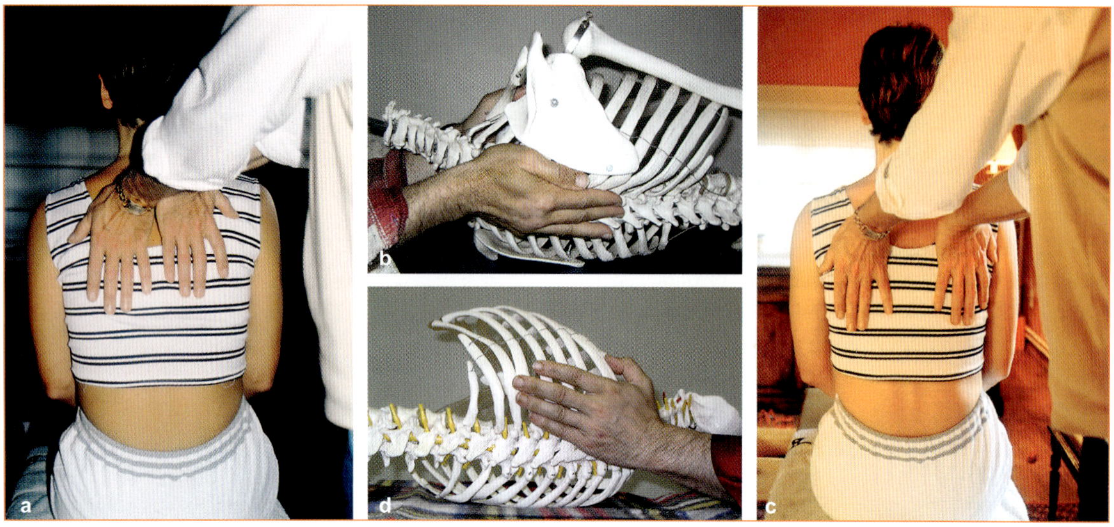

Abb. 9.10 a–d Korrektur der Läsionen im mechanischen Umfeld der Schulterblätter

Korrektur des Sternoklavikulargelenks

Dieses Gelenk spielt eine wichtige Rolle für die Bewegungsfreiheit der Skapula. Es entspricht dem proximalsten Abschnitt in der Entwicklung der brachiocephalen Gefäße und kann durch biomechanische Parameter komprimiert werden. Das Gelenk beeinflusst den gemeinsamen Verlauf der A. carotis, der V. jugularis und der A. und V. brachiocephalica.

Der Osteopath sitzt am Kopfende der Behandlungsliege, er nimmt Kontakt mit dem Manubrium sterni auf und drückt es in Richtung der homolateralen Klavikula. Mit der anderen Hand nimmt er den proximalen Anteil der Klavikula und drückt sie gegen das Manubrium (➤ Abb. 9.11). Durch diese leichte, die physiologische Barriere berücksichtigende Kompression des Sternoklavikulargelenks kann das Gewebe seine intra- und periartikulären Spannungen vermindern.

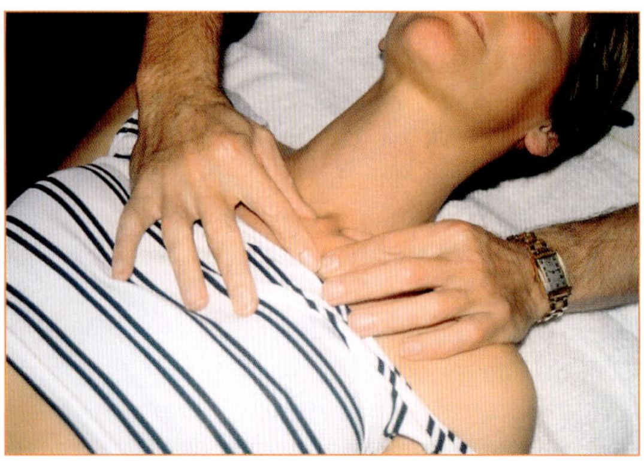

Abb. 9.11 Korrektur des Sternoklavikulargelenks

9.2.2 Methoden zur Kompression der rhythmischen Zonen des Körpers

Die rhythmischen Zonen des Körpers entstehen an den knöchernen oder faszialen Übergangsregionen, die durch die Verringerung der Lumen einen normalen Fluss der Körperflüssigkeiten ermöglichen. In gewisser Weise können sie, unter normalen anatomischen Gegebenheiten, als ein funktioneller mechanischer Widerstand gegen die pulsierenden Volumina in einem spezifischen Bereich des Körpers betrachtet werden. Die in der klassischen Anatomie beschriebenen knöchernen und faszialen Arkaden zeigen die meisten dieser Übergangszonen auf. Die Pubisarkade (Ramus superior ossis pubis), die Diaphragmaarkaden (Psoas- und Quadratusarkade) und die Klavikula sind die bekanntesten unter ihnen.

Das Foramen caroticum des Os temporale und der intraossäre s-förmige Verlauf der A. carotis interna stellen eine der wichtigsten Rhythmuszonen des Kraniums dar. Der kurvenförmige Verlauf setzt sich im Sinus cavernosus und auf einer tieferen Ebene im Bulbus occuli fort. Eine andere anatomische Region, die als ein Arkadensystem betrachtet werden könnte, ist der atlantookzipitale Übergang, der eine Durchgangszone für das vertebrobasilare Gefäßsystem darstellt.

All diese Regionen können komprimiert werden und einen normalen Austausch der Volumina zwischen der Peripherie und dem Herzen bewirken (➤ Abb. 9.12). Jede dieser Regionen wird während des Geburtsvorgangs einer mehr oder weniger großen Kompressionskraft ausgesetzt und ist während der Embryonalentwicklung und dem ersten Abschnitt der Fetalentwicklung einem Kreislauf flexibler ventraler und zentralisierter Kräfte unterworfen.

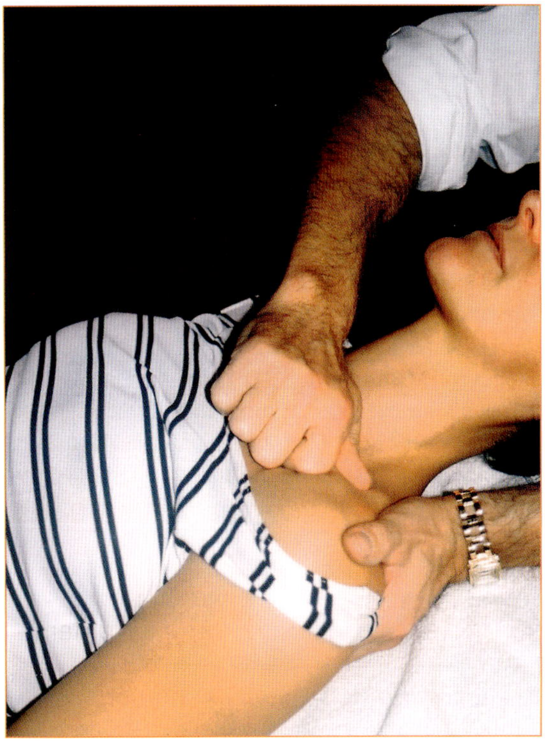

Abb. 9.12 Kompression der rhythmischen Zonen des Körpers

Das letzte Trimenon kann als eine Zeit betrachtet werden, in der es durch die dorsale Zentralisierung der Extensionskräfte zur Öffnung und zur Verlängerung dieser Arkaden kommt. Diese haben logischerweise die zu ihrer Entstehung beitragenden Kräfte teilweise in ihre makroskopische Anatomie und in ihre mikroskopische Anordnung integriert. Wenn diese Strukturen traumatischen Ereignissen ausgesetzt werden, durchlaufen sie, teilweise oder zur Gänze, erneut den Kreislauf, den sie in ihrer Entwicklung bereits erlebt haben.

Kompression der Pubisarkade

Der Patient liegt in Rückenlage auf der Behandlungsliege, sein Kopf wird durch ein Kissen leicht angehoben und die Knie sind gebeugt. Der Osteopath sitzt auf Höhe des Beckens seitlich neben dem Patienten und schaut in Richtung Kopf des Patienten. Die kaudale Hand berührt die beiden Tuber ischiadica, wobei Daumen und Zeigefinger an der Außenseite der Tuber zu liegen kommen. Die kraniale Hand nimmt auf gleiche Weise Kontakt mit der Außenseite der beiden Pubisarkaden (Ramus superior ossis pubis) auf, so nahe wie möglich an der Symphysis pubis. Die beiden Hände komprimieren die homologen Knochenvorsprünge auf der Ebene des Centrum tendineum perinei

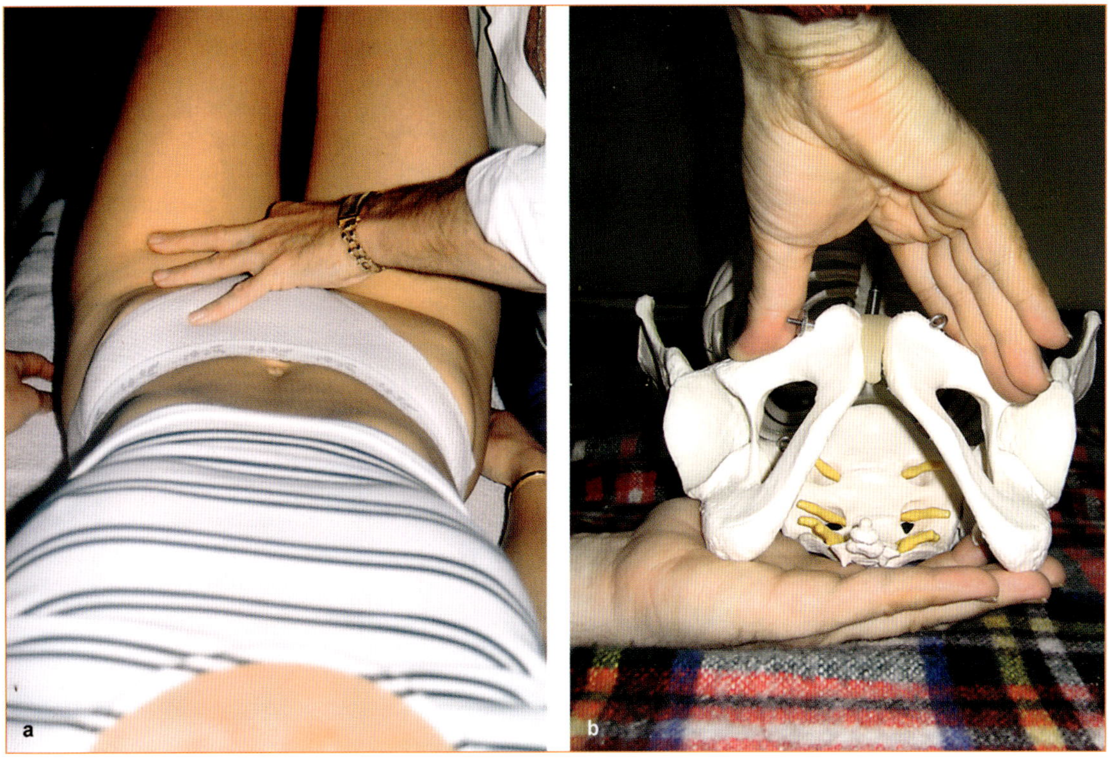

Abb. 9.13 a, b Kompression der Pubisarkade

(➢ Abb. 9.13a, b). Damit wird ein allgemeiner Kompressionskreislauf auf allen Faszienebenen des Beckens erzeugt. Die vaskulären Spannungen lösen sich langsam und passen sich über eine harmonische Verteilung der Spannungen einander an. Der Austausch des Blutvolumens zwischen Becken, Beinen und Abdomen wird erhöht.

Kompression der Diaphragmaarkaden

Die Diaphragmaarkaden (Psoas- und Quadratusarkade) bilden eine kontinuierliche ligamentäre und myofasziale Struktur, welche die beiden Hauptmuskeln der Region, die elfte und zwölfte Rippe, die Lendenwirbelsäule und das Becken verbinden. Das Diaphragma, der M. psoas und der M. quadratus lumborum bilden die wichtigsten Strukturen dieses Arkadensystems. Sie ziehen die elfte und zwölfte Rippe nach kaudal, so als wollten sie dem lumbalen, retroperitonealen venösen Rückfluss den Weg versperren. Diese Strukturen können auch die normale Expansion des Diaphragmas und die normale nervale Aktivität der in dieser Region liegenden Nervengeflechte (Plexus renalis, Plexus suprarenalis, Plexus solaris) hemmen.

Der Patient liegt mit gebeugten Knien auf dem Rücken. Der Osteopath sitzt auf Beckenhöhe seitlich neben dem Patienten und blickt Richtung Kopf des Patienten. Er umgreift mit beiden Händen den posterioren Teil des Diaphragmas und versucht über seine Zeige- und Mittelfinger eine enge Verbindung mit den unteren Rippen herzustellen. Die restliche Hand liegt auf den knöchernen Anteilen und auf den die Rippen umhüllenden Geweben, sie versucht einen möglichst breitflächigen Kontakt mit dem thorakolumbalen Anteil des Zwerchfells herzustellen. Durch die Vergrößerung der Kontaktfläche steigt die Manipulationskraft. Der Osteopath zieht beide Hände von dorsal Richtung Becken und „schließt“ damit die retroperitonealen Durchtrittswege. Die dabei ausgeführte Kompression sollte die reaktive Barriere der die Rippen umgebenden Gewebe nicht übersteigen. Das Diaphragma und die lokalen myofaszialen Strukturen werden vorsichtig „angehoben“ und öffnen dabei die Zone (➢ Abb. 9.14). Das Blutvolumen, das zwischen dem retroperitonealen Raum, dem Abdomen und dem dorsalen Mediastinum ausgetauscht wird, wird dabei gleichmäßig erhöht.

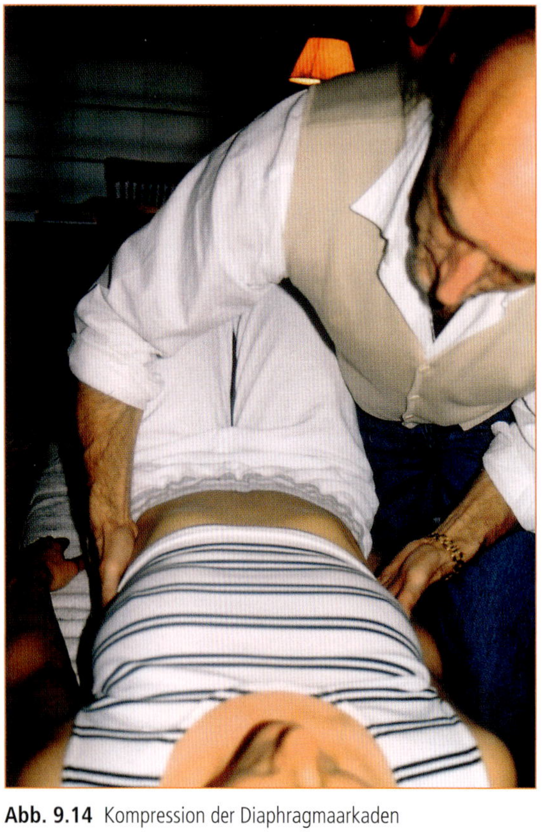

Abb. 9.14 Kompression der Diaphragmaarkaden

Kompression der Klavikulaarkaden

Die Bedeutung dieser Zone für den venösen Rückfluss der V. cava und der V. jugularis in Richtung rechtes Herz ist hinlänglich bekannt. Diese Zone spielt jedoch auch eine wichtige Rolle für den lymphatischen Rückfluss aus dem gesamten Körper zum Herzen. Die beiden Sternoklavikulargelenke können somit als Schlüssel betrachtet werden, die den Durchtritt für den venösen und den lymphatischen Rückfluss in Richtung Herz öffnen oder schließen.

Der Patient liegt mit gebeugten Knien auf dem Rücken, sein Kopf wird leicht angehoben. Der Osteopath sitzt am Kopfende der Behandlungsliege. Er nimmt beidseits Kontakt mit dem proximalen Teil der Klavikula auf. Die Daumen werden dabei auf den konkaven Anteil am proximalen Ende des Schlüsselbeins gelegt, die Zeigefinger liegen

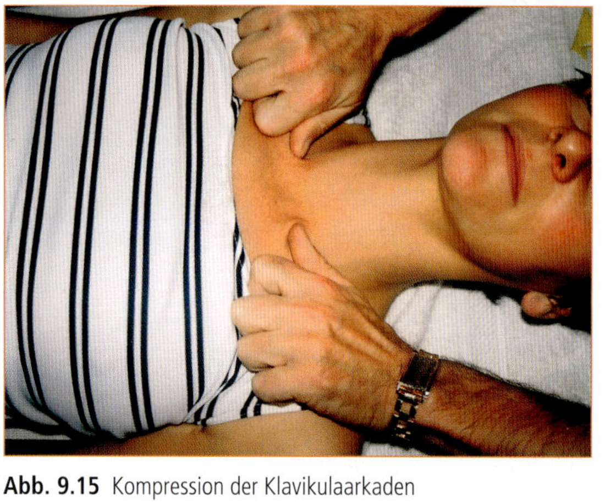

Abb. 9.15 Kompression der Klavikulaarkaden

9

im Bereich der konvexen Anteile. Der Osteopath drückt die Klavikula Richtung Sternum und komprimiert dabei die hinter dem Gelenk liegenden lymphatischen und venösen Äste. Wieder entspannen sich die umliegenden Gewebe und öffnen damit den veno-lymphatischen Raum (➤ Abb. 9.15). Das Blutvolumen, das zwischen dem oberen Mediastinum und der Hals- und Kopfregion ausgetauscht wird, nimmt zu und die Druckverhältnisse (positiver und negativer Druck) zwischen dem Kranium und dem Thorax werden wieder hergestellt.

Kompression der temporozervikalen und der atlantookzipitalen Zone

Die Kompression dieser Regionen verbessert den venösen Rückfluss über die V. jugularis aus dem Kranium zum Herzen. Sie kann auch eine Widerstandsbarriere für den systolischen Impuls des Herzens in Richtung Kranium bilden.

Der Patient liegt mit angewinkelten Beinen auf dem Rücken. Der Osteopath sitzt am Kopfende der Behandlungsliege. Er umgreift mit einer Hand die Rückseite des Kopfes, wobei sein Mittelfinger Kontakt mit dem medialen Anteil des Okziputs (Sinus venosus occipitalis) aufnimmt, Zeige- und Ringfinger liegen zu beiden Seiten der Sutura occipitomastoidea. Die zweite Hand wird unter die erste Hand geschoben und nimmt über Zeige- und Mittelfinger (Zangengriff) Kontakt mit dem Arcus posterior des Atlas auf. Die beiden Hände drücken die Fingerkuppen leicht in Richtung kaudal und ventral. Sie „schließen" damit alle Teile dieser Verbindungen. Der Kopf liegt dabei in Extension. Die umliegenden Gewebe entspannen sich und der Osteopath kann die Sutura occipitomastoidea nach posterior öffnen. Der Atlas „gleitet" weiter nach posterior. Der Therapeut kann durch das Alternieren der Flexions- und Extensionsphase auf mechanischer Ebene eine Pumpbewegung hinzufügen, die der rhythmischen venösen Bewegung folgt (➤ Abb. 9.16).

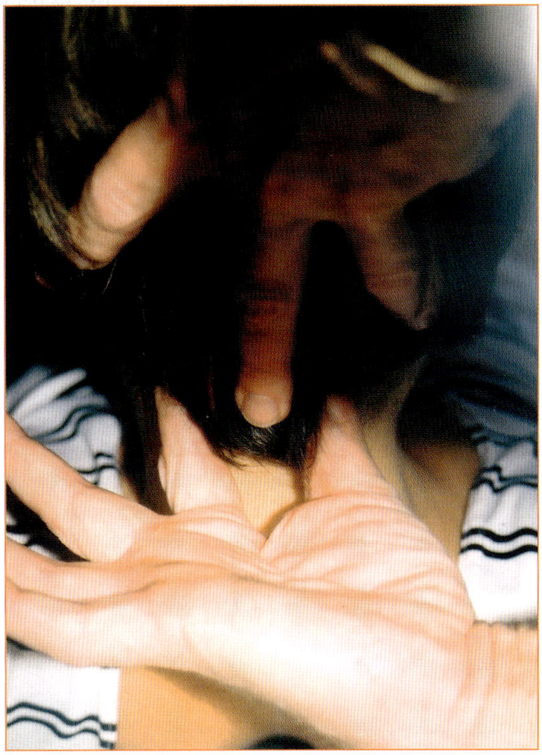

Abb. 9.16 Kompression der temporozervikalen und der atlantookzipitalen Zone

Wieder nimmt der Blutaustausch zwischen dem Kranium und dem Thorax sowie zwischen den verschiedenen intrakranialen Abschnitten zu. Die intrakraniale Membran reagiert in gleicher (oder ähnlicher) Weise auf Kompressionskräfte wie das extrakraniale Gewebe.

9.2.3 Korrektur der transversalen Restriktionen des Brustkorbs

Kostotransversale und kostovertebrale Restriktionen können die posterioren Rippenwinkel in eine Position bringen, die den retroperitonealen, intrapleuralen und retropleuralen venösen Rückfluss beeinflussen. Ein Teil des venösen Blutes der verschiedenen Körperhöhlen (Becken, Abdomen, Thorax) kann bei venösen Stauungen über diesen Weg abgeleitet werden. Die Rippen können am kostotransversalen Übergang abgesenkt oder nach oben geneigt werden. Sie können auch nach antero-medial oder postero-medial verschoben sein. Hindernisse jeglicher Art, welche die unwillkürliche Mobilität an diesen Übergängen beeinflussen, können den venösen Rückfluss aus der V. azygos oder der V. hemiazygos verringern.

Der Osteopath sitzt am Kopfende der Behandlungsliege (oder steht seitlich neben dem Patienten), der Patient liegt mit angewinkelten Knien auf dem Rücken (Arme seitlich neben dem Körper, auf den Fotos nicht dargestellt). Der Therapeut nimmt einen breitflächigen Kontakt mit den kostovertebralen Gelenken auf. Mit den Handflächen beider Hände stellt er Kontakt mit vier Rippen her und versucht so nahe wie möglich an den kostovertebralen Übergang heranzukommen. Er spürt die posterioren Rippenwinkel auf und zwischen seinen gespreizten Fingern. Nachdem er die Bewegungsmöglichkeiten der Rippen in alle Richtungen ausgetestet hat, bringt er die Rippen in ihre bevorzugte Position (➤ Abb. 9.17a, b). Durch eine leichte Verstärkung der bevorzugten Position und den Ausgleich der reziproken mechanischen Spannungen der Ligamente und Gelenke erzeugt er eine spontane Entspannung. Auf diese Art kann der gesamte Brustkorb getestet und behandelt werden.

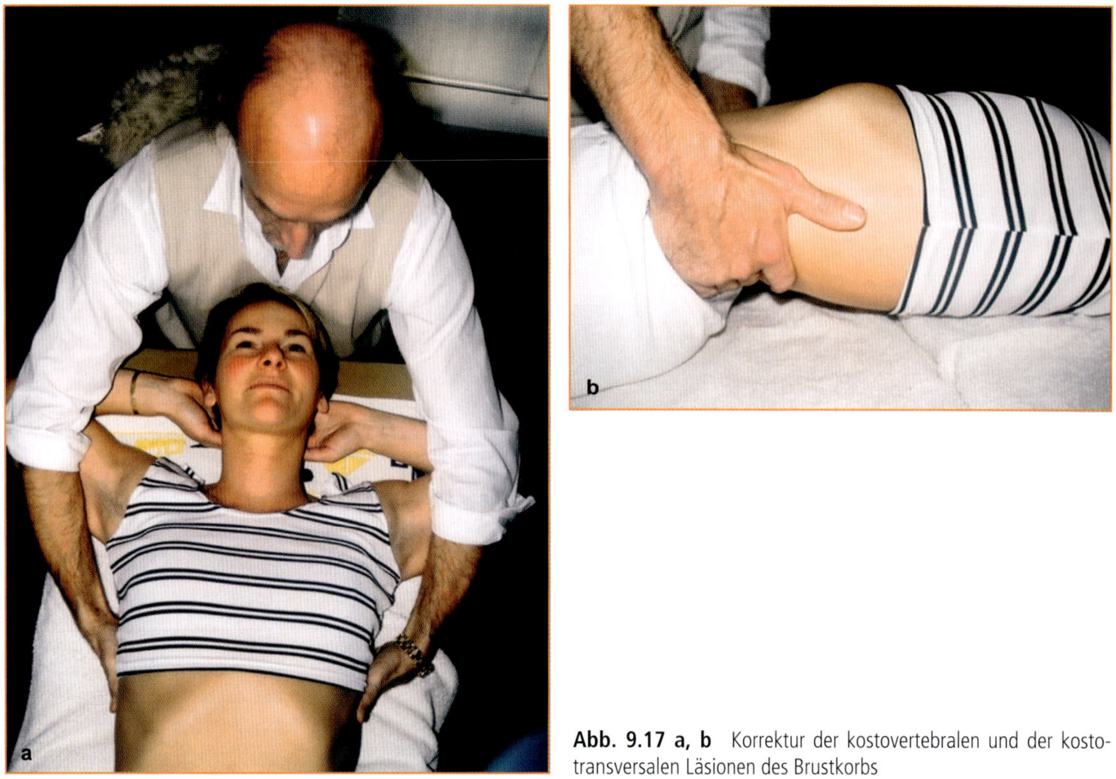

Abb. 9.17 a, b Korrektur der kostovertebralen und der kostotransversalen Läsionen des Brustkorbs

9.2.4 Behandlung der wichtigsten Blutflüsse des Körpers

Es entspricht der inneren Natur jeder Flüssigkeit, dass sie von einer distalen metabolischen Zone zu einer rhythmischen zentralen Regulationszone gepumpt wird. Auf dieser Grundlage können verschiedene Pumptechniken ausgeführt werden, die der primären Funktion der Rückkehr zur Quelle mehr Dynamik verleihen (> Abb. 9.18a, b)

Durch den Wechsel zwischen Dorsal- und Plantarflexion der Füße verstärken wir, über die rhythmische Kompression der Muskelmassen und in Übereinstimmung mit der thorakoabdominalen Atmung, den venösen Rückfluss aus den unteren Abschnitten des Körpers. Die venöse Stase ist häufig das erste Krankheitszeichen, das bei einer spezifischen Symptomatik erkennbar ist. Die forcierte thorakoabdominale Atmung oder bewusstes Husten können die gewünschte Wirkung, d. h. den Rückfluss verstärken. Vier verschiedene Pumptechniken können in diesem Zusammenhang zur Anwendung gebracht werden:

- Pumptechnik mit Druck, direkte Technik,
- Pumptechnik mit Kompression, indirekte Technik,
- Pumptechnik mit Traktion, direkte Technik,
- Pumptechnik mit Dekompression, indirekte Technik.

Die Beziehung zwischen Druck und Volumen der Flüssigkeit kann auf den folgenden drei Ebenen verändert werden:

- auf lymphatischer Ebene,
- auf venöser Ebene,
- auf arterieller Ebene.

Wir können im Körper vier Hauptzentren beschreiben, die eine „Siphonwirkung" auf das Blut haben. Sie können als Zonen interpretiert werden, in denen es zu einer Stagnation des Blutes kommen kann, aber auch als dynamische Regionen, die den Lebensrhythmus des Körpers in sich tragen.

Venöse Seen

Wenn wir das Prinzip akzeptieren, dass eine Vene einen kontraktilen Rhythmus aufweist, der dem Rhythmus der primären Respiration nicht unähnlich ist, dann lässt sich als wahrscheinlich annehmen, dass sie die myofaszialen und ossären Umgebungsstrukturen und die venösen „Seen" oder vaskulären Anastomosen beeinflussen kann:

- Der erste venöse „See" befindet sich in einer Region zwischen Ilium, Sakrum und Lendenwirbelsäule und wird durch die V. iliaca communis, die Vv. iliacae internae und externae dextrae und sinistrae gebildet. Diese Venen sind für die venöse Drainage des Beckens und der unteren Extremitäten zuständig. Das „Pulsieren" oder die Stagnation dieses „Sees" kann die nor-

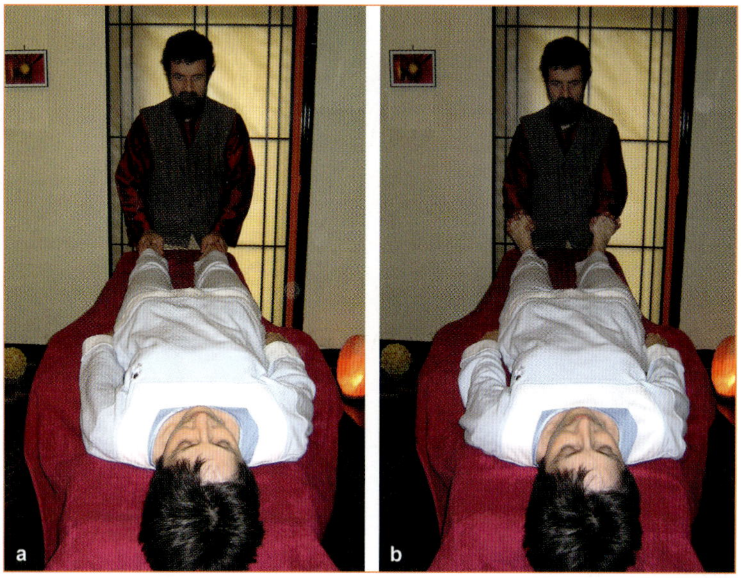

Abb. 9.18 a, b Behandlung der wichtigsten Blutflüsse des Körpers

male Dynamik des Sakrums beeinflussen und damit auch die Durahülle (kranio-sterno-sakrale Verbindung oder *Core Link*). Die Stagnation des venösen Blutes in dieser Region kann die Ursache für Störungen im normalen biochemischen Austausch dieser Region sein. Die klinische Untersuchung bringt dabei eine erhöhte Toxizität der Gewebe dieser Region zu Tage.

- Der zweite venöse „See" betrifft die venöse Anastomose auf Höhe der Diaphragmaarkaden. Er besteht aus Anastomosen zwischen der V. azygos, der V. renalis und der V. lumbalis, die auch einen Teil des retroperitonealen Blutes aufnehmen. Zu hoher intraperitonealer Druck wird ebenfalls über diese Region abgeleitet. Stauungen in Milz oder Leber können zur Überlastung dieser retroperitonealen Anastomosen beitragen.
- Der dritte „See" liegt am Übergang zwischen Sternum, Rippen und Klavikula. Dieser Zusammenfluss wird anatomisch als Venenwinkel (Angulus venosus) bezeichnet. Wesentliche Komponenten dieses Systems sind die V. brachiocephalica, die Vv. jugulares interna und externa. Über diese Region wird das Blut aus der V. cephalica, den Halsvenen, aber auch aus dem oberen Teil des Mediastinums und den oberen Extremitäten abgeleitet. In dieser Region besteht auch ein enger und direkter Bezug zwischen dem venösen und dem lymphatischen Rückfluss.
- Der vierte venöse „See" liegt im Bereich des Atlantookzipitalgelenks. Die Vv. cerebri und jugulares bilden in dieser Region einen Zusammenfluss, der die venöse Drainage aus dem Gehirn und dem oberen Teil des Halses in Richtung Herz verlangsamen kann. Wie bei dem auf Sakrumebene liegenden venösen „See", können wir davon ausgehen, dass diese Region eine wichtige Rolle bei der normalen Kontrolle des Rhythmus der Durahülle spielt.

Drainage der venösen „Seen" in der lumbosakralen Region

Der Patient liegt mit gestreckten Beinen auf dem Rücken Der Osteopath steht auf Kopfhöhe seitlich neben dem Patienten. Er legt die Handflächen seiner beiden Hände unter die unteren Lendenwirbel. Die Ulnarkanten seiner Hände berühren dabei die Crista iliaca, die als Bezugspunkt dient. Die Fingerspitzen haben Kontakt mit den Querfortsätzen der unteren Lendenwirbel und den oberen Sakralsegmenten.

Der Osteopath hebt die Lumbosakralregion zunächst leicht an und drückt sie anschließend gegen die Behandlungsliege und erzeugt dadurch eine rhythmische Pumpbewegung in der retroperitonealen und subperitonealen Region (> Abb. 9.19a,b).

Die Entspannung der Gewebe unter seinen Händen lässt den Verlauf der venösen Drainage erkennen.

Drainage des posterioren subdiaphragmatischen „Sees"

Der Patient liegt auf dem Rücken, seine Beine sind angewinkelt, sodass das Zwerchfell bestmöglich entspannt wird. Der Osteopath steht mit Blickrichtung zum Patienten seitlich neben der Behandlungsliege. Er legt seine Hände unter die obere Lendenregion, wobei seine Finger auf der Radiusseite Kontakt mit der zwölften Rippe

9

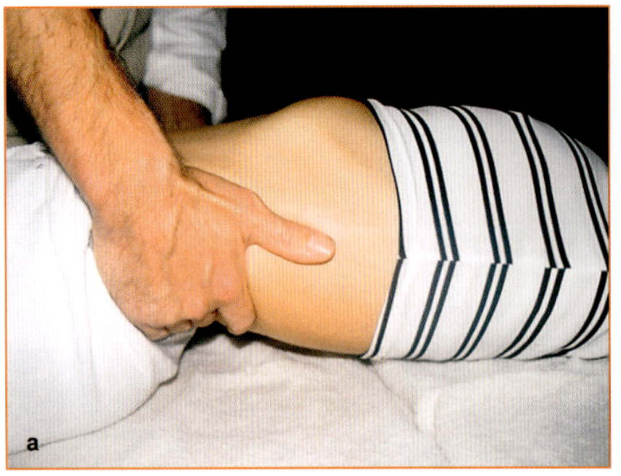

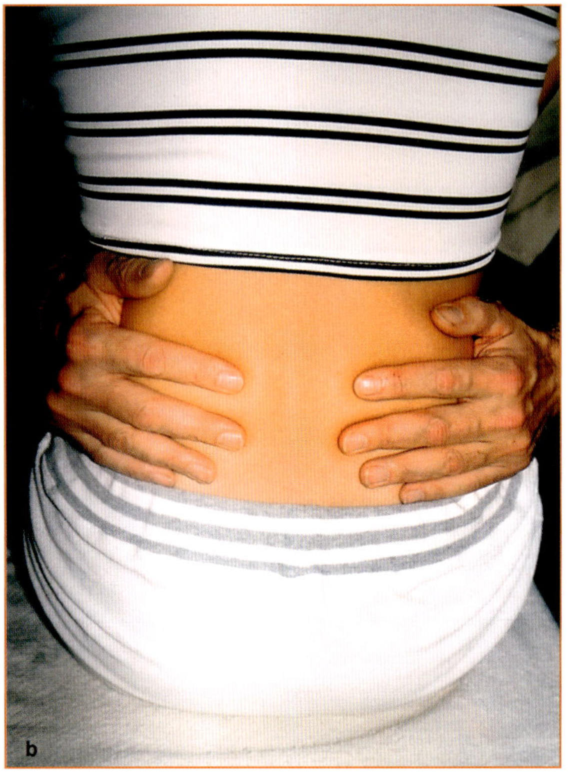

Abb. 9.19 a, b Drainage der venösen „Seen" in der lumbosakralen Region

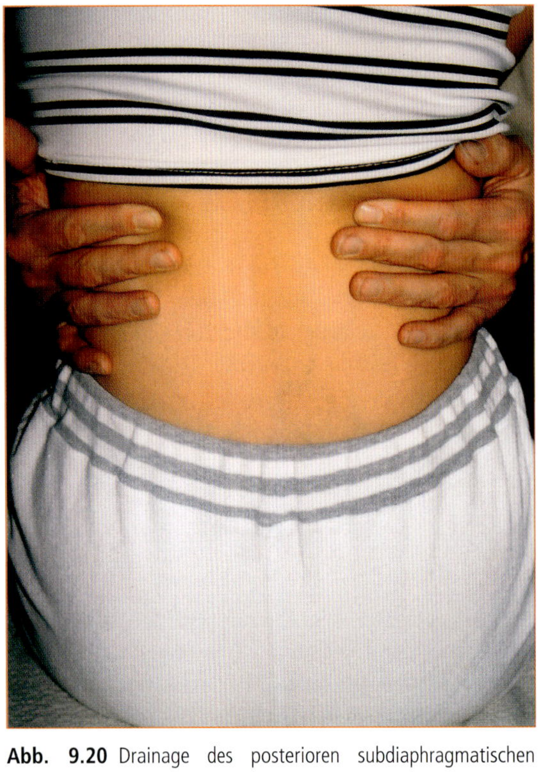

Abb. 9.20 Drainage des posterioren subdiaphragmatischen „Sees"

haben, die in diesem Fall als anatomischer Bezugspunkt dient.

Durch eine gleichzeitige und leichte Neigung der beiden Regionen links und rechts der Wirbelsäule oder durch eine abwechselnde Neigung der beiden Regionen und unter Einhaltung einer Pause zwischen den einzelnen Phasen pumpt er das Blut durch die Öffnungen des Zwerchfells und über die V. azygos und die V. hemiazygos in Richtung Herz (> Abb. 9.20). Die spürbare Entspannung der Gewebe lässt den Verlauf der venösen Drainage erkennen.

Drainage der Sternoklavikularregion

Der Patient liegt wieder mit angewinkelten Beinen auf dem Rücken. Der Osteopath sitzt seitlich auf Kopfhöhe neben dem Patienten. Er legt den Kopf des Patienten auf seinen proximalen Unterarm und führt mit Zeige- und Mittelfinger der auf dem Thorax ruhenden Hand eine „V-Spread-Technik" aus.

Die Fingerspitzen der kranialen Hand liegen auf den Querfortsätzen von C6 und C7 und die Finger sind leicht nach kaudal und ventral ausgerichtet.

Die kaudale Hand führt mit Daumen und Zeigefinger den „V-Spread" aus. Dabei umfängt der Osteopath die

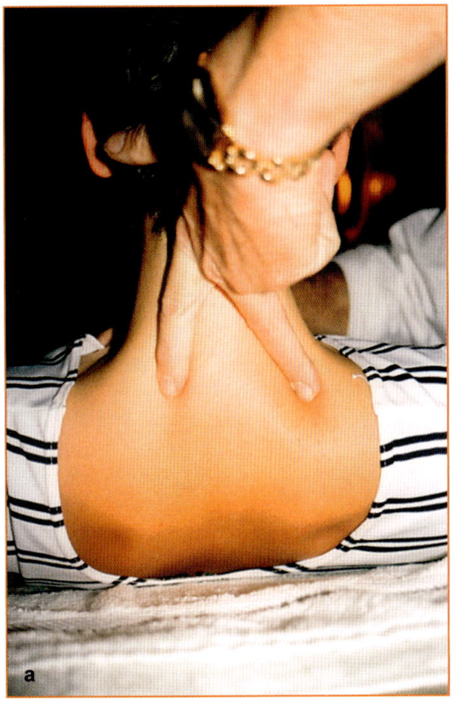

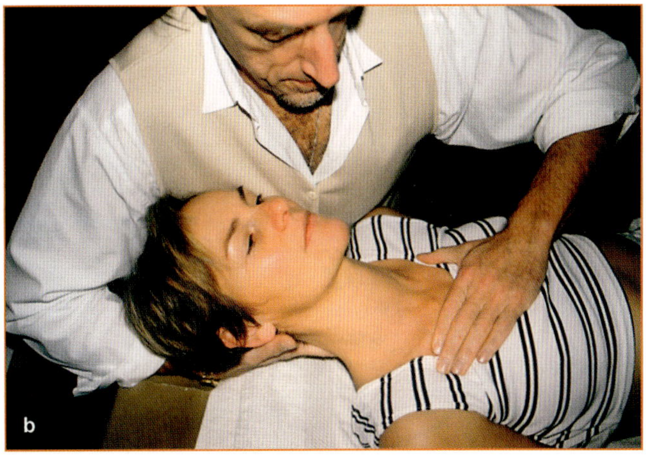

Abb. 9.21 a, b Drainage der Sternoklavikularregion

subklavikuläre Region am Übergang zwischen Sternum, Rippen und Klavikula leicht von lateral. Die Finger sind nach kranial ausgerichtet. Der Osteopath übt über die kaudale Hand leichten Druck Richtung Kopf und über die kraniale Hand leichten Druck Richtung Füße aus und „schließt" damit die obere Thoraxapertur, gleichzeitig erhöht sich damit der negative Druck innerhalb des Thorax (➤ Abb. 9.21a,b). Das Nachlassen des Drucks erzeugt die entgegengesetzte Wirkung. Der Wechsel zwischen Druckausübung und Drucklösung bewirkt eine alternierende Sogwirkung auf das Blutvolumen im Kopf und im Mediastinum. Dadurch wird der venöse Rückfluss zum Herzen verbessert.

Drainage der Atlantookzipitalregion

Position von Patient und Therapeut wie oben beschrieben. Der Therapeut legt seine kraniale Hand quer über den Kopf und nimmt Kontakt mit den Parietalia des Patienten auf. Seine kaudale Hand liegt wie eine Schale unter dem Hals. Die Ulnarkante der Hand hat Kontakt mit dem Unterrand des Okziputs. Während des ersten Teils der Technik bringt der Osteopath den Kopf und den Nacken des Patienten in eine Extensionsposition.

Durch leichten kraniokaudalen Druck auf beide Parietalia, eine leichte Extension des Kopfs und eine gleichzeitige Neigung der Ulnarkante erhöht der Osteopath den intrakranialen Druck. Diese Position erzeugt eine Flexionsbewegung des Schädels, dabei öffnen sich die Sinus venosi und füllen sich mit venösem Blut. Bei Nachlassen des Drucks wird der Austausch mit dem Jugularissystem begünstigt und das Blut über den negativen intrathorakalen Druck aus dem Kopf abgeleitet. Der Wechsel zwischen diesen beiden Positionen – zwischen Extension und Flexion – erzeugt eine Pumpwirkung und begünstigt die venöse Drainage des Kopfs (➤ Abb. 9.22a, b).

Während dieser Pumpbewegung veranlassen die Gewebe des Kraniums den Osteopathen dazu, die Pumpbewegung langsam an den Herzrhythmus anzupassen. Diese Technik kann vor der Behandlung der Sinus venosi (*Venous Sinus Techniques*) durchgeführt werden, um den venösen Austausch mit dem Thorax zu begünstigen.

Anmerkungen: Kompressionstechniken sollten immer rhythmisch und unter physiologischen Bedingungen ausgeführt werden, d. h. unter Berücksichtigung der physiologischen Hindernisse aller Gewebe der betreffenden Region. Der Kompressionsrhythmus sollte zunächst schrittweise zu einer Korrektur führen. Dabei stellen wir fest, dass es zu einer Synchronisierung zwischen dem Kompressionsrhythmus und dem venösen Rhythmus kommt. An der Peripherie können venöse „Seen" auch in der Kniekehle und an

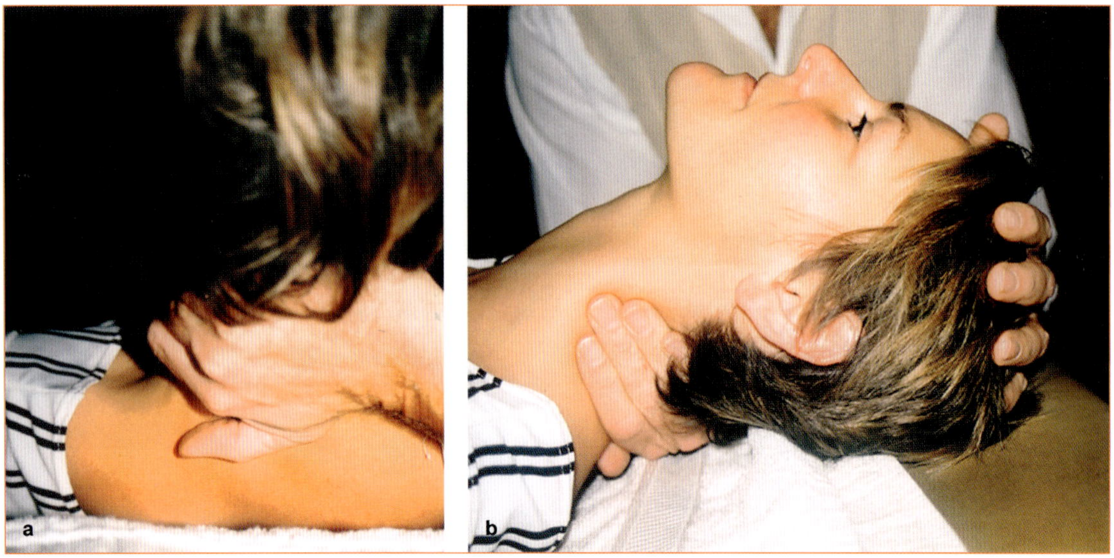

Abb. 9.22 a, b Drainage der Atlantookzipitalregion

der Schulter beobachtet werden. W. G. Sutherland wies darauf hin, dass eine leichte Beugung der Beine auf Höhe der Knie die venöse Drainage der Beine verbessern kann.

9.2.5 Synchronisierung des Blutvolumens zwischen Abdomen und Herz

Ein großer Teil des venösen Blutvolumens befindet sich in den von Peritoneum umgebenen Körperzonen. Der intraperitoneale Raum kann als Sicherheitsspeicher für das venöse Blut betrachtet werden, der bis zu 40 % des gesamten venösen Blutes des Körpers aufnehmen kann. Während der Embryogenese und der Fetalphase lenken die Dottersackvene und die umbilikalen Blutströme die anatomische Organisation der Faszienverbindungen.

Wir können davon ausgehen, dass die beiden wichtigsten Blutströme während der Embryogenese und der Organogenese nicht nur das intraperitoneale Blutvolumen und die erforderlichen Faszienspannungen organisieren, um einen normalen Austausch zwischen dem arteriellen und dem venösen Blut aufrechtzuerhalten, sondern dass sie auch die systolische Antwort der Herzentwicklung lenken.

Das Herz steht in direktem und wiederholtem Bezug zu diesen Einflüssen. Beim Erwachsenen lässt sich eine direkte Kontaktzone mit der Leber erkennen. Wir können daher von einer echten „Artikulation“ und einer gegenseitigen mechanischen Wechselwirkung der beiden Organe sprechen.

Der intraabdominale Druck ist bei der Organisation der verschiedenen Komponenten der Region von entscheidender Bedeutung. Er bestimmt den venösen Rückfluss und teilweise auch den peripheren Widerstand des Blutes während der Systole (Nachlast).

Der Patient nimmt wieder die oben beschriebene Position ein. Der Kopf wird leicht geneigt und die Beine sind leicht gebeugt, um das Diaphragma bestmöglich zu entspannen. Der Osteopath steht auf Beckenhöhe rechts neben dem Patienten. Die Technik wird in zwei Schritten beschrieben:

Erster Schritt: Die kraniale Hand liegt auf der Projektionszone des Perikards über dem anterioren Mediastinum. Sie liegt leicht schräg auf dem Brustkorb und folgt der die Herzbasis mit der Herzspitze verbindenden Längsachse. Die kaudale Hand nimmt mit der rechten Fossa iliaca Kontakt auf und reicht bis zum Meckel-Divertikel, die Finger zeigen in Richtung Milzwinkel.

Die beiden Hände komprimieren, unter Berücksichtigung des vorhandenen Gewebewiderstands, leicht die Kontaktregionen und stellen dabei den Kontakt mit dem Perikard und dem Peritoneum her.

Die kaudale Hand übt leichten aufsteigenden Druck auf das Perikard und das Herz aus. Normalerweise zeigt das Perikard eine nach links absteigende Traktion in Richtung Herzspitze. Indem er diesen Druck vorsichtig wiederholt, kann der Osteopath den Aus-

9

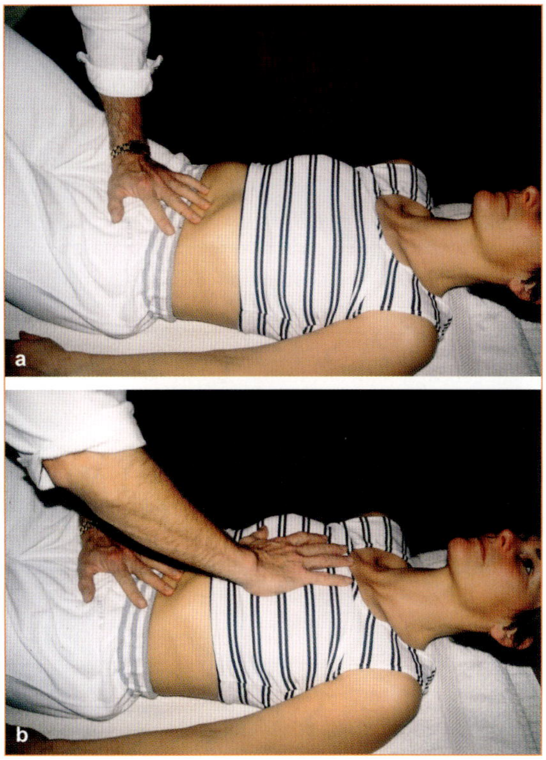

Abb. 9.23 a, b Synchronisierung des Blutvolumens zwischen Abdomen und Herz – erster Schritt

tausch zwischen den beiden Volumina erhöhen (➤ Abb. 9.23a, b).

Das Perikard macht durch die Kompression des Peritonealinhalts eine direktere und regelmäßigere Bewegung.

Zweiter Schritt: Eine Hand behält ihre Position über dem Perikard bei. Die abdominale Hand wird quer über das obere Abdomen gelegt, sodass die Finger wieder in Richtung Milzwinkel zeigen, die Handfläche ist nun jedoch gegen den unteren Leberwinkel gerichtet (➤ Abb. 9.24). Der Druck wird von der Milz Richtung Leber ausgeübt und verringert die Pfortaderzirkulation.

Die über dem Perikard liegende Hand spürt die Auswirkungen des Pfortaderdrucks, der in einer mechanischen Serie vaskulärer Impulse Richtung Herz zunimmt. Normalerweise verschiebt das Herz seine Spitze nach links und reagiert flexibel und flüssig auf den Impuls des Abdomens. Der fasziale Zug am Perikard nimmt ab.

Die Technik gilt als beendet, wenn der Therapeut erkennt, dass die beiden Impulse der Herzregion „gut artikuliert" sind.

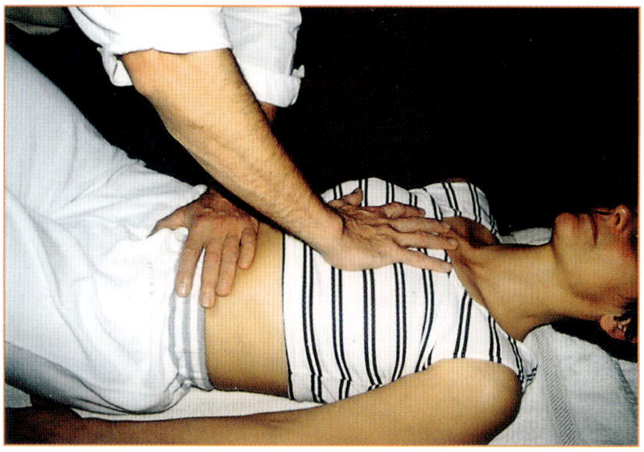

Abb. 9.24 Synchronisierung des Blutvolumens zwischen Abdomen und Herz – zweiter Schritt

Kompression der A. mesenterica superior

Der arterielle Widerstand der Peritonealhöhle ist aufgrund der großen Oberfläche, der Dichte des Kapillarnetzes und der arteriellen, venösen und lymphatischen Anastomosen in den verschiedenen Organen relativ hoch. Dies bedeutet, dass ein Großteil des Widerstands gegenüber dem Rückfluss zum Herzen durch die Organisation der Organe bestimmt wird.

Es können drei vaskuläre Bahnen beschrieben werden:

- Truncus coeliacus mit den Aa. lienalis, hepatica communis und gastrica sinistra,
- A. mesenterica superior, welche die Aa. jejunales und die Aa. ileales abgibt.
- A. mesenterica inferior, welche die Aa. sigmoideae und die Aa. rectales abgibt.

Der Stamm der A. mesenterica superior unterliegt am stärksten den Rotationsbewegungen des Verdauungsapparats. Er muss sich an große, durch den Inhalt des Peritoneums verursachte Lageveränderungen anpassen.

Dies bedeutet, dass kleine Veränderungen in der Position oder dem Füllungszustand des Gastrointestinalraums während der normalen Verdauungsphasen störende Auswirkungen (z. B. Obstipation oder Verschiebungen im Intestinalbereich) haben können, die ihrerseits Kompressions- oder Traktionskräfte auf die A. mesenterica superior erzeugen. Die A. mesenterica superior kann als die wichtigste Fortsetzung der Aorta abdominalis im Abdomen betrachtet werden, da sie den Großteil des Peritonealgebiets versorgt. Mechanische Kompressionen (Invagination oder Volvulus) oder Embolien können eine allgemeine Nekrose des Kapillarbetts der A. mesenterica beim Kind zur Folge haben.

Eine Technik zur Kompression der A. mesenterica superior wurde von dem französischen Osteopathen A.

Brunnel in den 1960er Jahren vorgeschlagen. Dazu sollte angemerkt werden, dass die A. mesenterica superior auf zwei Arten beschrieben werden kann:

- Erstens ist diese Arterie ein integraler und entscheidender Bestandteil des Systems, das in der Systole das vom Herzen ausgeworfene Blut aufnimmt.
- Zweitens besteht ein Zusammenhang zwischen der Funktion der Arterie und ihrem embryonalen Ursprung aus der Dotterarterie. Bei der Rückbildung des Dottersacks kann der Dottergang als Meckel-Divertikel erhalten bleiben. An dieser Stelle bestand eine Verbindung zwischen der Plazenta und dem Herzen des Fetus.

Dieser Ausgang erzeugte einen Blutstrom in die dem Fluss der A. mesenterica superior entgegengesetzte Richtung. Das Pulsieren und der Druck in dieser Zone trugen sicherlich zur Organisation der ersten Herzdiastolen bei. Sie waren auch an der Stabilisierung des Herzens in seinem aus Pleura und Perikard bestehenden Umfeld beteiligt, und zwar durch die Entstehung eines hydrostatischen Drucks in der Herzhöhle.

Es ist bekannt, dass wir das Blutvolumen des Herzens während der Systole beeinflussen können, indem wir uns dem Ausstromdruck der A. mesenterica durch einen leichten und progressiv ansteigenden Druck an der Stelle, wo sich anatomisch gesehen das Meckel-Divertikel befindet, widersetzen.

Wird der Widerstand gegen den Ausstrom erhöht, versuchen normalerweise andere Organe und Kapillarbetten diese Druckerhöhung zu kompensieren.

Letztlich muss sich auch das Herz an der Kompensation beteiligen, und zwar

- entweder durch die Veränderung des intrakardialen Drucks
- oder durch die Veränderung des perikardialen Umfelds.

Diese verschiedenen Veränderungen können zu Interferenzen mit den Bewegungen und der Position des Herzens führen. Ein Herz, das durch sein fasziales Umfeld oder durch die Lungen (*Stiff Lung*) komprimiert wird, ist nicht fähig, sich an Druckveränderungen und Bewegungen anzupassen. Wahrscheinlich muss es sich auf elektrischer Ebene, also bezüglich seines Rhythmus verändern. Unserer Auffassung nach äußert sich die durch den permanenten Druck entstehende Veränderung von Rhythmus und Pulsation durch die mangelnde Anpassungsfähigkeit des Herzens während der Nachlast. Die V. jugularis erweitert sich und der Osteopath spürt eine erhöhte Spannung im Thorax des Patienten.

Das Herz erhöht seine Leistung, um den Widerständen des Umfelds gerecht zu werden, vorausgesetzt die Widerstände sind reversibel. Wenn dies nicht der Fall ist, würde dies auf die Agonie des Herzens hinweisen. Die hier vorgeschlagene Methode kann als Test und als Behandlung für das Herz verwendet werden:

- Im ersten Fall testen wir die Bewegungsfreiheit des Herzens gegenüber seinem perikardialen Umfeld.
- Im zweiten Fall normalisieren wir die faszialen Kompressionskräfte, indem wir den intrakardialen Druck erhöhen. Natürlich ist dies nur möglich, wenn es sich um eine funktionelle hydrostatische Läsion handelt.

Der Patient befindet sich in Rückenlage, sein Kopf ist leicht gebeugt, seine Beine sind angewinkelt, um das Abdomen zu entspannen.

Der Osteopath steht, mit dem Gesicht zum Patienten gerichtet, auf der linken Seite des Patienten. Er legt die Handfläche seiner rechten Hand, genauer gesagt das Daumengrundgelenk, auf Höhe des Meckel-Divertikels auf das Abdomen (mittig, 5 bis 10 cm vom McBurney-Punkt, dem Lokalisationspunkt für den Appendix). Das Meckel-Divertikel liegt anatomisch gesehen ca. 5 cm von der Einmündung des Ileunus in die Ileozökalklappe entfernt. Die Finger der rechten Hand zeigen in Richtung Processus xiphoideus oder zur Herzspitze. Die linke Hand bedeckt die kardiale Zone oder den Mediastinalraum. Der Osteopath übt mit seiner rechten Hand leichten Druck nach dorsal aus und gibt kleine Impulse in Richtung der auf dem Abdomen liegenden Finger und verstärkt damit das vaskuläre Bett der A. mesenterica superior (➤ Abb. 9.25). Die Ausbreitung des Blutes wird verzögert und wirkt sich nach einer gewissen Zeit auf den systolischen Impuls des Herzens aus. Der Osteopath beobachtet aufmerksam den Thorax des Patienten und achtet insbesondere auf:

- ein eventuelles Anschwellen der rechten V. jugularis,
- eine eventuelle Erhöhung der Tiefenatmung,
- eine eventuelle Blockade der Atemzyklen.

Als Reaktion auf den Widerstand gegen den systolischen Druck passt das Herz seinen Druck und/oder sein physiologisches Volumen an und verteilt das Auswurfvolumen anders. Es ist ebenfalls möglich, dass es in die anatomische Beziehung zum Mediastinum eingreift. Verzögerungen in der Thoraxexpansion könnten ein Hinweis dafür sein, dass der abdominale Druck zu hoch ist, dass das Herz der Spannung nicht gewachsen ist oder physiologisch über eine verringerte Anpassungskapazität verfügt.

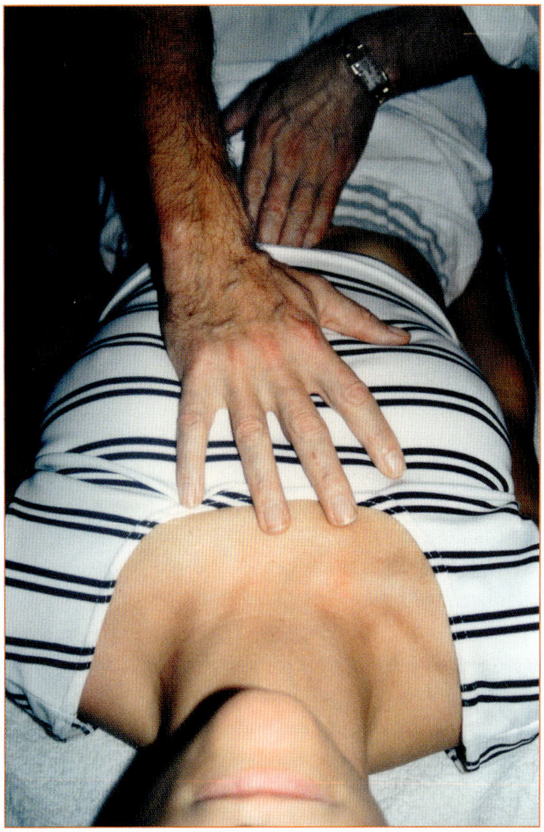

Abb. 9.25 Verstärkung des vaskulären Betts

9.2.6 Klassische Techniken am Abdomen und ihre Zweckmäßigkeit zur Harmonisierung der Herzfunktion

Minimale Druckveränderungen in der Abdominalregion können den venösen Rückfluss ins Herz und folglich das Volumen-Druck-Verhältnis während der Herzarbeit dramatisch beeinflussen (➤ Abb. 9.28).

Es ist anzunehmen, dass bei steigendem abdominalen Druck der venöse Rückfluss ins Herz schrittweise reduziert wird und eine gewisse Tendenz zum Kollabieren der venösen Kapillaren entsteht.

Durch die leichte Erhöhung des intraabdominalen Drucks wird der venöse Rückfluss begünstigt. Wenn der intraabdominale Druck im Verhältnis zum Druck in der V. cava inferior leicht gesenkt wird, wird das Blut durch den intrathorakalen Druck absorbiert. Somit ist anzunehmen, dass ein abdominaler Druck von 5 bis 10 mmHg das Volumen des Herzens und die systolische Austreibung erhöht.

Das Herzvolumen scheint mit abnehmendem venösem Rückfluss und durch die Inhibition der Myokardfunktion, die ihrerseits von der Erhöhung der peripheren Widerstände (der Nachlast) abhängt, zu sinken. Allgemein können im Hinblick auf die Variationen des abdominalen Drucks und des Herzvolumens folgende Schlussfolgerungen gezogen werden:

- Bei einem Druck zwischen 0 und 15 mmHg wird der venöse Rückfluss ins Herz erhöht.
- Bei einem Druck unter 35 mmHg ist eine Verringerung des Herzvolumens und der Systolen von 20 % zu beobachten.
- Bei Werten über 35 mmHg sind Dysfunktionen der Herzpumpe und ein Sinken der Vorlast sowie ein Anstieg der Nachlast zu beobachten.

Ein geübter Osteopath sollte wissen, ob es sinnvoll ist, den abdominalen Druck zu erhöhen, um die Herzfunktion (systolische Austreibung oder enddiastolisches Volumen) zu stimulieren oder zu steigern. Durch die Anwendung der geeigneten Technik am Abdomen kann die Herzfunktion unterstützt oder erhöht werden.

Der Patient liegt weiter mit angewinkelten Beinen auf dem Rücken. Eine leichte Schräglage der Behandlungsliege kann den venösen Rückfluss in Richtung Leber und Herz zusätzlich begünstigen. Der Osteopath steht am Kopfende der Behandlungsliege und legt die Fingerspitzen beider Hände oberhalb des Pubis auf das Abdomen des Patienten.

Dank der gewählten Handposition hat der Osteopath Kontakt mit der Region zwischen Blase und Dünndarm. Während der Patient mehrere tiefe Atemzüge macht, schiebt der Osteopath das gesamte Abdomen, entweder während der Ein- oder der Ausatmung, Richtung Diaphragma. Welche Atemphase verwendet wird, hängt davon ab, ob der Druck im Abdomen zu hoch oder, im Gegenteil, zu gering ist.

Die Erfahrung lehrt uns, dass ein leichter Druck auf das Abdomen genügt, um den Inhalt des Abdomens als Auflagepunkt für die Bewegung in Richtung Diaphragma zu nutzen. Durch die normale Atembewegung wird der Inhalt des Abdomens während der Einatmung gegen das Pubis (gegen die Finger des Therapeuten) abgesenkt. Der Osteopath verwendet den Gegendruck seiner Finger als mechanischen Hebel, um das Abdomen am Ende der Absenkbewegung in die Gegenrichtung zu bewegen. Dadurch verändert er die Mechanik von Darm und Zwerchfell und bewirkt eine schrittweise Veränderung des vom Herzen zu ertragenden Volumens (➤ Abb. 9.26a–c).

Nachdem die Atemwelle die Finger des Therapeuten erreicht hat, wird die Bewegung weiter und sanfter. Wir vermuten, dass durch die Verwendung eines „Anschlags" am Ende des Atemzyklus das im Bauch vorhandene Blutvolumen (venöser Sicherheitsspeicher) vom Herzen besser ertragen wird.

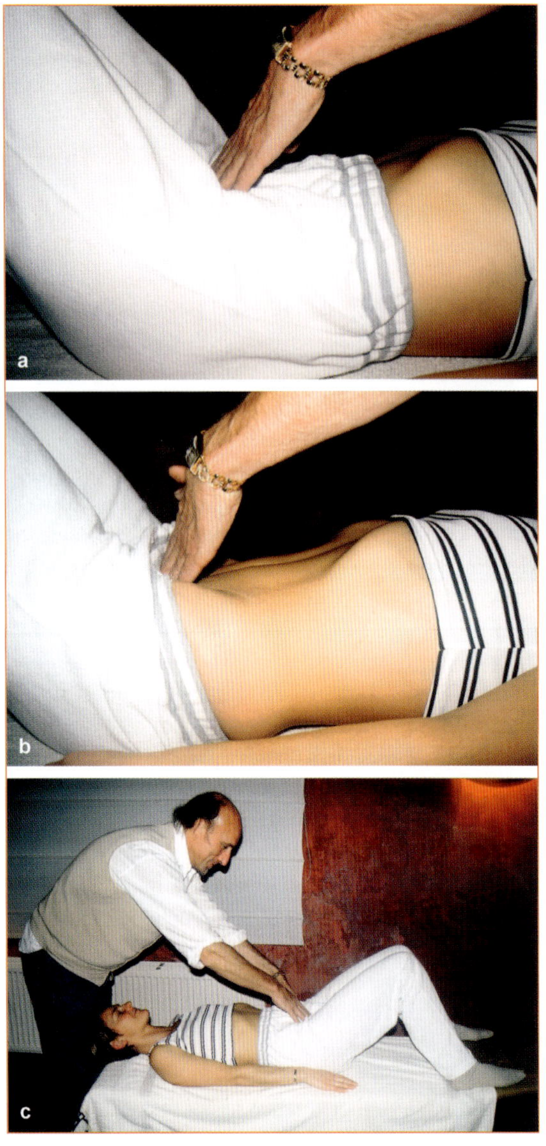

Abb. 9.26 a–c Klassische Techniken am Abdomen und ihre Zweckmäßigkeit zur Harmonisierung der Herzfunktion

9.2.7 Techniken für den venösen und lymphatischen Austausch

Im Hinblick auf das Verhalten und die Behandlung dieser Körperflüssigkeiten können drei Phasen beschrieben werden:

- Stimulierung der wichtigsten lymphatischen „Seen" des Körpers,
- Technik zur Drainage der Sinus venosi,
- Kompressionstechnik für den vierten Ventrikel (CV4).

Die Stimulierung der wichtigsten lymphatischen „Seen" des Körpers

Dr. W. G. Sutherland sagte immer wieder: „Wenn Sie nicht wissen, was Sie tun sollen, machen Sie eine Kompression des vierten Ventrikels", und weiter: „Der gesamte Körper ist Flüssigkeit". Auch der Knochen ist mit Flüssigkeit gefüllt. Durch die Kompression des vierten Ventrikels dringt man über die Flüssigkeiten in alle Gewebe ein und erhöht damit den Austausch.

Dr. Magoun wies ebenfalls darauf hin, dass mit Hilfe dieser Technik der Austausch zwischen den verschiedenen Flüssigkeiten des Körpers verbessert wird. Die Reaktion ist immer eine systemische, vergleichbar mit der Wirkung einer lymphatischen Pumpe (kurze, rhythmische und sanfte Bewegungen des Zwerchfells wirken auf die Cisterna chyli, den Ductus thoracicus und alle Faszien des Körpers).

Allerdings bleibt eine Frage unbeantwortet: Können wir die Zirkulation der Flüssigkeit im Inneren des vierten Ventrikels (oder die Zirkulation anderer Körperflüssigkeiten) tatsächlich durch einfachen Druck auf die Squama occipitalis, auf die posterioren Winkel der Ossa parietalia oder auf die Processus mastoidei der Temporalia beeinflussen?

Am plausibelsten lässt sich die Wirkung durch die mechanische Interaktion zwischen der Squama occipitalis und den Ansätzen des Tentorium cerebelli an den Rändern des Sinus transversus erklären. Indem man das Okziput in eine Exhalationsposition (kraniale Extension) bringt, wird das Tentorium cerebelli gespannt, wodurch auf die im Inneren des vierten Ventrikels vorhandende Flüssigkeit Druck ausgeübt wird.

Mit dieser Technik kann mechanischer Druck auf den vierten Ventrikel ausgeübt werden, auf jene Region also, in der sich die Lebenszentren des Organismus und insbesondere das Atem-, das Herz- und das Zirkulationszentrum befinden. Damit „zwingt" man die Flüssigkeit, den Raum des vierten Ventrikels durch die verschiedenen Öffnungen (Foramina Luschkae und Foramen Magendii) zu verlassen, wodurch die verschiedenen Zisternen, die den kranialen Mechanismus aktivieren, besser versorgt werden:

- Cisterna cerebellomedullaris,
- Cisterna interpeduncularis,
- Cisterna ambiens.

Auf der Höhe des vierten Ventrikels führt die manuelle Kompression zur Veränderung der elektrischen Ladungen auf der Oberfläche des Knochens. Dadurch werden die positiven und negativen Ladungen erhöht.

Ein anderes Erklärungsmodell geht davon aus, dass die Kompression des Supraokziputs und der mechanische Impuls auf den Knochen selbst die Aktivität der darunterliegenden lebenswichtigen Zentren reduzieren.

- Dr. W. G. Sutherland unterstrich die Bedeutung des lymphatischen Ausgleichs und der Resorption des Liquors an den entscheidenden Stellen des Körpers. Er erwähnte auch die lymphatischen „Seen", die sich an den „Kreuzungspunkten" des Austauschs zwischen venösem und lymphatischem System befinden. Er entwickelte eine Theorie über die großen Zusammenflüsse im Bereich der Vv. mesentericae superior und inferior und beschrieb den „See", d. h. die Cisterna chyli um die V. cava superior, sowie den Venenwinkel (Pirogoff-Winkel), der den Ductus thoracicus in die linke V. brachiocephalica ableitet.
- Auf der rechten Seite wird der lymphatische Fluss, wenn auch in geringerem Ausmaß, zum rechten Venenwinkel gelenkt. Die supravaskulären „Seen" werden entweder in die V. cava superior oder direkt ins Herz abgeleitet. Bei der Lymphdrainage bietet die richtig und bewusst eingesetzte Hustenbewegung eine zusätzliche Unterstützung. Die globalen Pumptechniken, die an den Füßen (Dorsalflexion) oder mit der rhythmischen Kompression des Thorax beginnen, können die Lymphdrainage vervollständigen. Dr. W. G. Sutherland lehrte uns, dass diese Zonen durch eine längere regionale rhythmische Kompression oder Dekompression stimuliert werden können. Er beginnt in der linken Fossa supraclaviculare, geht dann zur Cisterna chyli über und anschließend zur rechten Fossa iliaca weiter, bevor er die Technik in der linken Fossa iliaca beendet. Dabei folgt er einem diagonalen Verlauf quer über die Oberfläche des Körpers. Auf den ersten Blick scheint diese Vorgehensweise insofern von Bedeutung, als sie physiologisch den gesamten Körper mit einbezieht und zudem das Konzept unterstützt, demzufolge die osteopathischen Techniken asymmetrische, diagonal verlaufende Anwendungen sind, ähnlich den Kräften, die auf unseren Körper und im Raum wirken (➤ Abb. 9.27a–d).

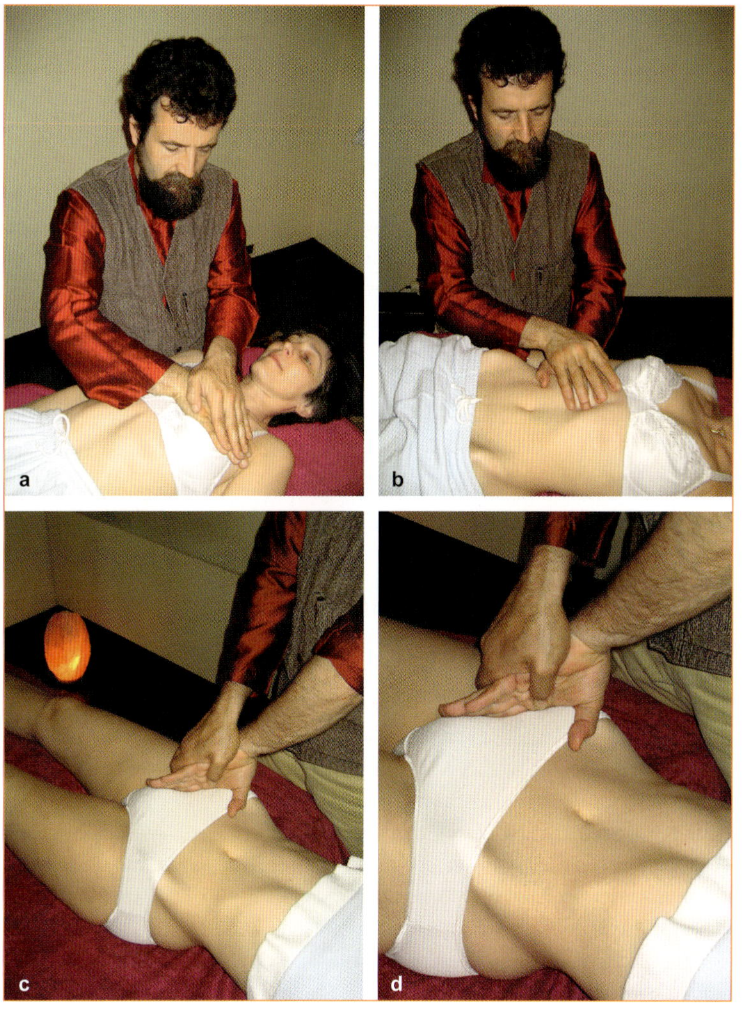

Abb. 9.27 a–d Diagonale rhythmische Kompression bzw. Dekompression

Bei Therapeutenhänden konnte mittels SQUID (*Super Conducting Quantum Interference Device*), ein breites Spektrum an hohen Vibrationen (vom Typ Gammastrahlen) mit Frequenzen zwischen 2 und 50 Hz ähnlich wie bei gewissen Gewebeatmungsprozessen beobachtet werden. Um eine Erklärung für die bei Behandlungen erzielten Ergebnisse zu finden, wird immer wieder auf die Existenz eines Torsionsfelds (*Torsion Field*) verwiesen. G. I. Shipov betrachtet dieses Feld als eine Zwischenstufe zwischen dem elektromagnetischen Feld und der Gravitation. Das Torsionsfeld wird durch eine Winkelbewegung oder einen „Spin" der Atome und des Kerns eines gegebenen Moleküls erzeugt. Die Richtung des Spins erfolgt entweder im oder gegen den Uhrzeigersinn. Er kann Gammastrahlen erzeugen und auch die primäre Quelle eines Torsionsfelds sein. Dieser Drehspin könnte als der Motor der embryonalen Mechanik der spiralförmigen Drehung betrachtet werden, wie man sie bei allen Säugetieren findet. Er kann durch die posteroanteriore Verschiebung des Foramen magnum und die Kontraktion der Gesichtsknochen objektiviert werden. Die „Tendenz zum Zweifüßer" würde demnach der Summierung einer Reihe von nicht gerichteten, vom Milieu ausgewählten Mutationen entsprechen (Theorie des Neodarwinismus). Marie Anne Dambricourt-Massé tendiert in ihrer Theorie hingegen zu einem anderen Modell, welches das Ergebnis einer embryonalen Dynamik ist, die im Laufe der Evolution bewahrt und im Gedächtnis gespeichert wurde. Der harmonische Attraktor würde sich je nach Spezies und der vorherrschenden Umweltentwicklung (Blockade-Prozess) in unterschiedlicher Intensität im Raum und in der Zeit des Hominiden ausdrücken *(Dambricourt-Massé MA. Nouveau regard sur l'origine de l'homme La Recherche 1996;286:49).*

Die Technik zur Drainage der Sinus venosi

Die Techniken zur venösen und lymphatischen Drainage werden jeweils dann bei der Behandlung des Kraniums eingesetzt, wenn im Kranium eine Kompression oder eine Stauung diagnostiziert wurde. Durch diese Technik wird der arteriovenöse Austausch verbessert, da mehr venöses Blut Richtung Herz abgeleitet wird. Dies könnte das Auftreten der bei den Traube-Hering-Mayer-Oszillationen und der automatischen Vasomotorik auftretenden C-Wellen (und eventuell auch der B-Wellen) bestätigen.

Ein besserer Austausch zwischen den arteriellen und venösen Gefäßen in den intrakranialen Gefäßbetten könnte die Produktion und die Zirkulation des Liquor cerebrospinalis erhöhen.

Die Kompressionstechnik für den vierten Ventrikel (CV4)

Die Technik zur Kompression des vierten Ventrikels (CV4) wird von Lippincott als eine Technik zur „konventionellen Kompression der Medulla oblongata" bezeichnet. Für W. G. Sutherland handelt es sich um eine Induktionstechnik des Liquor cerebrospinalis, die zu einer alternierenden Bewegung der intrakranialen Membranen führt und damit der Fluktuation und Zirkulation des Liquor cerebrospinalis eine neue Dynamik verleiht. Durch die mechanische Veränderung (Extension) und die Schaffung eines reduzierten elektrischen Felds (abnehmende Motilität) entsteht eine Latenz auf physiologischer Ebene, wodurch die Flüssigkeiten in dieser Zone stagnieren. Es ist möglich, dass dabei auch eine Kompression der verschiedenen lebenswichtigen Zentren im Boden des vierten Ventrikels erzeugt wird (➤ Abb. 9.28).

So betrachtet erscheint es angebracht, die CV4-Technik als eine Technik zur Kompression des Supraokziputs zu beschreiben.

In jedem Fall scheinen sich die meisten Osteopathen, die mit dieser Technik vertraut sind, darüber einig zu sein, dass der CV4 den Flüssigkeitsaustausch im gesamten Körper und im Kranium begünstigt. Die rhythmische Kompression (Kompression – Entspannung) kann durch eine Pumpbewegung für den in den Plexus chorodidei der Ventrikel gebildeten Liquor cerebrospinalis vervollständigt werden. Dieser Vorgang könnte der klassischen „Flexions- und Extensionsbewegung" der Synchondrosis sphenobasilaris entsprechen, wie sie im Bereich der kraniosacralen Osteopathie Kranialosteopathie beschrieben wird. Sie entspricht der Inhalations-/Exhalationsphase, der Wahrnehmung von Dilatation und Retraktion und entsteht durch die Veränderung des Wahrnehmungsfeldes auf Ebene unserer Hände, deren Ursprung elektromagnetische Wellen oder Wellen vom Typ Gamma sind. Folglich müsste man sich für die Existenz von spezifischen Rezeptoren für die Gamma-Wellen auf der Ebene der Faszien bzw. in allen aus den embryonalen Keimblättern entstandenen Geweben interessieren. In diesem Sinne messen auch wir den Faszien eine spezielle Bedeutung bei und unterstützen damit das von A. T. Still entwickelte osteopathische Konzept.

Während der verschiedenen Pumpbewegungen wird gleichzeitig eine Drainage des Sinus sagittalis durchgeführt. Es kommt zu einer Veränderung der räumlichen Geometrie der Ventrikel, wodurch die Theorie, dass die Flüssigkeit aus den Ventrikeln gepresst („ausgewrungen") wird, unterstützt wird. Während der Inhalationsphase kommt es zur „Öffnung" des dritten Ventri-

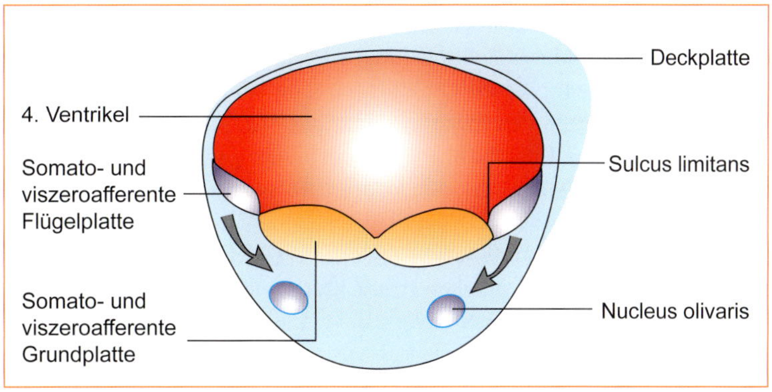

Abb. 9.28 Vierter Ventrikel [L138]

kels. Während der Exhalationsphase „schließt" sich der dritte Ventrikel, und ein Teil des Liquors wird resorbiert/sezerniert. Die Flüssigkeit wird über den Aquaeductus sylvii in Richtung des vierten Ventrikels geleitet. Sie dringt in den Subarachnoidalraum ein und breitet sich im gesamten Körper aus. Dadurch entsteht auf der Ebene des Tastsinns der Eindruck einer transversalen Ausdehnung und Reduzierung der longitudinalen Ausdehnung des Flüssigkeitssacks, und zwar gegenüber der als Bezugssystem dienenden bioelektrischen Mittellinie des Körpers, die die kontinuierliche Erinnerung an die Embryonalphase repräsentiert. Bei manchen Schädeln, bei denen eine starke Kompression zu spüren ist (Läsionsmechanismus während der Geburt, direktes Trauma und indirektes im Verlauf des Lebens verursachtes Trauma), sollte die Läsion nicht verstärkt werden. Hier sollte vielmehr eine Technik, die als Extension des vierten Ventrikels bezeichnet wird, zur Anwendung gebracht werden. Ausgehend vom subokzipitalen Ansatz Rollin E. Becker sollte dabei mit den Ringfingern eine leichte Verlängerungsbewegung erzeugt werden. Diese Technik kann kontinuierlich oder rhythmisch ausgeführt werden, sie begünstigt die Drainage. Die Exhalationsphase der Gewebe wird dabei als Resorption der peripheren Flüssigkeiten in Richtung Mittellinie wahrgenommen. Das kortikale Bild, das wir dabei wahrnehmen, ist das Bild eines im Gegensatz zur Inhalationsphase stehenden länglichen Flüssigkeitskörpers (➤ Abb. 9.29).

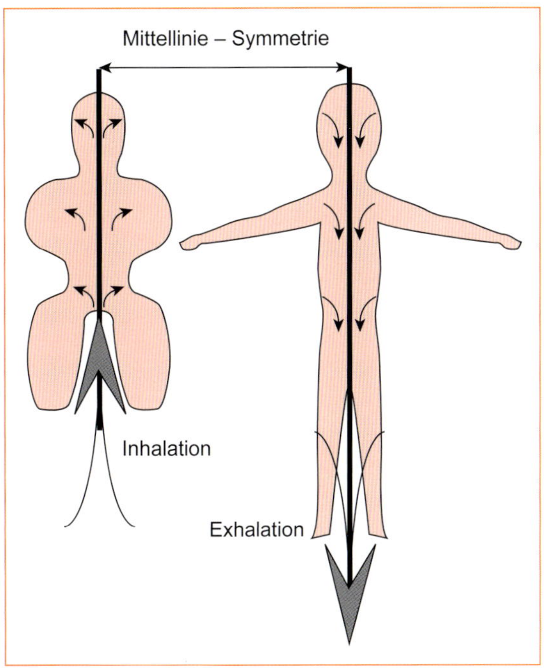

Abb. 9.29 Inhalations- und Exhalationsphase [L138]

Andere Empfindungen können diese Praxis beeinflussen und die Bewusstseinsebene dieser verschiedenen Phasen verstärken:

- Lumineszenz
- Präsenz
- Bewusstsein
- Vibration.

9.3 Ecoute am Foramen magnum

Angesichts des holistischen Charakters dieser Techniken sollte man sich am Ende der Behandlung davon überzeugen, dass die intra- und extrakranialen Flüssigkeiten tatsächlich dynamisiert wurden. Dies tut man über einen aufmerksamen Ecoute auf Höhe des Foramen magnum, den wir nachfolgend beschreiben wollen. Die Kompression und Dekompression des Supraokziputs beeinflusst durch zentrale Reflexmechanismen sicherlich die kardiovaskuläre Physiologie sowie den Flüssigkeitsaustausch in der Peripherie (arterielle, venöse und lymphatische Kapillarbetten).

Die Erklärung dieses grundlegenden Reflexes könnte im Traube-Hering-Meyer-Reflex gefunden werden, der ein spezifischer Reflex für die Gefäßorganisation sowie für die Bewegung und den Austausch des Blutes ist. In jedem Fall bleibt die Tatsache bestehen, dass infolge der verbesserten Fluktuation des Liquor cerebrospinalis durch die Kompression des vierten Ventrikels eine Veränderung des arteriellen und venösen Drucks festzustellen ist. Zudem kommt es möglicherweise auch zu einer Veränderung der biochemischen Werte des Liquor cerebrospinalis.

Es kann durchaus davon ausgegangen werden, dass über den Traube-Hering-Meyer-Reflex eine Anpassung an die Veränderungen im Druck einer der drei Flüssigkeitskomponenten (arterielles, venöses Blut, Lymphe, Liquor cerebrospinalis) hinsichtlich Produktion und Resorption stattfindet.

Mit diesem Prinzip lässt sich vielleicht auch erklären, wie die Erhöhung des Drucks des Liquor cerebrospinalis zu einer Verbesserung des Lebensimpulses im intrakranialen arterio-venösen Austausch führt.

Daraus lässt sich logisch folgern, dass der Eindruck, den der Osteopath über seine Hände gewinnt, durchaus einem „Flexionsschema“ des Kraniums entspricht (➤ Abb. 9.30).

Der Patient liegt mit ausgestreckten Beinen auf dem Rücken. Der Therapeut sitzt am Kopfende der Behandlungsliege. Der Kopf des Patienten ruht in den weit geöffneten Händen des Therapeuten. Die Fingerspitzen des Therapeuten liegen auf Höhe von C2. Dies erlaubt es dem Therapeuten, die Flüssigkeitsdynamik während der Inhalations- und Exhalationsphase, d. h. die longitudinale Fluktuation des Liquor cerebrospinalis unterhalb und oberhalb des Tentorium cerebelli, zu analysieren. Die Bedeutung dieser Technik liegt in der Tatsache begründet, dass jede therapeutische Intervention an der Peripherie Einfluss auf die zentralen Regulationszentren der Homöostase und des Flüssigkeitsaustauschs nimmt.

Für diese Ausgleichstechnik am Foramen magnum kann der Therapeut auch seitlich neben dem Patienten auf Höhe des Kopfs sitzen. Er legt seine kraniale Hand unter die Squama occipitalis oberhalb der Linea nuchalis, der kleine Finger der kranialen Hand ist in Kontakt mit der Linea nuchalis. Die kaudale Hand liegt ebenfalls quer unter dem Kopf und hat Kontakt mit dem unter dem Tentorium liegenden Teil und mit der oberen Halswirbelsäule. Um tatsächlich einen Ausgleich der Polaritäten des Körpers zu erreichen, kann diese Technik auch gegengleich ausgeführt werden.

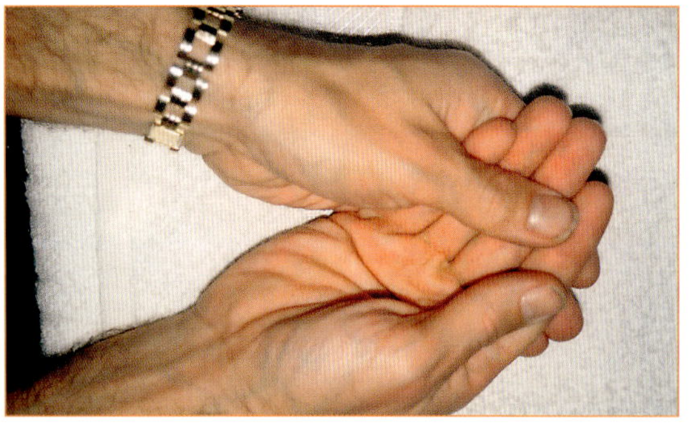

Abb. 9.30 Wahrnehmungsfeld der Hände

9.4 Haltungsübungen

Abschließend wollen wir, im Sinne der Prophylaxe, noch eine Haltungsübung nach Dr. Robert Fulford vorschlagen. Dabei stellt sich der Patient mit gegrätschten Beinen auf (der Abstand der Füße entspricht der Breite des Beckens) und streckt die Arme zur Seite. Die Handfläche der rechten Hand ist zum Boden gerichtet, die Handfläche der linken Hand Richtung Himmel. Diese Haltung sollte täglich ausgeführt werden, wobei die Zeitdauer schrittweise so lange angehoben werden sollte, bis der Patient zehn Minuten in dieser Position verharren kann. Zudem können auch noch die in den nachstehenden Abbildungen gezeigten Übungen ausgeführt werden (➤ Abb. 9.31a–d).

9

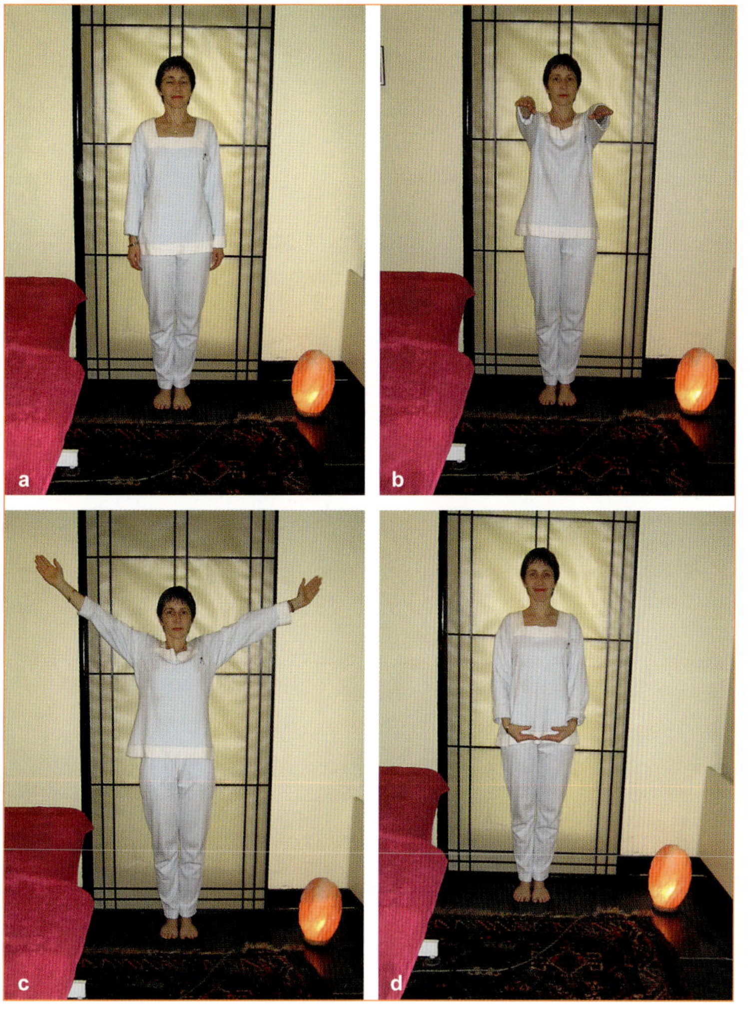

Abb. 9.31 a–d Haltungsübungen nach Dr. Robert Fulford

Anhang

Schlussbemerkungen 167

Glossar der Kausal- und Molekularembryologie 169

Weiterführende Literatur 172

Register 173

Schlussbemerkungen

Das Herz ist ein System der lokalen und regionalen Koordination zwischen den verschiedenen Körperflüssigkeiten. Es ist ein mechanisches System, ein Tensegrity-System und ein System der dynamischen Immobilität. Es verwendet die Kontraktionsenergie für die Absorptionsdynamik der „subtilen Körperflüssigkeiten“, der Lymphe, des arteriellen und venösen Blutes und des Liquor cerebrospinalis. Es ist ein mnestisches, dynamisches, pulsierendes, mit einer neuroendokrinen Intelligenz ausgestattetes Echo. Diese Intelligenz wird durch eine intrinsische Motilität, durch eine Mobilität, eine globale, multifaktorielle, flüssige, in die Gesamtheit der Gewebe integrierte Bewegung zum Ausdruck gebracht, die über ihre verschiedenen metabolischen Austauschprozesse bis in die Reproduktion der Spezies hineinwirkt. In diesem Sinne bedeutet das „Hineinhören“ in eine Zelle, ein Gewebe, ein Organ gleichzeitig, in das Herz „hineinzuhören“, das ihnen Leben verleiht und das diese Fähigkeiten und Kompetenzen zu einem einzigen Thema zusammenfügt: Gesundheit. Diese Gesundheit erfüllt unsere Körperlichkeit in einem Raum und einer Zeit, die jenseits unserer Vorstellung liegen. Das geschieht mit spezifischen Rhythmen und in einem Tempo, das der Suche nach Harmonie und dynamischem Gleichgewicht der verschiedenen bewussten und unbewussten Kräfte entspricht, die zu einer Einheit, zu einer Persönlichkeit mit all ihren Nuancen führt. Gleichzeitig bedeutet das Hineinhören in das Herz auch, mit der individuellen Innerlichkeit und ihren wichtigsten funktionellen und faktoriellen Rhythmen in Kontakt zu treten.

Das im Zentrum des Brustkorbs liegende Herz erscheint uns wie ein in Schwebe befindlicher Auflagepunkt (Bandsystem und Vektorflüssigkeiten), der sich automatisch bewegt und bewegend wirkt. Es ist ein mobiles Aufhängungsfulcrum. Die klassische Literatur spricht von zahllosen Herzschmerzen, und die Physiopathologie steht dem in nichts nach!

In seiner unermüdlichen Bewegung ist das Herz auf der Suche nach einem Immobilitätspunkt, einem Punkt der Stille in sich selbst, um sich selbst, und damit nach einem Punkt der Nicht-Wahrnehmung, der einem Zustand der dynamischen Ruhe gleichkommt. In dieser Ruhe und dynamischen Stille wirken Kräfte oder Mächte auf die Strukturen ein, die jene Phänomene lenken, die gemeinhin als Transmutation bezeichnet werden. Diese Phänomene tendieren permanent zu einer Normalisierung der globalen Körperaktivität, zu einer Integration auf zellulärer Ebene, einem holistischen Mechanismus, einem Wunsch nach Geben und Teilen und letztlich auch zu einer Öffnung des Herzens gegenüber unserem Nächsten. Das Herz garantiert über seine pulsierende Funktion die Zirkulation der Flüssigkeiten, unter anderem die des Blutes. Es qualifiziert ständig das Volumen und die Kraft des Kreislaufs und des sich daraus ergebenden Austauschs. Damit ist es unsere Antwort auf die Belastungen der Schwerkraft und unsere Art, uns an die Funktion des kortikalen, muskulären und knöchernen Systems anzupassen.

In diesem Sinne sprachen wir in unseren Publikationen 1993 und 1995 von der Vision einer „flüssigen Drehscheibe“ innerhalb organisierter Systeme. Im vorliegenden Werk haben wir uns erneut mit den molekularen, membranösen, zellulären, tissulären und organischen Mechanismen befasst, die, ausgehend von fundamentalen Zusammensetzungen, innerhalb eines speziellen Umfelds und ab der Embryonalzeit eine langsame, aber konstante Transformation der Strukturen in eine Funktion ermöglichen, die sich bis zu unserem letzten Atemzug weiterentwickelt. Embryologische Daten bestätigen heute zunehmend die Existenz von zwei vaskulären Retentionsfeldern, die aus den auswandernden Mesodermzellen des Primärknotens entstehen. Das Herz kann nicht mehr als „einfaches“ Rohr betrachtet werden, es muss als eine Abfolge unterschiedlicher funktioneller Einheiten angesehen werden, in denen ein Programm für die funktionelle Entwicklung bestimmend wird. Die Faktoren MesP1 und MesP2 (posteriores Mesoderm 1 und 2) induzieren Veränderungen in den Zelllinien des primitiven Myokards, an denen auch die Pharyngealgewebe beteiligt sind. Dies erlaubt uns die Unterscheidung von zwei Feldern:

- ein primäres Herzfeld für die Hohlräume des linken Vorhofs und der linken Herzkammer und
- ein sekundäres Herzfeld für die rechte Herzkammer und den Conotruncus.

Seit 1989 haben wir bei vielen Gelegenheiten die Originalität dieser dynamischen, mit den Flüssigkeiten verbundenen Darstellungsweise hervorgehoben, die es uns erlaubt, nicht ausschließlich dem mechanischen Aspekt, einem Attribut der Struktur, anzuhängen. Die Allgegenwart der aus Natrium, Kalzium und Kalium bestehenden Ionentriade und ihrer spontanen Oszillation, die auf das vaskuläre, aus dem Mensenchym entstehende Epithelgewebe einwirkt, lässt im Rahmen der Entwicklung des osteopathischen Konzepts eine kontinuierliche, mit dem fetal-maternalen Moment beginnende, in Kaskaden ablaufende informative Verbindung erkennen. Sie besteht in einer spezifischen Rhythmizität, die als Motilität oder Mobilität auf Ebene der drei Herzen zu beobachten ist! Mit der Verdichtung der Informationen zur Dyade Struktur–Funktion haben wir den Begriff der *Continous Passivoscillatory Motion* im Rahmen unserer Lehrtätigkeit entwickelt.

Das uns zugängliche Wissen berücksichtigt nicht notwendigerweise die manchmal veränderlichen physiologischen oder pathologischen Gesetze, zwingt uns aber zu einem perzeptiven *Ecoute,* dank dessen wir das in der Tiefe der Herzkammern verborgene Geheimnis lüften können. Einem Archäologen gleich legen wir die verschiedenen Schichten frei und erwerben, jeder seinem eigenen Rhythmus folgend, in Freude und Schmerz, die erforderlichen perzeptiven Fähigkeiten. Jenseits des Patienten entsteht ein neuer Dialog mit den Geweben, den Zellen, es ist eine Suche, ein Warten auf ein dynamisches

Gleichgewicht, eine Suche nach dem Ausdruck der Nicht-Spannung, verbunden mit einem offenen Geist und einem wachen und feinen Sinn für die protopathische Berührung. Zwei Eigenschaften scheinen uns während der Behandlungen zugänglich:

- die elektrische Aktivität des Herzens und
- die Organisation der Volumina.

Um aber tatsächlich Zugang zum Herzen zu erlangen, dürfen die drei folgenden Aspekte nicht unberücksichtigt bleiben:

- Das Herz hängt von der Peripherie ab. Das venöse Rückflussvolumen organisiert die Herzfunktion für die arteriellen, venösen und lymphatischen Kammern.
- Das Herz ist fähig, die zum Ausdruck gebrachten dynamischen und metabolischen Werte zu verändern.
- Das Herz besitzt die Fähigkeit, sein eigenes inneres Milieu zu verändern, nicht nur über die Wirkung von Hormonen, sondern auch durch die Zirkulation in den Herzkranzgefäßen während der Systole und (in geringerem Maße) in der Diastole.

Die Information, das perzeptive kortikale Bild, das wir davon haben, ähnelt dem Abbild unserer Palpationserfahrungen und bezieht sich auf unsere analoge Analyse- und konzeptuelle Modellisierungsfähigkeit. Empfindungen wie Wärme, Vibration, Bewegung oder auch „Animation" (um hier einen von Emmanuel Swedenborg gebrauchten Begriff zu verwenden, der uns geeigneter erscheint) kommen aus einer ursprünglichen Quelle, die unsere Gewebe mit einem speziellen Licht erhellt. Dieses Licht, das von den inneren Qualitäten unserer Gewebe getragen wird, macht die für jeden von uns einzigartige perzeptuelle Qualität aus. Unabhängig davon, ob diese Qualität durch Motilität oder Mobilität, durch reziproken Austausch zum Ausdruck gebracht wird, bindet sie unser Bewusstsein durch Pulsieren, Impulse, Fluktuationen, Oszillationen in eine Vielzahl von Rhythmen in Raum und Zeit ein, in einen Prozess der Anerkennung ihrer Macht, ihrer Fähigkeiten, ihrer Freude, ihrer Schönheit und ihrer dynamischen Plastizität. Ihre fasziale Verbindung zu den knöchernen und viszeralen Elementen des Brustkorbs erhält die von physischen Parametern geprägte Dualität des Herzens zwischen hydrostatischem Druck und gasförmigem Lungendruck aufrecht. Das Herz ist der Waagebalken dieser beiden Drücke.

Vor dem Hintergrund des uns leitenden osteopathischen Konzepts verstehen wir die Universalität der Gesetze der Arterie in ihrer Fähigkeit zur „Musterbildung" (*Patterning*) der verschiedenen Flüssigkeiten des Körpers. In diesem Sinne verstehen wir die absolute und universale Herrschaft der Arterien und Venen und das, was der berühmte Satz von A. T. Still uns zu vermitteln versuchte. Wir müssen die embryologischen Prinzipien der Strukturierung studieren, denn die Prinzipien der Angiogenese und der Vaskulogenese greifen weiterhin in die physiologischen Veränderungen des Körpers ein, nicht nur im Hinblick auf seine inneren Bedürfnisse, sondern auch mit Bezug auf die Umwelteinflüsse, denen er unterworfen ist.

Das vorliegende Werk ermöglicht es uns erneut, unsere Erfahrungen weiterzugeben, sie mit anderen zu teilen und an die kontinuierliche Reihe von Schriften unserer Vorväter anzuknüpfen. Das Verfahren, das wir zur Beurteilung des Herzens vorschlagen, beginnt an der Peripherie des Gefäßbaums und setzt sich bis in sein Zentrum, das Herz und sein fasziales Umfeld, fort.

Drei Schritte lassen sich unterscheiden:

- Die Behandlung der Flüssigkeiten und der Hindernisse, die ihre Bewegung hemmen, scheint vorrangig.
- Die Behandlung des faszialen Umfelds des Herzens lässt eine Bewegungsfreiheit in seinen umhüllenden Strukturen entstehen und erhöht die Effizienz seiner elektrischen Aktivität.
- Die Evaluierung der Bewegungsfreiheit des Herzens (Mobilität – Motilität) als isoliertes Einzelorgan auf der Grundlage seiner eigenen Parameter könnte den krönenden Abschluss dieser Publikation bilden.

Wenn die Therapeuten dieses Behandlungsprotokoll respektieren, verbessern sie unserer Auffassung nach ihre Chancen, das Läsionsniveau zu finden und behandeln zu können oder einfach die kardiovaskuläre Funktion – und folglich die **Gesundheit** – zu unterstützen. Möge dieses Buch in all jenen, die das „Juwel des Herzens" zu vorschnell beiseite gelegt haben, den Wunsch entstehen lassen, ihre Arbeit wieder aufzunehmen und mit perfektionierten und besonders gut geschliffenen Werkzeugen das Glück zu empfangen, das uns bei der Vorbereitung und der Präsentation dieses Werks zuteil wurde.

Dieses manchmal hermetisch erscheinende Buch sollte immer wieder aufs Neue gelesen und studiert werden, um das Wesentliche zu vertiefen und zu entdecken. Dank dieser Vorgehensweise nähern wir uns dem außerordentlichen Konzept der Osteopathie an. Es ist das Konzept einer aus Soma, Psyche und Pneuma bestehenden Medizin, das über die Einbindung in sein Umfeld eine grundlegende Einheit bedingt.

Denn aus dem wiederholten und intensiven Austausch entsteht, durch ein inneres Lächeln, das höchste Gefühl.

„Durch eures Blutes Ströme send ich sie
Bis an den Hof, das Herz – den Thron, das Hirn,
Und durch des Körpers Gäng und Windungen
Empfängt der stärkste Nerv, die feinste Ader
Von mir den angemeßnen Unterhalt,
Wovon sie leben."

(William Shakespeare, Coriolanus, erster Aufzug, erste Szene, 1607, übersetzt von Dorothea Tieck)

Vielleicht sollten wir darin eine logische Fortsetzung der Arbeiten des Hl. Thomas von Aquin und des „De Motu Cordis" von 1270 sehen?

Nun verstehen wir, dass alles hienieden nur Poesie ist … oder es zumindest sein sollte!

Glossar der Kausal- und Molekularembryologie

Anaphase Dritte Phase der Mitose, in der sich die Chromatiden eines Chromosoms trennen und mit Hilfe von Zugfasern des Spindelapparats zu den entgegengesetzten Polen der Zelle transportiert werden.

Animaler Pol Oberer Bereich der Eizelle, an der Spitze der animalen Hemisphäre vorhanden (enthält wenig oder keinen Dotter), nahe am Kern gelegen.

Antisens-RNA Komplementäre RNA einer spezifischen RNA, maskiert durch die Hybridisierung der spezifischen RNA deren Funktion.

Apoptose Eine Form des programmierten Zelltods, zeichnet sich durch die Kondensierung des Chromatins aus, während die meisten Organellen noch funktionsfähig sind.

autokrin Eigenschaft chemischer Botenstoffe, die auf die absondernde Zelle selbst wirken.

Blastomer Embryonale Zelle, die durch die zygotische Zellteilung (Furchung) entsteht.

BMP Bone morphogenetic Proteins (knochenmorphogenetische Proteine); Signalproteine aus der Familie der TGF, welche die Knochenbildung stimulieren. Sind teilweise an der mesodermalen Induktion oder an der Entwicklung der Extremitätenknospen bei Wirbeltieren beteiligt.

Cadherin Transmembranäres Glykoprotein für eine spezifische und selektive Form der interzellulären Adhäsion. Cadherine sind kalziumabhängig.

Calmodulin (CaM) Kalziumbindendes zytosolisches Protein mit vier Ca^{2+}-Bindungsstellen, die als Relais für Kalziumsignalwege dienen.

Chordamesoderm Bereich des axialen Mesoderms des Embryos von Wirbeltieren, das die Chorda dorsalis bildet.

Chromosom ein aus einem langen DNA-Molekül und Proteinen bestehendes Element.

Cycline Proteine, deren intrazelluläre Konzentration während des Zellzyklus schwankt.

Determination Prozess, der die Differenzierung einer embryonalen Zelle unwiderruflich festlegt.

Differenzierung Prozess, durch den sich eine Zelle in einen bestimmten Zelltyp entwickelt.

DNA Desoxyribonukleinsäure; langes Kettenmolekül (Polymer), bestehend aus Nukleotiden, die jeweils eine der vier organischen Basen Adenin (A), Thymin (T), Guanin (G) oder Cytosin (C) enthalten. Die DNA ist Trägerin der Erbinformation.

Dotter Syn: Vitellus. Gesamtheit der im Zytoplasma der Eizelle während der Wachstumsphase vorhandenen Reservesubstanzen, die in den ersten Phasen der embryonalen Entwicklung verwendet werden.

EGF Epithelial Growth Factor (epidermaler Wachstumsfaktor); Familie von Peptiden, die von zahlreichen Zelltypen (Fibroblasten, Neuroblasten, Glioblasten, Chondroblasten) gebildet werden. Sie stimulieren die Proliferation und die Differenzierung.

Ektoderm Syn: Ektoblast. Äußerstes Keimblatt, aus dem sich das Nervengewebe und die Epidermis entwickeln.

Embryo noch nicht autonomer, in Entwicklung befindlicher Organismus.

Embryogenese Frühentwicklung des Embryos ab dem Zygotenstadium.

endokrin Funktionsweise einer Drüse, die ihre Substanz in das innere Milieu ausscheidet (Blut der Wirbeltiere).

Entoderm Syn: Entoblast. Inneres Keimblatt, aus dem die Epithele des Verdauungs- und Atmungssystems entstehen.

Entwicklungsgene Gene, die Einfluss auf die Polarität des Embryos und die Spezifizierung seiner Körperbereiche haben. Sie spielen eine Rolle bei der Morphogenese, dem Wachstum und der Differenzierung der Zellen und bei der Regulation dieser Mechanismen.

epigenetisch Durch Umwelteinflüsse bedingt; Bezeichnung für Faktoren aus dem Umfeld des Organismus, welche die Expression des genetischen Programms während der Ontogenese verändern.

Extrazelluläre Matrix komplexes Geflecht an extrazellulären, vor allem von den Fibroblasten (und den Mesenchymzellen) ins Bindegewebe sezernierten Makromolekülen. Dieses die Zellen umgebende Netzwerk enthält hauptsächlich Faserproteine (Kollagen, Elastin, Fibronektin, Laminin) sowie Glykosaminoglykane und Proteoglykane, die aus dieser Matrix ein hydratiertes Gel machen. Die Matrix hat eine mechanische Rolle (strukturelle Stütze der Zellen), ist aber auch an der Embryonalentwicklung und der Funktion der Zellen beteiligt.

FGF Fibroblast Growth Factor (Fibroblasten-Wachstumsfaktor); Familie von Wachstumsfaktoren, die von zahlreichen Zelltypen gebildet werden, deren Proliferation sie stimulieren. Sie inhibieren die Differenzierung zahlreicher Stammzellen und bilden Induktionssignale für die Embryonalentwicklung.

Fibroblast Bindegewebszelle, die verschiedene Komponenten der Matrix sezerniert.

Furchung Teilung des Zygoten mittels Abschnürung durch aufeinanderfolgende Mitosen ohne Zunahme des Gesamtvolumens (die Blastomere werden immer kleiner), die bei Wirbeltieren zur Entstehung der Morula führt.

Gene Gesamtheit der DNA-Sequenzen, welche die regulierte Produktion von Struktur-RNA oder Messenger-RNA ermöglichen, die eine spezifische Polypeptidkette kodieren.

Genom Gesamtheit der Erbinformation eines Organismus oder einer Zelle.

Genotyp Gesamtheit der codierenden Elemente des Genoms, die zur Expression des Phänotyps führen.

Goosecoid Gen, das für einen Homöodomaine-Transkriptionsfaktor codiert. Es wird im Primitivknoten von Säugetieren exprimiert. Die Expression dieses Gens induziert die morphogenetischen Bewegungen der Gastrulation und führt zur Differenzierung der im Embryo am weitesten anterior liegenden Mesodermzellen zu Entodermzellen.

Hedgehog Segmentales Polaritätsgen.

Homöobox Eine die Homöodomäne codierende DNA-Sequenz.

Homöodomäne Helix-turn-Helix-Motiv enthaltende Polypeptid-Domäne, welche die Bindung des Faktors an die DNA vermittelt und durch eine insbesondere in den HOM- und Hox-Genen vorhandene Homöobox codiert.

Homöogene Gene, die in ihrer codierenden Sequenz ein Motiv vom Typ Homöobox enthalten.

Homöotische Gene Gene, deren Produkte die besondere Qualität und Identität einer Zellgruppe oder eines Körperbereichs bestimmen.

Hox Familie von Homöogenen der Wirbeltiere, die für Transkriptionsfaktoren mit Homöodomänen kodieren und an der Entwicklung der positionellen Identität entlang der anteroposterioren Achse im Rhombenzephalon und in den Somiten beteiligt sind. Sie wirken auch an der Entwicklung der Extremitätenknospen mit.

HTH Helix-turn-Helix-Motiv; Bestandteil von DNA-bindenden Polypeptiden.

Induktion Auslösung eines Signals während verschiedener embryonaler Entwicklungsstadien durch eine kompetente embryonale Zelle, die dieses Signal aufnehmen kann. Das Induktionssignal induziert die kompetente Zelle, sodass diese unwiderruflich eine spezielle Differenzierung annimmt.

Integrine Moleküle aus der großen Familie der Transmembranproteine. Sie sind an der Zelladhäsion, der Herstellung von fokalen interzellulären Kontakten durch Anhäufung von Integrinen (Clustering) beteiligt. Ihre Rolle bei der Signaltranskription (vom Inneren zum Äußeren der Zelle und umgekehrt) ist von wesentlicher Bedeutung für die Anpassung der Zelle an ihre Umwelt, für die Differenzierungsmechanismen und für die spezifischen interzellulären Erkennungsprozesse.

Interphase Längste Phase des Zellzyklus, welche die beiden mitotischen Zellteilungen trennt und sich aus einer ersten Phase des Zellwachstums (G1), einer DNA-Replikationsphase (S) und einer zweiten Wachstumsphase (G2) zusammensetzt.

Intron Transkribiertes, aber nicht codierendes DNA-Segment; die im primären Transkript vorhandenen Intronkopien werden bei der Reifung dieses Transkripts herausgeschnitten, sodass die reife funktionelle RNA kein Intron enthält.

Karyotyp Gesamtheit der durch ihre Anzahl, Größe und Form erkennbaren Chromosomen einer Zelle, eines Individuums oder einer Spezies.

kaudal Zum posterioren Teil des Embryos gerichtet.

Kollagen Fibröses Glykoprotein, das in allen Stützgeweben (Haut, Sehnen, Bänder, Skelett) vorhanden ist.

kranial Zum anterioren Teil des Embryos gerichtet.

Maternale mRNA Messenger-RNA (Boten-RNA) aus der Transkription maternaler Gene, die sich in der Eizelle ansammeln und an den ersten Teilungen des Zygoten beteiligt sind. Die maternale mRNA wird in der Folge abgebaut und durch mRNA ersetzt, die durch die differenzierte Aktivierung der Zygotentranskription entsteh

RMeiose Gesamtheit der aufeinanderfolgenden Zellteilungen, der eine Phase der DNA-Replikation vorausgeht und die aus der ursprünglichen diploiden Zelle vier haploide Zellen entstehen lässt. Die erste als Reduktionsteilung bezeichnete Teilung trennt die homologen Chromosomen. Die zweite als Äquationsteilung bezeichnete Teilung trennt die beiden Chromatiden von jedem Chromosom.

Mesothel Einfaches Epithel, das die serösen Körperhöhlen auskleidet (z. B. Peritoneum).

Metaphase Stadium der Kernteilung, die sich durch die Anordnung der Chromosomen am Äquator der Zelle auszeichnet.

Mitose Eukaryotische Zellteilung, in deren Verlauf die Chromosomen sichtbar werden. Sie führt zur Aufteilung von zwei identischen Chromosomengruppen in zwei Tochterzellen, die somit genetisch identisch sind. Die Mitose erfolgt in vier Phasen: Prophase, Metaphase, Anaphase und Telophase.

Morphogenese Gesamtheit der anatomischen und physiologischen, im Laufe der Entwicklung stattfindenden Veränderungen.

Myogenese Embryonaler Entwicklungsprozess, bei dem aus den Mesodermzellen der Somiten zunächst Myoblasten und dann Myotubuli gebildet werden, die zu Muskelfasern verschmelzen.

Myotubuli Differenzierte myogene Zellen mit mehreren Zellkernen, die durch die Verschmelzung der Myoblasten und der Vorläufer der Muskelfasern entstehen.

N-CAM Neural Cell Adhesion Molecule; Zelladhäsionsmoleküle der Neuronen. Diese kalziumabhängigen Transmembranproteine ermöglichen die Herstellung von Verbindungen zwischen Neuronen.

Nodal Gen, das für ein zur Gruppe der TGFb gehörendes Protein codiert und dessen Expression für die Bildung des Primitivknotens notwendig ist. Es wird zu Beginn der Gastrulation in den Zellen exprimiert, die den Hensen-Knoten umgeben, und ist an der Entstehung des Mesoderms beteiligt.

Ontogenese Entwicklung des Individuums, vom befruchteten Ei bis zur adulten Phase.

parakrin Eigenschaft chemischer Botenstoffe, die durch eine Zelle produziert und in das extrazelluläre Milieu verteilt werden und auf die benachbarten Zellen wirken.

PDFG Plateled derived Growth Factor (Blutplättchen-Wachstumsfaktor); heterodimerische, von den Blutplättchen und anderen Zelltypen produzierte Proteine. Sie stimulieren lokal die Proliferation von Fibroblasten, Myoblasten und Glioblasten.

Phänotyp Gesamtheit der beobachtbaren Merkmale eines bestimmten Organismus oder einer Zelle, insbesondere durch den Genotyp.

Prächordales Mesoderm Gesamtheit der Mesodermzellen, die im Laufe der morphogenetischen Bewegungen der Gastrulation der Wirbeltiere als erstes migrieren und den anteriorsten Teil der Mesodermstruktur, die so genannte Chordalplatte, bilden. Aus diesem Teil des Mesoderms entsteht das kraniale Mesenchym, aus dem ein Teil des Skeletts und des Mesoderms des Kopfs gebildet wird.

Prophase Erste Phase der Mitose, in der die Chromosomen sich kondensieren und die mitotische Spindel Form annimmt.

Retinsäure Eine durch die Oxidation von Retinol (Vitamin A) entstehende Verbindung, reguliert über Kernrezeptoren die Expression bestimmter Gene während der Morphogenese.

Rezeptor Jedes Molekül, das in der Lage ist, ein anderes spezifisches Molekül zu erkennen, das Träger einer Information ist. Die Rezeptoren befinden sich in den verschiedenen Membranen und im Zellkern.

RNA-Polymerase Enzym, das an einen DNA-Promoter bindet, die Doppelhelix öffnet und die RNA-Synthese bei der Transkription der DNA katalysiert.

Segmentierung Teilung (oder Furchung) der Zygote in eine wachsende Zahl von Blastomeren.

Sonic Hedgehog Während der Entwicklung der Wirbeltiere exprimiertes Gen. Es codiert ein sezerniertes Protein, das an den embryonalen Induktionsprozessen (Ventralisierung des Neuralrohrs, Induktion des Sklerotoms und Polarisierung der Extremität) beteiligt ist.

Telophase Vierte und letzte Phase der Mitose, in deren Verlauf die beiden Gruppen von Tochter-Chromosomen sich dekondensieren und mit einer Kernmembran umgeben werden, während gleichzeitig die Zytokinese endet.

Totipotenz Eigenschaft nicht differenzierter Zellen oder Gewebe, aus denen jeder differenzierte Zell- oder Gewebetyp entstehen kann.

Vegetativer Pol Unterer Bereich der Eizelle, dem animalen Pol entgegengesetzt. Bildet den Pol der vegetativen Hemisphäre (reich an Dotter).

Wachstumsfaktor Gruppe von Polypeptiden, die von zahlreichen Zelltypen sezerniert werden und im Allgemeinen lokal (parakrin bzw. autokrin) die Proliferation bzw. die Differenzierung stimulieren. Manche Wachstumsfaktoren (FGF, TGFb) sind Induktionssignale, die an der mesodermalen Induktion beteiligt sind.

Zinkfinger Polypeptid-Motiv, das spezifisch mit der DNA interagiert und bei manchen Transkriptionsfaktoren vorhanden ist. Es besteht aus einer Aminosäurenkette, die durch den Einbau eines Zinkatoms (Zinkfinger) eine schleifenförmige Struktur annimmt.

Zygote Diploide Zelle, Ergebnis der Befruchtung der weiblichen Gamete (Eizelle) durch die männliche Gamete (Samenzelle).

Zygotische Gene Gene des Genoms des Zygoten, deren Ursprung somit entweder von der Mutter oder vom Vater stammt. Die Transkription dieser Gene erfolgt mit Bezug auf die Befruchtung zeitversetzt, sodass der Beginn der Embryonalentwicklung ausschließlich von maternalen Genen kontrolliert wird.

Zytokine Bezeichnung für eine Gruppe von Peptiden, die vor allem die Proliferation und die Differenzierung von Zellen einleiten oder regulieren. Sie werden von zahlreichen Zellen synthetisiert und wirken lokal parakrin oder autokrin (IGF, EGF, FPF, NGF, BDNF, NT-IL(s), Interferon, …). Prostaglandine gehören ebenfalls in diese Kategorie.

Weiterführende Literatur

Abeshera A. Traité de médecine ostéopathique. Tome 1. Paris: Edition Maloine, 1986.

Ajdari A, Prost J. L'asymétrie fait la force. Scientific American (FR) 1994(201):15.

Alberts B et al. Biologie moléculaire de la cellule. Paris: Edition Flammarion, 1993.

Aubert AE et al. Contactless detection of heart movement with a laser. Acta Cardiol 1988;43(3):263–267.

Baillet J, Nortier E (eds.). Précis de physiologie humaine. Tome 1, Paris: Edition Ellipses 1991.

Barral JP. Médecine ostéopathique: Le thorax. Paris: Edition Maloine 1989.

Barral JP, Mercier P. Manipulations viscérales. Paris: Edition Maloine 1983.

Bates, B. Guide de l'examen clinique p. 171. Paris: Edition MEDSI 1985.

Beauthier JP. Lefèvre P. Traité d'anatomie. De la théorie à la pratique palpatoire. Tome 3. Edition de Boeck Université 1993.

Becker RE. Life in Motion. The Osteopathic Vision of Rollin E. Becker DO. Portland Oregon: Ruda Press 1977.

Belollavex M. Three and four dimensional cardiovascular ultrasound imaging: A new era for echocardiography. Mayo Clin Proc 1993;68(3):221–240.

Benditt J. Genetic Skeleton. Scientific American 1998;259(1):40.

Benninghof A. Spaltinien am Knochen. Eine Methode zur Ermittlung der Architektur Platter Knochen. Anatomischer Anzeiger Berlin 1925.

Benninghof A. Anatomie des Menschen; München – Wien – Baltimore: Urbain und Schwarzenberg 1948.

Benveniste J. Physiological Revue Letter 61: 1.085 Ed. Colloque 8/5/93 Paris 1988.

Bernard J. La légende du sang. Paris: Edition Flammarion 1992.

Pansky B. Embryologie. Paris: Edition Ellipses 1986.

BIchat X. Traité des membranes en général. Transl. Coffin JG. Boston: Cummings and Hilliard 1813.

Bienfait M. Bases physiologiques de la thérapie manuelle et de l'ostéopathie. Paris: Spek 1991.

Biland M. De la mobilité des os du crâne. Mémoire D. O., IWGS 1994.

Blechschmidt E. Embryologische Untersuchungen unter funktionellen Gesichtspunkten. Acta Anat 1955;24:339–392.

Blechschmidt E. Die ortsgemäße Entwicklung des Herzen Z Anat Entw-Gesch 1943;112:680–693.

Blechschmidt E. The beginnings of Human life. New York: Springer 1989.

Blechschmidt E. Die vorgeburtlichen Entwicklungsstadien des Menschen. Basel: S Karger 1960.

Blomström-Lundquvist C et al. Ventricular Dimension aand Wall Motion assessed by echocardiography in patients with arrhythmogenic right ventricular dysplasia. Eur Heart J 1998;9(12):1291–1.302.

Bouchet A, Cuilleret J: Anatomie descriptive et fonctionnelle. Lyon: Simep 1983.

Bouligand Y. La morphogenèse de la biologie aux mathématiques. Paris: Edition Maloine 1982.

Bourget P, Karcher G. L'imagerie médicale, Edition Flux 1994;163 :40.

Glover D et al. Un architecte des cellules: Le Centrosome. Pour la Science 1993;91:50–58.

Brandenburg RO et al. Cardiology: Fundamentals and Practice. Chicago: Year Book Medical 1987. p. 916–923.

Bricou N. Embryologie cardiaque. Paris : Edition Tempo medical Maloine 1984.

Danjon JL-Symposium A. I. P. F. Edition Parmentier 1989–2005.

Deason WJ. Dr. Still – non comformist. How the „Old Doctor" Reached his Conclusions on Osteopathy. In: The Osteopathic Professi-on1934;11:24.

Duval AJ: Introduction aux techniques ostéopathiques. Paris: Edition Maloine 1976.

Educational Council on Osteopathic Principles of the American Association of College of Osteopathic Medicine: Glossary of Osteopathic Terminology.

Fix JD, Dudek R, Gorny Ph. Embryologie humaine. Edition Pradel 2004.

Fulford. R.: Dr. Fulford's Touch of life. New York: Pocket Books 1997.

Gorny PH. Histoire de la cardiologie de la préhistoire à nos jours. Paris: Roger Dacosta 1985 Paris 1985.

Ghanassia E, Procoureur V. Embryologie. Edition Estem 1999.

Harvey W. Exercitatio Anatomica de Motu Cordis et Sanguinis in Animalibus. Frankfurt: 1.628.

Herbert JL et al. Angiographic right and left ventricular function in arrhythmogenic right ventricular dysplasia. American Journal of Cardiology 2004;15(93):728–733.

Magoun HL. Osteopathy in the Cranial Field., 2nd ed. Kirksville, Mo: The Journal Printing Company 1966.

Netter F. Heart. Ciba Collection. Basel: Ciba Pharmaceutical Company 1987.

Onsager LW.: The Personal Library of A. T. Still, revised 2001. Unpublished paper, Museum of Osteopathic Medicine, Kirksville, Mo.

Sagawa K. The end-systolic pressure-volume relation of the ventricle: definition, modifications and clinical use. Circulation 1981;63(6):1.223–1.227.

Still AT. Early Osteopathy in the Words. Kirksville, Mo:The Thomas Jefferson University Press 1991.

Still AT. Tongue of a Buzzard., Journal of Osteopathy 1894 July:1(5).

Still AT Autobiography of A. T. Still with a History of the Discovery of the Science of Osteopathy. 1st ed. Kirksville Mo, 1897.

Still AT. Autobiography of A. T. Still with a History of the Discovery and Development of the Science of Osteopathy by A. T. Still. Kirksville Mo: rev. ed. 1908.

Still AT. Osteopathy Research and Practice. Kirksville, Mo: The Journal Printing Company 1992.

Still CE jr. Frontier Doctor Medical Pioneer. The Life and Times of A. T. Still and His Family. Kirksville Mo: The Thomas Jefferson University Press 1991.

Strand-Sutherland A. With Thinking Fingers. Indeanapolis: The Cranial Academy 1962.

Sutherland WG. Teachings in the Science of Osteopathy. Cambridge Ma: Rudra Press 1990.

Sutherland WG. The Cranial Bowl. Mankato:Free Press 1994

Testut L, Latarjet A. Traité d'anatomie humaine. Paris: Edition Doin 1931.

Tuchmann-Duplessis H, Haegel P. Embryologie, organogenèse. Paris: Edition Masson 1991.

Walter GW. Osteopathic Medicine Past and Present. 3. ed. Kirksville Mo: Edition KCOM 1993.

Walter GW. The First School of Osteopathic Medicine. Kirksville Mo: The Thomas Jefferson University Press 1992.

Walter GW. The first D. O. Still Andrew Taylor. Kirksville Mo: Edition KCOM 2004.

Van Den Heede P, Le Calves F, Montconduit D. Ile de Pâques: A la rencontre du Mana. Paris : Edition Albin Michel 1993.

Van den Hede P. International conference of osteopathic paediatric medicine, June 2000, Utrecht NL.

Van Den Heede P. The importance of osteopathic visceral techniques for the development of the young brain. De Osteopaat, 1(2); 18–23, 2000.

Register

A

A. axillaris 103
ABP 69
A. brachiocephalica 145
A. bronchialis 103
A. carotis 95, 146
A. carotis communis 103
A. carotis externa 103
A. carotis interna 146
ACE 107
Acetylcholin 107
A. coronaria 94, 103
Actin binding Protein, *Siehe* ABP
Adenosin 116
Adenosindiphosphat, *Siehe* ADP
Adenosinmonophosphat, *Siehe* AMP
Adenosintriphosphat, *Siehe* ATP
Adhäsion 69
- interzelluläre 94
Adhäsionsmoleküle 68
Adhäsionsprotein 42
ADH 109
Adipositas 97
A. dorsalis 92
ADP 113
Adplantation 46
Adrenalin 114
A. femoralis 103, 143
A. iliaca communis 103
Akromioklavikulargelenk 145
Akrosomenreaktion 41
Aktin 16, 69, 81, 113, 118
Aktin-Bindung 69
Aktinfilamente 43, 54, 56, 69, 94, 111, 117
- Polymerisierung 118
Aktin-Myosin-Bindung 24, 70, 114
Aktin-Myosin-Wechselwirkung 105
A. lienalis 103
ALK 73
Allantois 77
Allantois-Stadium 76, 87–94
Allgemeine osteopathische Behandlung (AOB) 143
Allostase 140
Alpha-Aktinin 69
A. mesenterica
- inferior 155
- superior 155, 77
Aminosäuren, transmembranärer Austausch 109
Amnionhöhle 59
AMP 114
Anaphase 169
Anastomose 52, 86
- retroperitoneale 151
- vaskuläre 150
Anchoring 94
ANF 115
Angiogenese 69, 76
- Inhibitoren 85
- Stimulatoren 85
Angiostatin 69
Angiotensin 107
Angiotensin Converting Enzyme, *Siehe* ACE
Angulus venosus 151
Animaler Pol 169
ANP 107
Anspannung, der Gefäße 107
Antidiuretisches Hormon, *Siehe* ADH
Antisens-RNA 169
Antrum 39
Anuli fibrosi cordis 16, 83, 92, 94
A. omphalomesenterica 86
Aorta 103
- abdominalis 155
- ascendens 16, 87, 95
- descendens 16, 95
- dorsalis 86
- ventralis 87
Aortenbogen 83, 115
Aortendruck 20
Aortenklappen 92
A. pharyngea 92
Apoptose 8, 39, 61, 73, 83
A. pulmonalis 16, 87, 95
AQP 108, 128
Aquaporine, *Siehe* AQP
Arachidonsäure 107
Arachnoidea 83, 109, 130
A. renalis 103
Arginin 107
Arterien
- Anatomie 103–106
- -wand 103
Arterienzellen
- Differenzierung 69
- Teilung 69
Arteriole, kortikale 138
Arteriolensystem 68, 86
Arteriosklerose 97, 115
Articulatio
- acromioclaviculare, *Siehe* Akromioklavikulargelenk
- sternoclaviculare, *Siehe* Sternoklavikulargelenk
Articulatio scapulohumerale 145
Astrozyt, Endfüßchen 108
A. subclavia 103
Asymmetrie
- chemische 65, 71
- dorsoventrale 35
- elektrische 65, 71
- entodermale 73
- ionische 82
- molekulare 82
- organische 80, 82
Atelektase 115
Atemfunktion 19
Ätherische Energie 66
A. thoracica interna 103
Atlantookzipitalgelenk 151
- Drainage 153
- Kompression 149
ATPase 23, 43, 65, 109, 112, 114, 117
ATP 113, 117
Atrialer natriuretischer Faktor, *Siehe* ANF
Atriales natriuretisches Peptid, *Siehe* ANP
Atrium-Ventrikel 91
Aufhängung, ligamentäre 16, 24, 138
Aufhängungsfulcrum 17, 27, 72
A. umbilicalis 86
Ausgleichsbehandlung, für die Zirkulation 143
Ausstrom
- von Blut 99
- von Kalzium 111
Ausstrombahn 16, 65, 83
Austausch
- lymphatischer 158
- venöser 158
Austreibung 20, 92
- systolische 21, 157
Austreibungsfunktion, von Flüssigkeiten 70
Austreibungsgefäße 83
Austreibungskammer 22
Austreibungsöffnung 91
Austreibungspunkt 24
Austreibungsvolumen, systolisches 23
Austreibungswiderstand 22

B

Balance Point 72
Barorezeptoren 132
Basalmembran 108
Befruchtung 41
Belastungen, biodynamische 61
bFGF 64
Biodynamisches Modell 4
Blastem 71, 76
Blastomer 169
Blastozyste 43, 59, 61, 71
Blastozystenhöhle 43, 61
Blut
- Absorptions- und Rückflussphase 138
- als Transportmedium 100
- Beschleunigungs- und Verteilungsphase 138
- elektromagnetisches Potenzial 101
- feste Phase 19
- flüssige Phase 19
- Regulation der Durchflussmenge 107
- retropertoneales 151
- Ultrafiltration 127
- Viskosität 90
Blutbildung 62, 77
Blutgewebe 69, 106
Blut-Hirn-Schranke 109
Bluthochdruck 115
Blutkreislauf, Entwicklung 91, 95
Blutplasma 19, 109
Blutstrom 90
- Kompressionskräfte 103
- plazentarer 62
- Scherkräfte 103

- Spiralbewegung 88
- Strömungsgeschwindigkeit 88
- Torsionsmuster 90
- umbilikaler 154
Blutvolumen 99, 133
- abdominales 157
- intraperitones 154
- Synchronisierung 154–157
Blutzirkulation 16
- osteophatische Behandlung 144
BMP 69, 73, 80, 81, 82, 169
Bone morphogenetic Protein, *Siehe* BMP
Boten-RNA, *Siehe* mRNA
Bradykinin 107
Brownsche Molekularbewegung 28, 70
Brownsche Ratsche 118
Bulbus cordis 54, 87
Bulbus occuli 146
B-Welle 118
B-Wellen 160

C
Cadherin 68
Cadherin 169
Cadherin-Expression 68
Calbindin 134
Calciprotein 111
Calsequestrin 134
CAM 38, 68, 111, 114, 169
cAMP 91
Cassinische Kurven 91
cDNA 52
Chemotropismus 138
Chiralität 66, 88
- von Kollagen 93
Chondroitinsulfat 92
Chondrozyten 92
Chordae tendineae 92
Chordamesoderm 47, 169
Chordin 80
Chordomesoblast 77
Chorionhöhle 59
Choriozytotrophoblast 49
Choroidepithel 130
Chromosom 169
Cisterna
- ambiens 158
- cerebellomedullaris 158
- chyli 158, 159
- interpeduncularis 158
Claudine 94
Compliance
- arterielle 21, 103
- atriale 100
- des Gewebes 92
- ventrikuläre 100
Connexin 88
Conotruncus 87, 89
- -knoten 91
CPM 112
CRI 53
CV4-Technik 160
C-Wellen 160
CX 43, *Siehe* Connexin
Cycline 169

D
Dekompensationsmuster 15
Dephosphorylierung 8, 111
Depolarisation
- der Muskelfasermembran 115
- der Plasmamembran 110
- des Transmembran-Potenzials 65
- oszillatorische 118
Depolarisationspunkt 6
Desmosom 94
Desoxyribonukleinsäure, *Siehe* DNA
Determination 169
Diabetes 97
Diaphragma 1, 88, 138
- Entspannung 140, 145
- Expansion 148
- Neuralisierung 88
- thorakales 140
Diaphragmaarkade 146, 151
- Kompression 148
Diaphragmaschenkel 88
Diastole 21, 66, 70, 88, 113, 115
Dihydropyridinkanäle 117
Dilatation
- der Herzkammern 115
- der Venen 101
- des Herzschlauchs 52
- diastolische 113
DNA 52, 61, 169
DNAH-11 82
DNA, komplementäre, *Siehe* cDNA
Dorsalflexion 159
Dottersack 47, 59, 123
- -gefäße 86, 95
- -kreislauf 95
- -stadium 76–87
Drainage
- der Sternoklavikularregion 152
- des Atlantookzipitalgelenks 153
- des Sinus sagittalis 160
- des Sinus venosi 160
- venöse 150–154
Druck
- abdominaler 157
- Aortendruck 20
- arterieller 24, 95, 107
- - Regulierung 132
- der Herzgallerte 83
- des Kolons 54
- des venösen Systems 113
- enddiastolischer 20
- endsystolischer 23
- hydrostatischer 128
- intraabdominaler 154
- intrakardialer 156
- intrakranialer 153
- intraperitonealer 151
- intrathorakaler 153, 157
- intraventrikulärer 100
- osmotischer 52, 128
- partieller Sauerstoffdruck 107
- transversaler 28
- Überdruck in der Zelle 39
- ventrikulärer 20

Druckgradient
- arterio-veno-lymphatischer 20
- osmotischer 52
Druckkammer, ventrikuläre 20
Drucksäule, hydrostatische 116, 139
Druck-Volumen-Diagramm 20
Druck-Volumen-Kurve 21
Druck-Volumen-Verhältnis 20, 99, 139, 157
- Korrektur 150
Ductus
- arteriosus 95
- cuvieri 86
- venosus 95
- venosus hepatis 98
Dunkle Energie 6
Dunkle Materie
- heiße 6
- kalte 6
Dura mater 83
Dynein 82

E
E-Cadherin 48
- Synthese 61
Ecoute 27, 29
- am Foramen Magnum 161
EDCF 91, 107
EDRF 107
EGF 64, 169
Einstrom
- von Blut 99
- von Kalzium 111, 115
- von Natrium 111
Einstrombahn 16, 65, 83
Ektoblast 76
Ektoderm 47, 72, 169
Elastance
- arterielle 23
- endsystolische 22
Elastin 103, 113
Elektrizität
- der Zelle 52, 109
- des Körpers 13
- flüssige 72
- Potenzial, elektrisches 59
Elektrolyse 69
Elektrolyt 128, 139
Elektromagnetismus 4, 24, 52, 70, 160
Elektrotropismus 138
Embryoblast 43, 76
Embryogenese 1, 67, 140, 169
- biodynamische 35, 67–72
Emergenz 28
Empfängnis 40
Endokard 68, 91, 119
Endostatin 69
Endothel
- Anatomie 106–110
- endokrine Aktivität 101
- Gehirnkapillaren 107
- vaskuläres 97
Endothelin 107
Endothelium derived Contracting Factor, *Siehe* EDCF

Endothelium derived Relaxant Factor, *Siehe* EDRF
Endothelzellen 94
Entelechie 8
Entoblast 76
Entoderm 47, 72, 169
Entropieproduktion 4
Entspannung
- der Gefäße 107
- der glatten Muskelzellen 105, 111
- des thorakalen Diaphragmas 140
- isovolumische 20
- ventrikuläre 22
Entwicklungsachse
- elektrische 56
- embryonale 75
E.O.N 14
Ependym 130, 131
Epiblast 48, 59, 71
Epibolie 48
Epidermal Growth Factor, *Siehe* EGF
Epigenese 63
Epikard 16, 119
Ernährungsfluss 89
Ernährungsströme 56
Erythrozyten 19
- Agglutination 54
- elektrische Stimulierung 71
Eustachische Röhre 82
Evolutionstheorie 35
Exhalationsphase 53
Exozöl-Membran 47
Exozyste 49
Expansion
- bioelektrische 50
- molekulare 50
Extrazelluläre Matrix 169

F
Fascia
- adherens 94
- buccopharyngea 89
- pericardiaca 89
- pharyngobasilaris 116
Fast Tide 53
Faszien 11, 15, 30, 59, 132
- Restriktion 137
Faszienmuster 15
Faszienorganisation 113
Faszienspannungen 116
Feldtheorie 6
FGF 64, 68, 82, 83, 92, 169
FGF-1 48
Fibroblast 103, 169
Fibroblastenzellen 105
Fibroblast Growth Factor, *Siehe* FGF
Fibronektin 45, 59, 68, 76, 83, 169
Filopodien 118
Filum coronarium 92
Fluktuation
- der Herzaktivität 120
- der Kalziumoszillation 135
- des Liquor cerebrospinalis 27, 82, 132
- funtkionelle 4
- transmembranäre 117
Flüssigkeitsdynamik 128
Foramen caroticum 146
Foramen magnum 161
- Ausgleichstechnik 162
Foramen ovale 98
Fossa iliaca 159
Fossa supraclaviculare 159
Frank-Starling-Mechanismus 113
Fulcrum 8, 54, 66, 72, 83
- funktionelles 49
- Gewebe-Fulcrum 49
Funktionsfeld
- anteriores arterielles 74
- hämodynamisches 73
- posteriores venöses 74
Funktionsphasen des Herzens 19

G
Gamma-Wellen 160
Gap Junctions 82, 94
Gastrulation 35, 49, 61, 169
GATA 73, 92
Gefäßachsen 16
Gefäßwiderstand 21, 95
Genom 169
Genotyp 169
Geotropismus 138
Gesundheit, Definition 14
Gewebe
- -austausch 8, 54
- -differenzierung 35
- -elektrizität 29
- -Fulcrum 49
- -fusion 67
- -gedächtnis 1, 17, 26, 31, 98, 103, 123
- -kompression 103
- -perfusion 2, 20, 53, 133
- Reaktionszeit 141
- -spirale 139
- -widerstand 37
Gezeitenwelle 28
- fluide 53
- langsame, lange 50, 53
- schnelle, kurze 53
Gleichgewichtspunkt 29, 72, 83, 145
Glia limitans 130
Glukuronsäure 48, 92
Glykogenolyse 91
Glykoproteine 38
- Bindung 41
- der Zellmatrix 92
- der Zona pellucida 41
Glykosaminoglykane 83
GMZ, *Siehe* Muskelzellen, glatte
Gradiententheorie 63
Gravitation 4
GTP 114
Guanosintriphosphat, *Siehe* GTP

H
Hämangioblast 76, 77
Hämatokrit 90
Hämatopoese, *Siehe* Blutbildung
Hämodynamik 2
HAND 73
Hatching 45
Hedgehog 169
Heliotropismus 138
Hemidesmosom 94
Herzaktivität, elektrische 91
Herzfrequenz 95
- im Ruhezustand 65
- Variabilität 123
Herzgallerte 87, 91
Herzinsuffizienz 128
Herzkammern 20, 73
Herz-Kreislauf-System
- Entstehung 52
- Regulation 123–135
- sekundäres 77
Herzkreuz 16
Herzrhythmus 19, 62, 77, 120, 143
- -störung 119, 120
Herzschlauch 79, 83
- Abschnitte 87
- Neigung 87
Herzschleife 73, 89
Herzspitzenstoß 76
Herzzyklus 19, 70, 113
Heuser-Membran 47, 59
Hibernation, myokardiale 20
Hirnnerven 83, 91
HNK-1-Expression 48
Homöobox 169
Homöobox, *Siehe* Hox
Homöodomäne 169
Homöogene 170
Homöostase 4, 31, 51, 54, 110, 131, 137
- Deregulierung 140
- der Gehirn- und Rückenmarksregion 109
- Fette 97
- Kalzium 111, 134
- zelluläre 108
Hox 170 170
- -Cluster 69
- -Gene 69, 170
HTH 170
Humerus 145
Hunchback-Gen 36
Hyaluronsäure 92
Hypoblast 48, 71
Hypoxie 107

I
Immunoglobuline 85
Implantation 45, 55
Induktion 170
Induktionssignale 70, 171
Inhalationsphase 27, 53
Inositoltrisphosphat, *Siehe* IP3
Integrine 83, 170
Integrinprotein 68
Intermediärfilamente 52, 70
Interphase 170
Intima 103, 110
Intron 170
Invagination 48, 155
Ionenaustausch 65, 82, 101
- des Kalziums 112
- hydroelektrischer 26
Ionenbewegung 109
- intrazelluläre 41

Ionenfluss 65, 128
Ionenkanal 82, 117
Ionenpumpe 112, 117
Ionenselektivität 93
IP3 114
IRx 73

K
Kalium, -kanäle 108
Kalzium
– diastolisches 118
– Freisetzung 91
– Homöostase 111
– Ionenkonzentration 110
– Ionentransport 111
– -kanäle 105, 110, 117
– – L-Typ 110
– – Membranrezeptor- 111
– – spannungsabhängige 110
– – T-Typ 111
– -konzentration 111
– -pumpe 112
– Resorption 112
– -speicher 105
Kalziumoszillation 71, 105, 118, 132, 134
Kammersystole 66
Kapillarsystem, Entwicklung 38
Kardiogenese, *Siehe* Organogenese des Herzens
Kardiomyopathie 24, 97
Kardiomyozyten 92
Kardiozyten 94
Karyotyp 170
Katecholamine 91
Keimscheibe 35, 75
Keratansulfat 92
Kinetik, viszerale 26
Kinetisches Modell 70
Klavikulaarkade, Kompression 148
Klavikula 145
Kohäsionskraft, nukleare 4
Kohlenhydrate 59
Kollagen 92, 113, 170
Kollagensystem, des Herzens 113–116
Kollagenverstrebungen 94
Kölliker-Zellen 76
Kompensationsmuster 15
Kompression
– der A. mesenterica superior 155
– der Klavikulaarkaden 148
– der Pubisarkade 147
– der rhythmischen Zonen 146
– des Atlantookzipitalgelenks 149
– des vierten Ventrikels 158, 160
Kompression-Extension-Ausgleich 144
Kompressionsrhythmus 153
Kontinuierliche passiv-oszillatorische Bewegung, *Siehe* CMP
Kontraktion
– isovolumetrische 20
– kraniofasziale 6
Kopplung
– atrioventrikuläre 20
– ventrikuloarterielle 20
Koronararterien 87
Körperflüssigkeit 1, 15, 19, 31
– Befreiung der Verteilungsbahnen 140
– Mobilität 144
– Zirkulationssystem 137
Körperhöhle 138
Korrektur
– der transversalen Restriktion 149
– des Sternoklavikulargelenks 146
– von Läsionen der Skapula 145
Kraftlinien 71
Kraniale Osteopathie 28
Kraniale Welle 27
Kraniosternosakrales System 26
Kranium, Rhythmuszonen 146

L
Lamarcksche Gesetze 35
Lamina
– lateralis 78
– praetrachealis 89
– thymo-thyreo-pericardiaca 83, 88
Lamina praevertebralis 116
Laminare Strömung 54
Lamina terminalis 27
Läsion
– der Brustwirbelsäule 144
– der Chondrosternalgelenke 144
– der Halswirbelsäule 144
– im Brustkorb 144
– osteopathische 14, 15, 99, 116
– venöse 141
Lateralisierungsmuster 82
Lateralitätsgene 74
LCS, *Siehe* Liquor cerebrospinalis
Lebensatem 66, 72
Lebenskraft 66
Leber
– Rechtsdrehung 64
– Stauung 151
Leere 29, 39, 50, 83
Lefty 74, 80, 82
LH 59
Ligament
– Lig. arteriosum 98
– Lig. teres hepatis 98
– Lig. venosum 98
– Ligg. umbilicales 98
– Ligg. vertebropericardiacae 116
Ligand 76
Ligand-Rezeptor-Bindung 41
Linea nuchalis 162
Links-Präferenz 82
Liquor cerebrospinalis 100, 109, 138
– biochemische Veränderung 162
– Druckerhöhung 162
– Dynamik 128
– Fluktuation 27, 82, 132
– Induktionstechnik 160
– Produktion 127
– Resorption 134, 159
– Rückfluss 138
Liquordruck 132
Listening 27
Long Tide 50, 53
L-Selektin 59
Lungenatmung 95
Lungensystem 87
Lymphatischer See 158
Lymphdrainage 159
Lymphgefäße, Entwicklung 78
Lymphsäckchen 78
Lymphsystem 138

M
Macula
– adherens 94
– occludens 93
Makroglia 108
Manubrium 145
Matrix, extrazelluläre 48, 67
Mechanisches Modell 17, 120
Meckel-Divertikel 156
Media 103
Mediastinum 99, 145
Mediatorsubstanzen 72
Medulla oblongata, Kompression 160
Meiose 39, 55, 170
Membrana buccopharyngea 77
Mesenchym 8, 47, 59, 61, 68, 83
– extraembryonales 49, 132
– kraniales 170
Mesenchymzellen 70, 77, 105
Mesoblast 54, 75, 77, 123
– extraembryonaler 59
Mesoderm 48, 61, 72, 73, 83, 92
– Induktion durch das Ektoderm 69
– prächordales 170
Mesokard 83
Mesothel 170
Messenger-RNA, *Siehe* mRNA
Metabolismus 83
– der membranären Phosphoinositide 111
– der Redoxreaktion 120
– glykolytischer 95
– kortikaler 133
– metabolische Beanspruchung 107
– metabolische Biodynamik 66
– metabolische Kettenreaktion 110
– metabolische Leere 39
– metabolische Oszillation 123
– metabolisches Feld 8
– metabolisches System 3, 64
Metaboliten 139
Metaphase 170
Midline, *Siehe* Mittellinie
Mid Tide 53
Migration
– der Polkörper 55
– des Herzens 54
– von Zellen, *Siehe* Zellmigration
Mikrofilamente 52
Mikrotubuli 43, 52
Mikrovilli 43
Milz, Stauung 151
Mitose 170
Mitralklappen 92
Mittellinie 6, 38, 50, 72, 79, 161
– quantische nach Sills 72
MLCK, *Siehe* Myosin-Light-Chain-Kinase

Mobilisation
- Glenohumeralgelenk 144
- obere Extremitäten 143
- Wirbelsäule 144
Mobilität 26, 51, 123
- der Organe 61
- der Schädelknochen 27
- membranäre 27, 57, 70
- viszerale 31
Mobilitätsachse 99
Mobilitätsverlust 99
Morphogenese 63
- morphogenetische Dynamik 35
- morphogenetisches Feld 36, 38
Morula, Kompaktion 43
Motilin 114
Motilität 51
- Definition 26–27, 119
- der Gefäße 109
- der glatten Muskelzellen 110–112
- der Organe 117
- der periembryonalen Flüssigkeit 80
- der Zelle 91, 114, 118
- des Gewebes 114, 117, 119, 123, 135
- des Herzens 1, 117–121
- des Myokards 123, 132
- des Protoplasmas 53
- des ZNS 27
- intrinsische 28, 112
- passive 105
- primäre 123, 135
- Regulation 123
- spontane 120
- viszerale 26, 114, 119, 123
- zelluläre 71, 117, 135
M. psoas 148
M. quadratus lumborum 148
mRNA 36, 52, 82, 170
Muskelzellen
- endotheliale 104
- gestreifte 105
- glatte 64, 77, 103, 105, 110
- sekretorische 110
Myoepikard 87
Myofasziales System 3
Myofibrillen 92
- -filamente 94
Myofilamente 105
- des Zytoplasmas 119
- organisierte 119
Myogenese 170
Myokard 16, 91
- -Connexin 88
- Hypertrophie 68
- Innervation 68
- Kontraktilität 22
- Motilität 123
- Nervenimpulsleitung 118
- Regulatoren 132
- -vorläuferzellen 73
Myokardinfarkt 120
Myokardiozyt 69, 93, 97
Myokardzellen 65, 113, 118
Myosin 16, 81, 91, 113
- Phosphorylierung 118
Myosinkinase 114
Myosin-Leichtketten 111
Myosin-Light-Chain-Kinase 91, 111
Myotubli 170
Myozyten 95

N

Nabelvenen 86
N-Acetylglucosamin 92
Nachlast 20, 23, 100, 139, 154
Na+-Pumpe, *Siehe* Natriumpumpe
Natrium-Kalium-Pumpe 65
Natrium-Kalzium-Austauscher 111, 118
Natrium-Kalzium-Kanäle 91
Natriumkanäle 117
Natriumpumpe 43
Natriumtransport 109
N-Cadherin 61, 68
N-CAM 68
Neodarwinismus 160
Neuralleiste 8, 61, 75, 79, 83
Neuralrohr 77, 91
Neuroblast 126
Neuroektoderm 61
Neuroglia 126
- Kontraktion 127
Neurosensorisches System 3, 64
Neurotransmitter 57, 139
Newtonsches Fluid 19
Nexus 94
Nieuwkoop-Zentrum 35
NKx 73
Nodal 81, 82, 170
nodaler Fluss 80
Noradrenalin 91, 107, 115
Notoderm 71
N. phrenicus 88
Nuclei tractus solitarii (NTS) 132
N. vagus 91
- Normalisierung 144

O

OAP 108
Oberflächenspannung, des Gewebes 87
Ödem 101
Ontogenese 170
Organogenese 26, 35, 65, 140
- der Leber 62, 88
- der Milz 62, 87
- des Gehirns 68
- des Herzens 48, 61, 68, 73–101
- globale 38
- kraniale 135
Orthogonal Arrays of Particles, *Siehe* OAP
Osmolarität 52, 71
Os temporale 146
Osteozyten 92
Oszillation 1
- der Natrium-Kalzium-Kalium-Triade 141
- des Liquordrucks 132
- metabolische 123
- von Kalzium, *Siehe* Kalziumoszillation
Oszillationsregulatoren 24
Ovogenese 36, 56
Oxytropismus 138

P

Pacini-Körperchen 135
Palpation 135
Pandersche Blutinseln 77
PDGF 64, 170
PECAM 85
Pericardium fibrosum 116
Perikard 16, 24, 87, 138
- -höhle 77
- Mobilität 99
- -netz 87
Perikardhöhle 61
Perineuraler Raum 138
Peritonealhöhle, arterieller Widerstand 155
Permeation 77
Peroxisom-Rezeptoren 97
Phänotyp 170
Pharynx 73
Phosphoinositide 111
Phosphorylierung
- der Synthetax-Phosphorylasekinase 91
- des Proteins C 91
- von Phospholamban 91
Photonenstrahlung 4
Phylogenese 35
Pia mater 83, 130
Pirogoff-Winkel 159
Pitx 73, 74, 82
Pivotpunkte 61
Platelet derived Growth Factor, *Siehe* PDGF
Plazentakreislauf 95
Plexus choroidei 109, 127, 129, 138, 140
Plexus renalis 148
Plexus solaris 148
Plexus suprarenalis 148
Plycystin-2 82
Polarisationsebene, Rotation 6
Polarisierung 69
- der Extremität 171
- der Zelle 52
- des Embryos 6
- des Zytoplasmas 43
Polarität 43, 139
- der Aktinfilamente 117
- der Gliazellen 108
- der kontraktilen Proteine 117
- Entstehung 56
- zelluläre 56
Polaritätsachse 47
Polaritätsgene 56
Polysaccharidketten 92
Porta arteriosa 83
PPAR 97
Pränatalstadium 76, 95–101
Primär respiratorischer Mechanismus 26, 134
Primitivknoten 48, 80, 123
Primitivrinne 48
Primitivstreifen 48, 51, 59, 77
PRM, *Siehe* Primär respiratorischer Mechanismus
Proliferation 8, 75
Prophase 170
Prostaglandin 133
Prostazyklin 107

Proteinkinase A 91
Proteinsynthese 38, 52, 59, 64
Proteoglykane 92
Protoplasma 54
Pubisarkade 146
- Kompression 147
Pulmonalklappen 92
Pumptechnik 150

Q

Quantenvakuum 6
Querbrückenzyklus 105

R

Radioaktiver Verfall 4
Redoxreaktion 14, 93, 111, 119, 120, 133
Reflexionswelle 21
Regulation
- Herz-Kreislauf-System 123–135
- Motilität 123
Reissner-Faden 131
Release 72
Remak-Zellen 76
Renin-Angiotensin-Aldosteron-System 115
Renin-Angiotensin-II-System 107
Respirationssystem, sinusoidales 30
Respirationszyklus 53
Restriktion
- transversale
- - Korrektur 149
Retentionsfeld 54
Retikulum
- endoplasmatisches 105, 112, 115
- endotheliales 112
- sarkoplasmatisches 91, 114, 117, 119
Retinsäure 64, 70
- Konzentration 65, 73
Rhythmischer kranialer Impuls, *Siehe* CRI
Rhythmisches System 3
Rhythmische Zonen, Kompression 146
Ribonukleinsäure, *Siehe* RNA
RNA 52, 61
RNA-Polymerase 170
Rotation
- der Polarisationsebene 6
- der Schulterblätter 145
- der Ventrikelachsen 115
- des Conus cordis 89
- des Embryos 64
- des Herzens 115
- des Verdauungsapparats 155
- epikardiale 115
- fasziale 31
- kranioventrale 79
R. superior ossis pubis 146
Ruhepotenzial 65

S

Sauerstoffdruck, partieller 107
Schädelhöhle 138
Schilddrüse 83
Schilddrüsenhormon-Rezeptor 97
Schwannzellen 68
Segmentierung 170
Septum
- aorticopulmonale 83, 89
- distale 89
- interventrikulares 24
- interventrikuläres 115
- primum 98
- secundum 98
- transversum 49, 54, 87
Serin 92
Serotonin 82, 107
Shear Stress 90
Short Tide 53
Shunts 62
Sinus
- aortae 94
- cavernosus 146
- coronarius 88
- perikardialer 83
- sagittalis 160
- terminalis 131
- transversus 158
- venosi 153
- - Drainage 160
- venosus 83, 86, 87
- venosus occipitalis 149
Sinus rectus 27
Situtropismus 138
Skapula, Korrektur von Läsionen 145
Slit 79
Slow Tide 53
Somatopleura 76
Somitenorganisation 76
Sonic Hedgehog 80, 82
SP-A 95, 171
Sphingosin-1-Phosphat 79
Spiralarterien 62
Spiralbewegung 16, 50, 80, 115, 160
- des Blutstroms 88
Spiralform 16, 29, 68, 89, 105
Spiralsystem 17
Splanchnopleura 76, 78, 87
Spongioblast 126
Squama occipitalis 158, 162
Sternoklavikulargelenk 145, 148
- Korrektur 146
Sternoklavikularregion, Drainage 152
Sternum 145
Steroidrezeptor 97
Stickstoffmonoxid 134
Stillness 50
Stimulierung, der lymphatischen Seen 158
Stoffwechselfeld 38, 61, 78, 79
- neurektodermales 75
Strahlung
- elektromagnetische 4
- Photonenstrahlung 4
Strain 7, 29
Strain-Technik
- ligamentär-artikuläre 15
- Strain-Counter-Strain-Technik 15
Stunning 20
Subarachnoidalraum 109, 138
Sulcus supranasalis 54
Sutherland-Fulcrum 27, 72
Sutura occipitomastoidea 149
Switch-Gene 47
Symphysis pubis 147
Synarthrose 29
Synchondrosis sphenobasilaris 29, 160
Synchronisierung, des Blutvolumens 154–157
Synthetax-Phosphorylasekinase 91
Synzytiotrophoblast 47, 49, 76
Systemisches Modell 4, 67
Systole 70, 113, 115

T

Tanyzyt 109, 131
T-Box 73
Telophase 171
Tensegrity 4, 38, 87, 127
Tentorium cerebelli 158
TGF 73, 87
Thermodynamik 4, 59
Thigmotropismus 138
Thorax 64
- Deformation 65
- Entwicklung 88
- Kompression 159
- Verformung 115
Thrombin 107
Thrombose 115
Thrombospondin 76
Thromboxan 134
Thymusdrüse 88
Thymus-Protein 77
Tight Junction 93, 107, 109
Tixotropismus 71
Torsion
- des Embryos 95
- linksventrikuläre 115
- segmentale 29
Torsionsfeld 6, 160
Torsionswelle 6
Totipotenz 171
Trabekelnetz 70
Transforming Growth Factor, *Siehe* TGF
Transkriptionsfaktoren 52, 73
- maternale 43
Transmembranprotein 82, 93
Transmutationskraft 4
Traube-Hering-Mayer-Oszillation 28, 78, 98, 100, 132, 160
Trigona fibrosa cordis 92
Trikuspidalklappen 92
Trophektoderm 43, 59
Trophoblast 43, 62, 77
Tropokollagen 92
Tropomyosin 114
Troponin 114
Truncus
- aorticus 16
- arteriosus 89, 90
- brachiocephalicus 103
- coeliacus 155
- innominatus 88
- pulmonalis 16
- Septum 89

Tunica
- adventitia 103
- intima 103
- media 83, 103
Tyrosin 91
Tyrosinkinase 41, 64

U
Uskow-Keime 76

V
V1-Rezeptor 109
Van-der-Waals-Kräfte 4
Vasa vasorum 100
Vaskulärer Permeabilitätsfaktor, *Siehe* VPF
Vaskulogenese 77, 78, 103
Vasodilatation 62, 134
Vasokonstriktion 132
Vasomotorik 103, 106, 160
- arterio-veno-lymphatische 28
Vasopressin 115
V. azygos 149, 151
V. brachiocephalica 146, 151
V. cava 86
- inferior 88, 95
- superior 88
V. cava inferior 16, 157
V. cava superior 16
V. cephalica 151
V. cerebri 151
Vegetativer pol 171
VEGF 68, 76
VEGF-Hemmer 76
Venen, Anatomie 103–106
Venöser See 150
Ventrikel
- primitiver 87
- vierter
- - Extension 161
- - Kompression 158, 160
V. femoralis 143
V. hemiazygos 149
V. iliaca communis 150
Virchow-Robin-Raum 138
Vitamin-D-Rezeptor 97
V. jugularis 91, 146, 151
V. lumbalis 151
Volumen
- arterielles 140
- enddiastolisches 20
- extrakardiales 100
- intrakardiales 100
- venöses 140
- ventrikuläres 22
Volvulus 155
Vorhof, primitiver 87
Vorhofsystole 66, 119
Vorlast 20, 22, 100, 139
VPF 76
V. renalis 151
V. saphena interna 143
Vv. cardinales 86
Vv. pulmonales 16

W
Wachstumsfaktor 78, 82, 83
- bFGF 64
- BMP 69, 73, 81
- c-kit-Ligand 76
- EGF 64
- FGF 64, 68
- PDGF 64
- TGF 73, 87
- vaskulärer endothelialer, *Siehe* VEGF
- VEGF 68
- WachstumsfaktorBMP 169
Wachstumswiderstand 38, 54
Wärmeaustausch 59
Widder-Gleichnis 1
Wirbelsäule 116
- Deformation 65
- Dehnung 144
- Mobilisation 144
withered fields 139
WNT 69
Wolffsche Inseln 76, 77

Z
Zelladhäsion 68, 170
Zelladhäsionsmolekül, *Siehe* CAM
Zelldifferenzierung 70, 73, 169
Zellerkennung 67
Zellkommunikation 67
Zellmigration 8, 47, 61, 73, 123
Zellspezifizierung 73
Zellteilung 61, 82, 169
- der Zygote 43
Zellwachstum 73
Zentrosom 56, 70
Zerebralisierung 88
ZIC 81
Zilien 80
Zinc Finger Protein, *Siehe* ZIC
Zinkfinger 171
Zirkulationsstörungen 144
Zirkumventrikuläres Organ (CVO) 131
Zölom
- extraembryonales 59
- intraembryonales 78
Zölomflüssigkeit 52
Zölomhöhle 52, 123
Zona ingrata 144
- Korrektur des Kopplungseffekts 145
Zona occludens 93
Zona pellucida 41, 61
Zonula adherens 94
Zygote 171
- Zellteilung 43
zygotische Gene 171
Zyklisches Adenosinmonophosphat, *Siehe* cAMP
Zytogenese 61
Zytokine 171
Zytoplasma 62, 70, 105, 110
- Enzymapparat 106
- Polarisierung 43
Zytoplasmamembran 41, 56
Zytoskelett 38, 52, 70, 94, 117
Zytotrophoblast 47, 49

ISSN 1615-9071